編集「生活期におけるリハビリテーション・栄養・口腔管理の協働に関する
ケアガイドラインおよびマニュアルの整備に資する研究」班
厚生労働科学研究費補助金（長寿科学政策研究事業）

生活期における リハビリテーション・栄養・口腔管理 の協働に関する ケアガイドライン

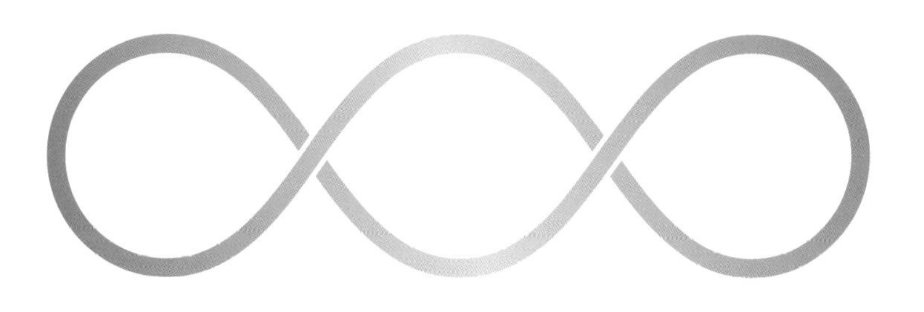

医学書院

生活期におけるリハビリテーション・栄養・口腔管理の協働に関するケアガイドライン

発　行　2024年5月15日　第1版第1刷©

編　集　「生活期におけるリハビリテーション・栄養・口腔管理の協働に関するケアガイドラインおよびマニュアルの整備に資する研究」班
厚生労働科学研究費補助金(長寿科学政策研究事業)

発行者　株式会社　医学書院
代表取締役　金原　俊
〒113-8719　東京都文京区本郷1-28-23
電話　03-3817-5600(社内案内)

印刷・製本　三美印刷

本書の複製権・翻訳権・上映権・譲渡権・貸与権・公衆送信権(送信可能化権を含む)は株式会社医学書院が保有します.

ISBN978-4-260-05592-5

本書を無断で複製する行為(複写, スキャン, デジタルデータ化など)は,「私的使用のための複製」など著作権法上の限られた例外を除き禁じられています. 大学, 病院, 診療所, 企業などにおいて, 業務上使用する目的(診療, 研究活動を含む)で上記の行為を行うことは, その使用範囲が内部的であっても, 私的使用には該当せず, 違法です. また私的使用に該当する場合であっても, 代行業者等の第三者に依頼して上記の行為を行うことは違法となります.

JCOPY 〈出版者著作権管理機構 委託出版物〉
本書の無断複製は著作権法上での例外を除き禁じられています. 複製される場合は, そのつど事前に, 出版者著作権管理機構(電話 03-5244-5088, FAX 03-5244-5089, info@jcopy.or.jp)の許諾を得てください.

ガイドライン作成メンバー

●ガイドライン統括委員会

委員長　前田　圭介　愛知医科大学栄養治療支援センター特任教授
委員　荒井　秀典　国立長寿医療研究センター理事長
　近藤　和泉　国立長寿医療研究センター病院長
　戸原　玄　東京医科歯科大学大学院医歯学総合研究科摂食嚥下リハビリテーション学分野教授

●ガイドライン作成グループ

委員長　前田　圭介　愛知医科大学栄養治療支援センター特任教授
委員　大沢　愛子　国立長寿医療研究センターリハビリテーション科部医長
　加賀谷　斉　国立長寿医療研究センターリハビリテーション科部長
　戸原　玄　東京医科歯科大学大学院医歯学総合研究科摂食嚥下リハビリテーション学分野教授
　永野　彩乃　西宮協立脳神経外科病院看護部
　西岡　心大　徳島大学大学院医歯薬学研究部臨床食管理学講座専門研究員/長崎リハビリテーション病院教育研修部・栄養管理室
　吉村　芳弘　熊本リハビリテーション病院サルコペニア・低栄養研究センター長
患者代表　荻田　恵理　脳損傷による遷延性意識障がい者と家族の会「わかば」
　藤岡　香栄　脳損傷による遷延性意識障がい者と家族の会「わかば」

●システマティックレビューチーム

【リハビリテーショングループ】

尾崎　健一(リーダー)　国立長寿医療研究センターリハビリテーション科部医師
相本　啓太　国立長寿医療研究センターリハビリテーション科部理学療法主任
大高　恵莉　国立長寿医療研究センター健康長寿支援ロボットセンター健康長寿テクノロジー応用研究室室長
川村　皓生　国立長寿医療研究センターリハビリテーション科部理学療法主任
高野　映子　国立長寿医療研究センター健康長寿支援ロボットセンター研究員
増田　悠斗　国立長寿医療研究センターリハビリテーション科部言語聴覚士

【栄養グループ】

百崎　良(リーダー)　三重大学医学部附属病院リハビリテーション部教授
井上　達朗　新潟医療福祉大学リハビリテーション学部理学療法学科講師
上島　順子　NTT 東日本関東病院栄養部
牛田　健太　三重大学医学部附属病院リハビリテーション部

宇野　千晴　名古屋学芸大学管理栄養学部管理栄養学科講師
岡村　正嗣　シャリテ・ベルリン医科大学シャリテ保健研究所再生医療研究センター
小川　真人　大阪保健医療大学保健医療学部リハビリテーション学科
加藤　佑基　三重大学医学部附属病院リハビリテーション科
加茂　智彦　群馬パース大学リハビリテーション学部理学療法学科
川瀬　文哉　JA 愛知厚生連足助病院栄養管理室
久保田隆文　東北大学病院てんかん科
斎野　容子　公益財団法人がん研究会有明病院栄養管理部
堺　琴美　平成医療福祉グループ総合研究所
佐川まさの　東京女子医科大学附属足立医療センター外科
佐藤　陽一　魚沼基幹病院リハビリテーション技術科
社本　博　医療法人社団養高会高野病院/公立大学法人福島県立医科大学災害医療支援講座
白井　祐佳　浜松医科大学医学部附属病院栄養部
白土　健吾　株式会社麻生飯塚病院リハビリテーション部
柘植　孝浩　一般財団法人倉敷成人病センターリハビリテーション科
永見　慎輔　川崎医療福祉大学リハビリテーション学部言語聴覚療法学科講師
中村　克哉　川崎医科大学附属病院リハビリテーションセンター
萩山　明和　岡山大学病院総合リハビリテーション部
梯　智貴　南淡路病院リハビリテーション科
堀　明日香　三重大学医学部医学科

【口腔グループ】

吉見佳那子（リーダー）　東京医科歯科大学大学院医歯学総合研究科摂食嚥下リハビリテーション学分野助教
伊與田清美　九州大学大学院歯学研究院口腔顎顔面病態学講座高齢者歯科学・全身管理歯科学分野
鰕原　賀子　日本歯科大学口腔リハビリテーション多摩クリニック
大橋　伸英　札幌医科大学医学部衛生学講座・口腔外科学講座兼任助教
加藤　陽子　日本歯科大学口腔リハビリテーション多摩クリニック
谷　明日香　九州大学高齢者歯科学・全身管理歯科学分野
田村　文誉　日本歯科大学口腔リハビリテーション多摩クリニック
戸原　雄　日本歯科大学口腔リハビリテーション多摩クリニック
中川　量晴　東京医科歯科大学大学院医歯学総合研究科摂食嚥下リハビリテーション学分野
長澤　祐季　東京医科歯科大学大学院医歯学総合研究科摂食嚥下リハビリテーション学分野
水谷　慎介　九州大学大学院歯学研究院付属 OBT 研究センター
森豊理英子　東京医科歯科大学大学院医歯学総合研究科摂食嚥下リハビリテーション学分野
柳田　陵介　東京医科歯科大学大学院医歯学総合研究科摂食嚥下リハビリテーション学分野
山口　浩平　東京医科歯科大学大学院医歯学総合研究科摂食嚥下リハビリテーション学分野
山田　裕之　日本歯科大学口腔リハビリテーション多摩クリニック
渡邊　賢礼　昭和大学歯学部口腔衛生学講座

●執筆協力者

小蔵　要司　介護医療院恵寿鳩ヶ丘栄養管理課

鈴木　瑞恵　大和大学保健医療学部総合リハビリテーション学科言語聴覚学専攻

二井麻里亜　さくら会病院栄養科

宮島　　功　近森病院臨床栄養部

本川　佳子　東京都健康長寿医療センター研究所自立促進と精神保健研究チーム

（以上は五十音順，敬称略）

●事務局

前田　圭介　愛知医科大学栄養治療支援センター特任教授

井上　達朗　新潟医療福祉大学リハビリテーション学部理学療法学科講師

上島　順子　NTT 東日本関東病院栄養部

●協力団体

一般社団法人日本老年歯科医学会

一般社団法人日本リハビリテーション栄養学会

国立研究開発法人国立長寿医療研究センター

●ガイドライン外部評価

外部評価委員

湯浅　秀道　独立行政法人国立病院機構豊橋医療センター歯科口腔外科

采野　　優　京都大学医学部附属病院腫瘍内科

関連学会（パブリックコメント）

一般社団法人日本健康・栄養システム学会

一般社団法人日本在宅医療連合学会

一般社団法人日本摂食嚥下リハビリテーション学会

一般社団法人日本リハビリテーション栄養学会

一般社団法人日本老年医学会

一般社団法人日本老年看護学会

公益社団法人日本栄養士会

（以上の所属は，2024 年 2 月 10 日現在）

序

2023(令和5)年6月に発表された「経済財政運営と改革の基本方針2023」，いわゆる骨太方針に，「リハビリテーション，栄養管理及び口腔管理の連携・推進を図る」という文言が入った。リハビリテーション・栄養・口腔管理の三位一体改革の狼煙である。わが国における，高齢者人口の増加と先の見えない高齢化率の上昇基調に対し，いよいよ私たちに医療や介護の現場で新たなアプローチの実践を求められていると感じた。運動や訓練と認識されている狭義のリハビリテーション，そして食事療法に限らず，栄養状態の改善を目指す広義の栄養管理，食べる口としての全般的なケアを含む口腔管理は，それぞれ職能別に発展し，その連携・融合については不可侵という空気すら帯びていた。しかし，現場をよく知る臨床家の多くは，この3種の融合こそ高齢者に必要な1つのケアであることを感じていた。

高齢者ケアでは多角的な視点が重要である。活動や心身機能に応じた栄養摂取，栄養状態に応じた運動など，リハビリテーションと栄養管理の組み合わせは相性がよい。口腔は栄養摂取の最重要器官であり，栄養と口腔を別々に論じるのも無理がある。口腔の問題は栄養不良を引き起こし，栄養不良は口腔の問題の要因となるという相互関係が知られる。リハビリテーションを必要とする高齢者の口腔管理のよしあしは，食べる機能のリハビリテーションという側面だけでなく，全身機能・全身状態に影響する。高齢者を包括的にケアするとき，リハビリテーション・栄養・口腔管理を一体として考えるべきである。

しかしながら，高齢者ケアにおいて，この三位一体が真に価値があるものなのかどうか，十分に検討されてこなかった。本ガイドラインは，国立長寿医療研究センター・日本リハビリテーション栄養学会・日本老年歯科医学会の全面的な人的支援と，厚生労働省の研究費支援を受けて完成された，国内外初の，リハビリテーション・栄養・口腔管理の三位一体ケアについてのガイドラインである。

本ガイドラインでは，医学領域で用いられるエビデンスの吟味手法や推奨決定方法を採用した。一般的に，人を対象とした行動介入研究(リハビリテーション・栄養・口腔ケアなどを含む)は，介入を完全に盲検化することが困難である。また，高齢者を対象とした研究では，不健康なケアをコントロール群に課すことは倫理的に問題があり実施困難である。さらに，介入内容の遵守や除外基準と実態の乖離など障壁が多く，現行の医学系ガイドライン評価システムでは，エビデンスの質が低いと必然的に判定される。そのうえで，高齢者ケアのエキスパートが推奨を決め，解説を執筆した。エビデンスの質が低いことを取り立てて，この三位一体ケアアプローチを「しない」理由にしてはいけない。作成者を代表して，この一点は強調したい。

ステークホルダーである家族会会員の方から貴重なご意見をいただいたので，その一部を要約して紹介する。ガイドラインという枠組みでは拾いきれない，当事者の気持ちである。

「本人が自分らしく生きるために，どのくらいのことをできるようになりたいのか，目指す目標を決定することの難しさを感じるが，家族の多くは本人が望むことをできる限りかなえてあげたい。そして，医療・介護の関係者が，たとえ達成することが難しいと知っていたとしても，本人の目標と同じものに向かって伴走するために，リスク回避志向ではなく，適切なリスク管理ができる関係者になっていただきたい。現状維持をよしとすることが優先されるような雰囲気を打破し，本人のこれまでの生き方や意思が尊重され，ケア方針の中心におかれる，望むリハビリテーションや栄養，口腔管理をどのようにしたら行えるのかを示せるようなガイドラインになることを今後期待している。また，専門性の棲み分けがはっきりせず，どこに相談すればよいのか迷う場面がある。行政が明確な指針を示すことで解決できるのではないかと感じている。本ガイドラインを機に，ケア受給者中心のよりよい介護システムへと変化していくことを願っている」

最後に，本ガイドライン作成にご協力いただいた団体・学術団体，査読やご助言をいただいたエキスパートの皆様に，改めて感謝の意を表する。本ガイドラインがわが国の高齢者ケアの向上に寄与することができれば幸甚である。

2024年3月

「生活期におけるリハビリテーション・栄養・口腔管理の
協働に関するケアガイドライン」
ガイドライン統括委員会　委員長
前田　圭介

生活期におけるリハビリテーション・栄養・口腔管理の協働に関するケアガイドライン

疑問・推奨一覧

No.	CQ または BQ 文言	推奨文
介入効果に関する CQ(Minds 方式採用)		
リハ CQ1	要介護高齢者に対するリハビリテーション治療は身体機能の改善につながるか?	要介護高齢者に対するリハビリテーション治療を筋力の改善目的に行うことを弱く推奨する。
リハ CQ2	要介護高齢者に対するリハビリテーション治療は認知機能の改善につながるか?	なし
リハ CQ3	要介護高齢者に対するリハビリテーション治療は口腔機能・栄養状態の改善につながるか?	なし
リハ CQ4	要介護高齢者に対する自助具，装具の使用は ADL，IADL，QOL の改善につながるか?	なし
リハ CQ5	要介護高齢者の集団療法は効果があるのか?	要介護高齢者に対し，集団療法を実施することを弱く推奨する。
栄養 CQ6	要介護高齢者に対する栄養管理はアウトカムの改善につながるか?	要介護高齢者に対し，栄養補助食品，栄養強化，栄養教育，食事教育などを含む栄養管理を行うことを弱く推奨する。
栄養 CQ7	介護スタッフ/家族への栄養支援は要介護高齢者のアウトカムの改善につながるか?	要介護高齢者の介護スタッフに対し，食事介助技術を含む栄養支援を行うことを弱く推奨する。
栄養 CQ8	要介護高齢者において，減量は介助負担の軽減につながるか?	なし
口腔 CQ9	要介護高齢者の口腔状態の改善(または維持)のための効果的な介入方法は何か?	①要介護高齢者に対し，口腔衛生の維持・向上を目的とした歯科衛生士による専門的口腔ケアや口腔衛生指導をすることを弱く推奨する。 ②要介護高齢者に対し，口腔機能の向上を目的とした舌・口唇の運動機能訓練や舌清掃をすることを弱く推奨する。
複合 CQ10	リハビリテーション治療と栄養管理の複合的介入は要介護高齢者のアウトカムの改善につながるか?	要介護高齢者において，体重増加を目的に栄養管理とリハビリテーション治療を併用することを弱く推奨する。
複合 CQ11	要介護高齢者に対する口腔管理とリハビリテーション治療の併用，口腔管理と栄養の併用，および複合的介入が全身の問題を改善するか?	①要介護高齢者に対し，口腔管理とリハビリテーション治療を併用することを弱く推奨する。 ②要介護高齢者に対し，口腔管理と栄養を併用することを弱く推奨する。
背景知識に関する疑問(BQ)(文献検索をもとに解説)		
リハ BQ1	要介護高齢者の ADL，IADL を評価する方法にはどのようなものがあるか?	
リハ BQ2	要介護高齢者の QOL を評価する方法にはどのようなものがあるか?	
リハ BQ3	要介護高齢者の ADL，IADL 悪化の原因は何か?	
リハ BQ4	要介護高齢者の QOL 悪化の原因は何か?	
リハ BQ5	要介護高齢者に対するリハビリテーション治療にはどのようなものがあるか?	
リハ BQ6	要介護高齢者に対するリハビリテーション治療の適切な頻度，介入期間はどれくらいか?	

(つづく)

生活期におけるリハビリテーション・栄養・口腔管理の協働に関するケアガイドライン 疑問・推奨一覧(つづき)

No.	CQ または BQ 文言	推奨文
背景知識に関する疑問(BQ)(文献検索をもとに解説)		
リハ BQ7	要介護高齢者に対するリハビリテーション治療効果はどれくらい継続するか?	
リハ BQ8	要介護高齢者に対して介護者が行える介助にはどのようなものがあるか?	
栄養 BQ9	要介護高齢者における栄養障害(低栄養・過栄養)の有病割合はどの程度か?	
栄養 BQ10	要介護高齢者において食欲が低下する要因にはどのようなものがあるか?	
栄養 BQ11	要介護高齢者の栄養障害(低栄養・過栄養)の危険因子は何か?	
栄養 BQ12	要介護高齢者の栄養状態をスクリーニングする方法にはどのようなものがあるか?	
栄養 BQ13	要介護高齢者の栄養状態をアセスメントするための指標にはどのようなものがあるか?	
栄養 BQ14	要介護高齢者において,食べる意欲を引き出すための支援にはどのようなものがあるか?	
栄養 BQ15	要介護高齢者に対する栄養状態改善のための栄養療法にはどのようなものがあるか?	
栄養 BQ16	要介護高齢者に対する栄養状態改善のための栄養支援にはどのようなものがあるか?	
口腔 BQ17	要介護高齢者の口腔状態や口腔機能は全身の問題と関連しているか?	
口腔 BQ18	要介護高齢者に対する口腔管理は全身の問題の改善につながるか?	
口腔 BQ19	要介護高齢者の口腔機能,口腔衛生状態の改善に歯科専門職以外への教育は有効か?	
口腔 BQ20	要介護高齢者の口腔機能,口腔衛生状態をスクリーニングする方法にはどのようなものがあるか?	
口腔 BQ21	要介護高齢者の口腔機能低下,口腔衛生不良の有病割合はどの程度か?	

目次

第1部 本ガイドラインについて

第2部 推奨と解説

第1章 リハビリテーション

第2章 栄養管理

第 3 章 口腔管理

第 4 章 複合

第1部 本ガイドラインについて

1

総論

1　目的

生活期の要介護高齢者におけるリハビリテーション・栄養・口腔の複合的介入(ケア)の効果を検証した科学的根拠を含む，介護現場での活用に有用なケアのガイドラインを作成することである。

2　取り扱う健康上の問題

リハビリテーション療法(運動療法)や栄養療法，口腔衛生および口腔機能管理によって介護保険サービス下の高齢者の生活機能や生活の質(quality of life；QOL)，栄養状態が維持・向上できるのか明らかではない。

3　ガイドラインの適用が想定される対象集団

通所・入所・居宅サービスを含む介護保険サービスを受けている高齢者を対象とする。

4　想定される利用者・利用施設

医療・介護・福祉専門職，介護保険サービス事業所(通所・入所・居宅・居宅介護支援事業所)，政策立案者およびサービス事業者，リハビリテーション・栄養・口腔関連企業が含まれる。

5　今後の改訂

研究報告の定期的な検索や社会環境の変化，外部評価などを総合的に参考にし，5年ごとの改訂を目安とする。本厚生労働科学研究費補助金研究代表者がイニシアチブをとり，関係団体に支援を要請し改訂を目指す。

6　一般向けの解説

本ガイドラインの要約を日本リハビリテーション栄養学会，日本老年歯科医学会，国立長寿医療研究センターのホームページに掲載し，本ガイドラインの利用を促す。また，介護現場で勤務する介護福祉専門職や介護を必要とする対象者の家族が本ガイドラインを有効に活用できるようにするため，平易な用語を用いたマニュアル書籍を別に作成し，広く利活用を促す。

7　資金

厚生労働科学研究費補助金(長寿科学政策研究事業)
「生活期におけるリハビリテーション・栄養・口腔管理の協働に関するケアガイドラインおよびマニュアルの整備に資する研究」
研究期間　令和4(2022)年4月1日～令和6(2024)年3月31日

表　研究代表者ならびに分担者

役割	氏名	所属	専門
研究代表者	前田　圭介	愛知医科大学	老年栄養，老年医学
研究分担者	百崎　良	三重大学	摂食嚥下リハビリテーション
研究分担者	若林　秀隆	東京女子医科大学	リハビリテーション栄養
研究分担者	戸原　玄	東京医科歯科大学	摂食嚥下リハビリテーション
研究分担者	尾崎　健一	国立長寿医療研究センター	リハビリテーション医学
研究分担者	大沢　愛子	国立長寿医療研究センター	リハビリテーション医学
研究分担者	吉見佳那子	東京医科歯科大学	摂食嚥下リハビリテーション
研究分担者	井上　達朗	新潟医療福祉大学	老年学，リハビリテーション
研究分担者	西岡　心大	徳島大学	臨床栄養，回復期リハビリテーション
研究分担者	宇野　千晴	名古屋学芸大学	臨床栄養学
研究分担者	永見　慎輔	川崎医療福祉大学	摂食嚥下リハビリテーション
研究分担者	近藤　和泉	国立長寿医療研究センター	リハビリテーション医学

8 利益相反

本ガイドラインにかかわるすべての構成員は利益相反(Conflict of Interest；COI)に関する申告を行った。申告すべきCOIは，ガイドライン関連メンバーに就任時からさかのぼって過去3年間分の経済的COIおよび経済的COI以外のCOIとした。経済的COI，経済的COI以外のCOIについては下表に示すとおりである。詳細なCOI開示条件は『日本医学会診療ガイドライン策定参加資格基準ガイダンス』(2017，https://jams.med.or.jp/guideline/index.html)に従った。COI申告フォームはMinds診療ガイドライン作成マニュアル2020 ver. 3.0のCOI申告書を用い，申告すべきCOIがある場合は本ガイドライン上にCOI内容および対応について公開した。

経済的COI	経済的COI以外のCOI
・役職・顧問職 ・株式 ・特許権使用料 ・謝金，講演料 ・原稿料 ・研究費 ・奨学寄附金 ・寄附講座 ・その他	・所属機関 ・所属学会 ・所属委員会等 ・専門分野

本ガイドライン作成のための構成員を選定するにあたり，ガイドライン統括委員会を設置し，本ガイドラインの作成に影響を及ぼすCOIがないことを確認した。ガイドライン統括委員会の委員長には重大なCOIを有していない者が就任した。本ガイドライン作成に当たっては，COI申告内容に基づいて複数の分野の専門職に，ガイドライン作成グループ，システマティックレビューチーム，外部評価委員の構成員として参加を依頼した。ガイドライン統括委員会は，COI申告内容に基づいて，ガイドライン作成グループ構成員の役割範囲を決定し，必要に応じた役割制限を設けた。ガイドライン作成グループ委員長には重大なCOIを有していない者が任命された。また，各個人あるいは専門学会の研究活動，専門性・意向，人間関係，組織間の競争等の影響を極力排除するように努めた。ガイドライン推奨作成時にも構成員に重大なCOIが存在しないことを確認した。ガイドライン作成グループ委員長は重大なCOIを有していないため，推奨作成において，議事進行役を担当した。また特定の人物の意向が反映しないようメンバーを選定し，推奨作成に影響を及ぼさないように配慮した。

本ガイドライン作成過程で申告すべきCOIに変更が生じた場合は，都度および年1回ガイドライン統括委員会の委員長に自己申告することとした。個人別のCOI申告書は個人情報が含まれている可能性があるため，ガイドライン統括委員会で厳重に管理した。申告された企業や団体名は下記のとおりである。なお，中立の立場にある出版社や団体は含まない。

記

株式会社大塚製薬工場，株式会社恒和薬品(現 東北アルフレッサ株式会社)，株式会社東芝，株式会社東邦銀行，株式会社福島民報社，一般財団法人福島民報教育福祉事業団，医療法人社団裕和会長尾クリニック，Johnson & Johnson，協和発酵キリン(現 協和キリン株式会社)，安田泌尿器クリニック，株式会社カネカメディックス，テルモ株式会社，日本ライフライン株式会社，医療法人社団養高会(高野病院)，医療法人社団茶畑会相馬中央病院，公益財団法人磐城済世会松村総合病院，医療法人社団青空会大町病院，南相馬市，ボストン・サイエンティフィックジャパン株式会社，一般財団法人ふくしま未来研究会

2

ガイドライン作成手順

1　組織

本ガイドラインの組織は，2022年4月に第1回統括委員会会議でメンバー確定を行い，同月ガイドライン作成グループが組織され，キックオフミーティングを実施した。本ガイドライン作成の流れは**図1**のとおりである。

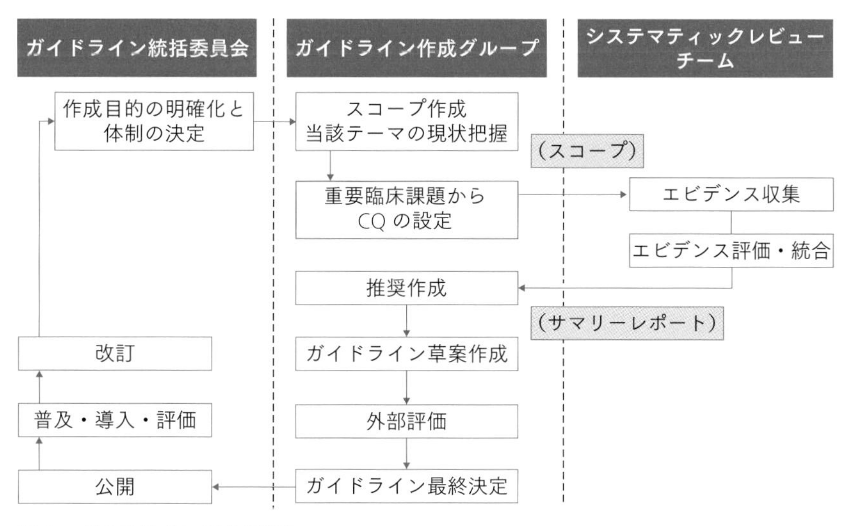

図1　ガイドライン作成の流れ

2　臨床疑問の設定

生活期におけるリハビリテーション・栄養・口腔管理の協働によって対象者にもたらされると考えられる効果（栄養状態の維持・改善，生活機能やQOLの維持・向上）をもとに，重要臨床課題を設定した。重要臨床課題は以下の3つである。

- 重要臨床課題1：リハビリテーション治療（運動療法）により，介護保険サービス下の高齢者の生活機能や QOL の維持・向上が期待できるのか明らかではない。

- 重要臨床課題 2：栄養介入により，介護保険サービス下の高齢者の栄養状態の維持および改善，あるいは生活機能や QOL の維持・向上が期待できるのか明らかではない。
- 重要臨床課題 3：口腔衛生および口腔機能管理によって，介護保険サービス下の高齢者の食や栄養，生活機能や QOL の維持・向上が期待できるのか明らかではない。

上記 3 つの重要臨床課題に沿って，リハビリテーション・栄養・口腔管理の専門家だけで Clinical Question(CQ)・Background Question(BQ)案を作成するための会議(第 2 回 2022 年 5 月 17 日)を開催した。その後，患者代表がガイドライン作成グループに参加し，2 回の会議(第 3 回 2022 年 6 月 12 日，第 4 回 2022 年 7 月 8 日)で 11 の CQ と 21 の BQ を決定した(各 CQ および BQ ➡ **ix〜x 頁**)。

3　系統的レビュー方法

CQ は PICO 形式で提示し系統的レビューを実施した。すなわち，P：Patients(介入を受ける対象)，I：Intervention(介入の選択肢)，C：Comparisons(比較対照)，O：Outcome(アウトカム)である。本ガイドラインの対象者は要介護高齢者としているが，エビデンスの数が少ない可能性も加味し，P は高齢者または要介護高齢者のどちらかとした。リハビリテーション，栄養，口腔管理において単独での介入効果または複合的介入効果についてレビューを実施した。CQ のアウトカムは，対象者の栄養状態の維持・改善，生活機能や QOL の維持・向上に関連があるものに設定した。レビューを行うにあたって，各 CQ・BQ に対して主担当者を決定した。主担当が 2 名のレビュワーを選定し，1 つの CQ・BQ に対し 3 名で系統的レビューを実施した。

検索式の作成

数個のキーワードを設定し，MEDLINE を用いて予備的検索を実施した。あらかじめ選定した必須の文献が含まれるように，各 CQ・BQ 担当者で検索式を作成した。その後，文献検索の専門家に網羅的な検索式の作成を依頼した。第 2 部「推奨と解説」において，各 CQ・BQ の検索キーワードを示す。

検索データベース

CQ は，Cochrane Central Register of Controlled Trials，MEDLINE，Embase，Web of Science，CINAHL，医中誌 Web を用いた。BQ は，MEDLINE，医中誌 Web を用いた。

検索期間

介護保険制度がスタートした2000(平成12)年〜研究開始時の2022(令和4)年7月とした。

文献レビュー

各CQ・BQの3名の担当者のうち，独立した2名によって一次・二次スクリーニングを実施した。残りの1名はコンフリクトが生じた際に判定を行った。一次スクリーニングではtitleとabstractで適格基準を満たした論文を包含した。二次スクリーニングではフルテキストを読み，適格基準を満たした論文を包含した。スクリーニングから最終解析論文抽出までの流れは，第2部「推奨と解説」の各項にレビューに使用した論文の抽出過程の図として示す。

結果の統合

各CQ・BQについて，研究の特徴を明らかにするために質的統合を用い，抽出された研究を分析した。アウトカムについて量的統合が可能な場合はメタアナリシスを実施した。データの欠落は著者に問い合わせ，回答が得られなかった場合，その研究はメタアナリシスから除外された。メタアナリシスを実施した場合，抽出された研究のバイアスのリスクを評価した。バイアスのリスクはRisk of Bias Assessment Tool for Nonrandomized Studies(RoBANS)[1], The Cochrane Collaboration's tool for assessing risk of bias in randomised trials(RoB 1.0)[2], The version 2 of the Cochrane risk-of-bias tool for randomized trials(RoB 2.0)[3]のいずれかを用いて3名のCQ担当者で実施した。

4 エビデンスの総体について

各アウトカムのエビデンス総体の確実性の評価は，『Minds診療ガイドライン作成マニュアル』のエビデンス総体の評価[4]に基づいて，5つの検討事項(バイアスのリスク，非一貫性，不精確性，非直接性，出版バイアス)で評価した。出版バイアスはFunnel plotを作って確認した。エビデンスの評価を下げる項目として，バイアスのリスク，非一貫性，不精確性，非直接性，出版バイアスの5項目に対し，「軽度の問題あり」「深刻な問題あり」「重大な問題あり」の3項目で評価した。観察研究の場合は，「介入による大きな効果」「用量-反応勾配」「可能性のある交絡因子による効果の減弱」の3項目について評価し該当する場合はエビデンスの評価を上げた。

5 推奨の決定に関して

1)システマティックレビューチームは，システマティックレビューによって得られた結果を集約してガイドライン作成グループメンバーに提供した。結果の集約には，『Minds 診療ガイドライン作成マニュアル』[4]の SR-9 定性的システマティックレビュー結果報告と，メタアナリシスできた場合は SR-10 メタアナリシスの結果報告の様式を用いた。さらに，結果のまとめを SR-12 の様式を用いて報告した。

2)ガイドライン作成グループは，システマティックレビューチームからの報告をもとに，各 CQ に対する推奨文の案を作成した。

3)推奨文案は事務局で集約し，患者代表が参加するパネル会議(第 10 回 2023 年 6 月 20 日，第 11 回 2023 年 7 月 10 日開催)で投票を行った。

4)推奨の決定には GRADE グリッドによる合意形成法[5](図 2)を用いた。推

投票用紙						
介入による望ましい結果と望ましくない結果のバランス	推奨の強さ	強い	弱い		弱い	強い
	推奨の内容	望ましい結果が明らかに望ましくない結果を上回る	望ましい結果がおそらく望ましくない結果を上回る	トレードオフが均等にバランスされている，または不確か	望ましくない結果がおそらく望ましい結果を上回る	望ましくない結果が明らかに望ましい結果を上回る
	推奨の表現	行うことを推奨	行うことを推奨	(投票を棄権する。GPS がよい)	行わないことを推奨	行わないことを推奨
例	投票どれか一つに○					
CQ1-13：要介護高齢者の集団療法は効果があるのか？ 推奨文 1-13(1)要介護高齢者に対し，集団療法として理学療法士を含む専門職が体操指導をすることを・・・する		○				

図 2 投票用紙
〔Jaeschke R, Guyatt GH, Dellinger P, Schünemann H, Levy MM, Kunz R, et al. Use of GRADE grid to reach decisions on clinical practice guidelines when consensus is elusive. BMJ. 2008 Jul；337：a744. doi：10.1136/bmj.a744 を一部改変〕

奨決定までの流れは以下のとおり。

- Summary of findings などのシステマティックレビューの結果をまとめた情報をシステマティックレビューチームがパネル会議の場で端的に発表する。
- パネル会議のメンバーはシステマティックレビュー班からの情報をもとに，CQ 担当者作成の推奨文案について，推奨の方向と程度を投票する。
- 1 度目の投票で 2/3 以上の同意が得られた場合，推奨に確定する。
- 2 度目の投票で 2/3 以上が一方の推奨方向に片寄っている場合，最も得票の多い推奨に確定する。
- 2 度目の投票で 2/3 以上が一方の推奨方向に片寄っていない場合，GPS (Good Practice Statement)[6]とする。その場合は CQ 担当者が草案を作成する。
- 同点や不測の状況の采配は委員長が執る。
- 投票には GPS を含めないが，投票を棄権することを認める。

6　外部評価（AGREE II）ならびにパブリックコメント

外部評価ならびにパブリックコメントを依頼する個人または団体は，ガイドライン統括委員会によって決定された。事務局より各学会に依頼し，文書にて同意を得られた個人または団体にお願いした(➡ v 頁)。

外部評価は AGREE II を用いて，2 名に依頼した。

パブリックコメントは，2024 年 2 月 8〜22 日の期間，パブリックコメント関連学会より，CQ に対する推奨文と解説文，BQ に対する解説文を各学会会員に周知し，意見を公募した。意見はガイドライン事務局で集約し，本文の改訂に反映された。

文献

1) Kim SY, Park JE, Lee YJ, Seo HJ, Sheen SS, Hahn S, et al. Testing a tool for assessing the risk of bias for nonrandomized studies showed moderate reliability and promising validity. J Clin Epidemiol. 2013 Apr; 66(4); 408-14. doi: 10.1016/j.jclinepi.2012.09.016

2) Higgins JP, Altman DG, Gøtzsche PC, Jüni P, Moher D, Oxman AD, et al. The Cochrane Collaboration's tool for assessing risk of bias in randomised trials. BMJ. 2011 Oct; 343: d5928. doi: 10.1136/bmj.d5928

3) Sterne JAC, Savović J, Page MJ, Elbers RG, Blencowe NS, Boutron I, et al. RoB 2: a revised tool for assessing risk of bias in randomised trials. BMJ. 2019; 366: l4898. doi: 10.1136/bmj.l4898

4) Minds 診療ガイドライン作成マニュアル編集委員会．Minds 診療ガイドライン作成マニュアル 2020 ver. 3.0. 公益財団法人日本医療機能評価機構；2021. P.95-234.

5) Jaeschke R, Guyatt GH, Dellinger P, Schünemann H, Levy MM, Kunz R, et al. Use of GRADE grid to reach decisions on clinical practice guidelines when consensus is elusive. BMJ. 2008 Jul; 337: a744. doi: 10.1136/bmj.a744

6) Dewidar O, Lotfi T, Langendam MW, Parmelli E, Saz Parkinson Z, Solo K, et al. Good or

best practice statements: proposal for the operationalisation and implementation of GRADE guidance. BMJ Evid Based Med. 2023 Jun; 28(3): 189-196. doi: 10.1136/bmjebm-2022-111962

第2部 推奨と解説

推奨と解説文は利用者やその家族にとってもわかりやすいよう，
平易な言葉を用いて説明することを意識した。
項目立てを統一し，見やすいように配慮した。

(a)歩行速度

Study or subgroup	MD	SE	Weight	Mean difference IV, Random, 95% CI
Au-Yeung SSY et al, 2002	0.0935	0.9456	0.1%	0.09 [−1.76, 1.95]
Chin A Paw MJ et al, 2004	−0.1	0.0552	13.9%	−0.10 [−0.21, 0.01]
Hruda KV et al, 2003	0.3315	0.6068	0.1%	0.33 [−0.86, 1.52]
MacRitchie RF, 2001	0.2551	0.294	0.6%	0.26 [−0.32, 0.83]
Rolland Y et al, 2007	0.05	0.0334	28.4%	0.05 [−0.02, 0.12]
Rosendahl E et al, 2006	0.04	0.0177	50.2%	0.04 [0.01, 0.07]
Schoenfelder DP, 2000	−0.0296	0.0837	6.8%	−0.03 [−0.19, 0.13]
Total(95% CI)			**100.0%**	**0.02 [−0.02, 0.07]**

Heterogeneity：Tau²=0.00；Chi²=7.57, df=6(P=0.27)；I²=21%
Test for overall effect：Z=0.89(P=0.37)
Test for subgroup differences：Not applicable

Mean difference IV, Random, 95% CI
−2 −1 0 1 2
Favours [experimental] Favours [control]

(b)Timed Up and Go(TUG) Test

Study or subgroup	MD	SE	Weight	Mean difference IV, Random, 95% CI
Au-Yeung SSY et al, 2002	0.41	2.8805	11.7%	0.41 [−5.24, 6.06]
Baum EE et al, 2003	−24	18	0.6%	−24.00 [−59.28, 11.28]
Boshuizen HC et al, 2005	−3.5	3.039941	11.0%	−3.50 [−9.46, 2.46]
Cheung KKW et al, 2008	−4.76	1.56	18.2%	−4.76 [−7.82, −1.70]
Kerse N et al, 2008	0.6	3.0409	11.0%	0.60 [−5.36, 6.56]
Latham NK et al, 2003	5.5	3.414761	9.7%	5.50 [−1.19, 12.19]
MacRitchie RF, 2001	−17.31	5.22	5.4%	−17.31 [−27.54, −7.08]
Pepera G et al, 2021	−3.75	0.58783	22.7%	−3.75 [−4.90, −2.60]
Peri K et al, 2008	0.4	3.395	9.7%	0.40 [−6.25, 7.05]
Total(95% CI)			**100.0%**	**−2.49 [−5.20, 0.21]**

Heterogeneity：Tau²=8.04；Chi²=21.04, df=8(P=0.007)；I²=62%
Test for overall effect：Z=1.81(P=0.07)
Test for subgroup differences：Not applicable

Mean difference IV, Random, 95% CI
−50 −25 0 25 50
Favours [experimental] Favours [control]

(c)膝伸展筋力

Study or subgroup	SMD	SE	Weight	Std. mean difference IV, Random, 95% CI
Baker KR et al, 2001	0.228976	0.325627	10.2%	0.23 [−0.41, 0.87]
Boshuizen HC et al, 2005	0.52649	0.355096	9.4%	0.53 [−0.17, 1.22]
Bruunsgaard H et al, 2004	1.061737	0.473231	6.8%	1.06 [0.13, 1.99]
Chin A Paw MJ et al, 2004	−0.128246	0.239543	12.9%	−0.13 [−0.60, 0.34]
Hruda KV et al, 2003	0.457929	0.450989	7.2%	0.46 [−0.43, 1.34]
Latham NK et al, 2003	−0.055889	0.134889	16.3%	−0.06 [−0.32, 0.21]
Mikesky AE et al, 2006	0.152351	0.172791	15.1%	0.15 [−0.19, 0.49]
Miller MD et al, 2006	0.130961	0.280435	11.6%	0.13 [−0.42, 0.68]
Seynnes O et al, 2004	2.122556	0.660897	4.3%	2.12 [0.83, 3.42]
Suetta C et al, 2004	1.47354	0.51925	6.0%	1.47 [0.46, 2.49]
Total(95% CI)			**100.0%**	**0.37 [0.07, 0.67]**

Heterogeneity：Tau²=0.13；Chi²=24.41, df=9(P=0.004)；I²=63%
Test for overall effect：Z=2.39(P=0.02)
Test for subgroup differences：Not applicable

Std. mean difference IV, Random, 95% CI
−4 −2 0 2 4
Favours [experimental] Favours [control]

図2 **メタアナリシスの結果**

ころ，6か月後のTUGに有意な差を認めなかった(介入群11例，対照群9例)[12]。地域在住高齢者33人を対象とした研究では下肢筋力増強運動を1日8回3セット，週3回のセッションを実施したところ，10週後のTUGに有意な改善を認めなかった(介入群16例，対照群17例)[13]。ナーシングホーム居住者50人を対象とした研究では下肢筋力増強運動とバランス運動を組

表 1　**バイアスのリスク**

(a)歩行速度

研究報告	ドメイン D1	D2	D3	D4	D5	D6	D7	D8
Au-Yeung SSY, et al. 2002	⊕	⊖	⊖	⊕		⊗	⊖	⊕
Chin A Paw MJ, et al. 2004	⊕	⊕	⊖	⊕	⊕	⊕	⊖	⊕
Hruda KV, et al. 2003	⊕	⊖	⊗	⊖		⊖	⊖	⊕
MacRitchie RF. 2001	⊕	⊖	⊗	⊖		⊕	⊖	⊕
Rolland Y, et al. 2007	⊕	⊖	⊗	⊕	⊕	⊕	⊖	⊕
Rosendahl E, et al. 2006	⊕	⊕	⊖	⊕		⊖	⊖	⊕
Schoenfelder DP. 2000	⊖	⊖	⊗	⊖		⊗	⊗	⊕

(b)Timed Up and Go(TUG)

研究報告	ドメイン D1	D2	D3	D4	D5	D6	D7	D8
Au-Yeung SSY, et al. 2002	⊕	⊖	⊖	⊕		⊗	⊖	⊕
Baum EE, et al. 2003	⊕	⊕	⊗	⊕		⊖	⊖	⊗
Boshuizen HC, et al. 2005	⊕	⊖	⊗	⊕		⊖	⊕	⊕
Cheung KKW, et al. 2008	⊖	⊕	⊗	⊕		⊕	⊖	⊕
Kerse N, et al. 2008	⊕	⊕	⊖	⊕	⊕	⊕	⊖	⊕
Latham NK, et al. 2003	⊕	⊕	⊖	⊕		⊕	⊕	⊕
MacRitchie RF. 2001	⊕	⊖	⊗	⊖		⊕	⊖	⊕
Pepera G, et al. 2021	⊕	⊖	⊖	⊖		⊕	⊕	⊕
Peri K, et al. 2008	⊕	⊕	⊖	⊕		⊕	⊖	⊗

(c)膝伸展筋力

研究報告	ドメイン D1	D2	D3	D4	D5	D6	D7	D8
Baker KR, et al. 2001	⊕	⊕	⊗	⊕		⊕	⊖	⊕
Boshuizen HC, et al. 2005	⊕	⊖	⊗	⊕		⊖	⊕	⊕
Bruunsgaard H, et al. 2004	⊖	⊖	⊗			⊗	⊖	⊕
Chin A Paw MJ, et al. 2004	⊕	⊕	⊖	⊕	⊕	⊕	⊖	⊕
Hruda KV, et al. 2003	⊕	⊖	⊗	⊖		⊖	⊖	⊕
Latham NK, et al. 2003	⊕	⊕	⊖	⊕		⊕	⊕	⊕
Mikesky AE, et al. 2006	⊕	⊖	⊗	⊕		⊕	⊕	⊕
Miller MD, et al. 2006	⊕	⊖	⊗	⊕		⊕	⊕	⊕
Seynnes O, et al. 2004	⊖	⊖	⊖	⊗		⊕	⊕	⊕
Suetta C, et al. 2004	⊕	⊕	⊖	⊖		⊖	⊕	⊕

ドメイン
D1：ランダム割付の作成(選択バイアス)
D2：割付の陰蔵化(選択バイアス)
D3：参加者と評価者のマスキング(実行バイアス)
D4：不完全なアウトカムデータ(減少バイアス)：観察された ADL
D5：不完全なアウトカムデータ(減少バイアス)：報告された ADL
D6：アウトカム評価のマスキング
D7：選択的報告
D8：その他のバイアス

判断
⊗ 高
⊖ 懸念あり
⊕ 低

み合わせた複合プログラムを1回45分間，週3回のセッションを実施したところ，12週後の時点で有意なTUGの改善を認めなかった(介入群27例，対照群23例)[14]。介護施設入所高齢者556人を対象とした研究では活動性向上アプローチと日常生活活動練習を毎日実施したところ，6か月の介入終了時点で介入群の有意なTUGの改善を認めなかった(介入群266例，対照群290例)[15]。ナーシングホーム居住者48人を対象とした研究では起立運動を1回20分間，週5回のセッションを実施したところ，54週後の時点で介入群の有意なTUGの改善を認めた(介入群22例，対照群26例)[8]。長期介護施設入所者40人を対象とした研究では上下肢の筋力増強運動・バランス運動・柔軟性運動の複合プログラムを1回45～50分間，週2回のセッションを実施したところ，2か月後のTUGに有意な改善を認めた(介入群20例，対照群20例)[16]。介護施設入所者124人を対象とした研究では活動性向上アプローチと日常生活活動練習を毎日実施したところ，6か月後のTUGに有意な差を認めなかった(介入群11例，対照群9例)[17]。

(c)膝伸展筋力

10報[6, 7, 13, 19-25]がメタアナリシスに組み入れられ(**図2**)，リハビリテーション治療により膝伸展筋力の有意な改善が認められたものの，臨床的価値は定かではない(標準化平均差0.37，95%信頼区間0.07-0.67)。また研究間で高い異質性が認められた(I^2=63%)。バイアスのリスクは全論文において高いと判断された(**表1**)。

変形性膝関節症に対して人工膝関節置換術を施行された直後の介護が必要な高齢者38人を対象とした研究では，自宅での下肢筋力増強運動を週3回実施したところ，16週間後に介入群で有意な膝伸展筋力の改善を認めた(介入群19例，対照群19例)[19]。地域在住高齢者33人を対象とした研究では，下肢筋力増強運動を週3回のセッションで10週間実施したところ，10週後に介入群で有意な膝伸展筋力の改善を認めた(介入群16例，対照群17例)[13]。ナーシングホーム居住者23人を対象とした研究では，下肢筋力増強運動を1回45分間，週3回のセッションを実施したところ，12週後に介入群で有意な膝伸展筋力の改善を認めた(介入群11例，対照群12例)[20]。長期介護施設入所者75人を対象とした研究では上下肢の筋力増強運動を1回40～60分間，週2回のセッションを実施したところ，6か月後の歩行速度に有意な膝伸展筋力の差を認めなかった(介入群44例，対照群31例)[6]。長期介護施設入所者25人を対象とした研究では下肢筋力増強運動を1回20～60分間，週3回のセッションを実施したところ，10週後の膝伸展筋力に有意な差を認めなかった(介入群18例，対照群7例)[7]。入院治療を要した介護が必要な高齢者222人を対象とした研究では，退院後に下肢筋力増強運動を1日8回3セット，週3回のセッションを実施したところ，10週後の膝伸展筋力に有意な差を認めなかった(介入群112例，対照群110例)[18]。変形性膝関節症の介護が必要な高齢者221人を対象とした研究では，自宅とジムで上下肢の筋力増強運動を週3回実施したところ，1年後の膝伸展筋力に有意な差を認めなかった(介入群113例，対照群108例)[21]。下肢骨折後の介護が必要な高齢者100人を対象とした研究では，自宅訪問で下肢筋力増強運動を週3回1回につき20〜30分間実施したところ，12週間後の膝伸展筋力に有意な差を認めなかった(栄養介入群25例，運動介入群25例，栄養と運動介入群24例，対照群26例)[22]。ナーシングホーム入居者22人を対象とした研究では，高強度と低中強度の下肢筋力増強運動介入を週3回実施したところ，対照群に比べて10週間後に高強度と低中強度の運動介入群で有意な膝伸展筋力の改善を認めた(高強度群8例，低中強度群6例，対照群8例)[23]。人工股関節置換術後の介護が必要な高齢者30人を対象とした研究では，入院中に連日の，退院後は週3回の下肢筋力増強運動を実施したところ，12週間後に筋力増強運動群で有意な膝伸展筋力の改善を認めた(筋力増強運動群11例，電気的筋刺激群10例，標準リハビリテーション群9例)[24]。

(d)エビデンスの統合

上記3つのアウトカムを統合した。多くの研究において高いバイアスのリスクが存在し，高い異質性が認められたこと，主な介入はリハビリテーション専門職によるセッションで，バランス運動や筋力増強運動を含み，強度や頻度が多様であったこと，歩行速度の改善はあっても臨床的閾値を超えないレベルであったこと[25]，TUGに対する効果の非一貫性が認められたことから，エビデンス総体の質は非常に低いと判断した。パネル会議による投票の結果，要介護高齢者に対する身体機能の改善を効果目標としたリハビリテーション治療の推奨の強さと方向性は「弱く推奨する」とした。

3　益と害のバランス評価

今回の量的統合に採用された20報において有害事象の報告はなかった。介護が必要な高齢者に対するリハビリテーション治療における有害事象の報告は乏しい。高齢者のリハビリテーション治療においては，筋肉痛や疲労感，関節や筋肉の損傷，転倒やケガのリスク，心臓や呼吸の問題など，有害事象が考えられるが，過去の報告でごく少数散見される程度である。これらはリハビリテーション専門職の適切な指導や監視，あるいは有害事象リスクの把握と予防処置により十分に対応可能であると思われる。以上より，リハビリテーション治療に伴う害のリスクは少ないと考えられる。益については，今回のレビューでは断定できないため，今後の研究結果に期待したい。

4　患者・市民の価値観・希望

クリニカルクエスチョンの策定会議および推奨決定のための投票に加わった家族からは，推奨に対する意向は特になかった。

5　資源利用と費用対効果

高齢者に対する身体活動介入の経済評価に関する系統的レビューのエビデンスの量を評価したレビューでは，高齢者へのリハビリテーション治療は，通常のケアと比較して，より優れた費用対価値を提供することが明らかとなっている[26)]。介護が必要な高齢者においてもリハビリテーション治療は費用対効果に優れた介入であると考えられる。

6　今後の研究

メタアナリシスに組み入れられたすべての研究において，高いバイアスのリスク(特にランダム化において)が認められた。また介入およびアウトカムの異質性が高く，結果の統合や解釈の障壁となっていた。要介護高齢者に対するリハビリテーション治療に対する質の高い推奨を提供するために，よりバイアスのリスクが低いデザインのランダム化比較試験が求められる。

キーワード

Residential Facilities，Nursing Homes，Group Home，Long-term Care，Housing for the Elderly，Homes for the Aged，Older Adults，Randomized Control Studies，Rehabilitation，Resistance Training，Physical Activity，Gait Speed，Lower Extremity Muscle Strength，Knee Extensor Muscle Strength，Timed Up and Go

用語解説

・**Timed Up and Go(TUG) Test**

身体機能やバランスを評価するためのテスト。肘掛け椅子に座ってから手を使わずに立ち上がり，3 m 先の目標地点を回って戻り，再び椅子に座るまでの時間を計測する。主に高齢者や運動能力に問題がある人の機能評価に使われる。立ち上がり，歩行，方向転換など複合的な機能を評価するためのテストとして多く利用されている。

文献

1) Izquierdo M, Merchant RA, Morley JE, Anker SD, Aprahamian I, Arai H, et al. International exercise recommendations in older adults(ICFSR): Expert consensus guidelines. J Nutr Health Aging. 2021 Jul; 25(7): 824-53. doi: 10.1007/s12603-021-1665-8
2) Crocker T, Forster A, Young J, Brown L, Ozer S, Smith J, et al. Physical rehabilitation for older people in long-term care. Cochrane Database Syst Rev. 2013 Feb; (2): CD004294. doi: 10.1002/14651858.CD004294.pub3
3) Crocker T, Young J, Forster A, Brown L, Ozer S, Greenwood DC. The effect of physical rehabilitation on activities of daily living in older residents of long-term care facilities: Systematic review with meta-analysis. Age Ageing. 2013 Nov; 42(6): 682-8. doi: 10.1093/ageing/aft133
4) Lenze EJ, Lenard E, Bland M, Barco P, Miller JP, Yingling M, et al. Effect of enhanced medical rehabilitation on functional recovery in older adults receiving skilled nursing care after acute rehabilitation: A randomized clinical trial. JAMA Netw Open. 2019 Jul; 2(7): e198199. doi: 10.1001/jamanetworkopen.2019.8199
5) Au-Yeung SSY, Ho HPY, Lai JWC, Lau RWK, Wong AYL, Lau SK. Did mobility and balance of residents living in private old age homes improve after a mobility exercise programme? A pilot study. Hong Kong Physiother J. 2002; 20(1): 16-21. doi: 10.1016/S1013-7025(09)70027-2
6) Chin A Paw MJ, van Poppel MN, Twisk JW, van Mechelen W. Effects of resistance and all-round, functional training on quality of life, vitality and depression of older adults living in long-term care facilities: A"randomized"controlled trial[ISRCTN87177281]. BMC Geriatr. 2004 Jul; 4: 5. doi: 10.1186/1471-2318-4-5
7) Hruda KV, Hicks AL, McCartney N. Training for muscle power in older adults: effects on functional abilities. Can J Appl Physiol. 2003 Apr; 28(2): 178-89. doi: 10.1139/h03-014
8) MacRitchie RF. Reducing the incidence of falls among elderly nursing home residents: An evaluation of an ameliorative pilot program[thesis]. Dublin, USA: Southern Connecticut State University, 2001.[CENTRAL: CN-00691333]
9) Rolland Y, Pillard F, Klapouszczak A, Reynish E, Thomas D, Andrieu S, et al. Exercise program for nursing home residents with Alzheimer's disease: A 1-year randomized, controlled trial. J Am Geriatr Soc. 2007 Feb; 55(2): 158-65. doi: 10.1111/j.1532-5415.2007.01035.x
10) Rosendahl E, Lindelöf N, Littbrand H, Yifter-Lindgren E, Lundin-Olsson L, Håglin L, et al. High-intensity functional exercise program and protein-enriched energy supplement for older persons dependent in activities of daily living: A randomised controlled trial. Aust J Physiother. 2006; 52(2): 105-13. doi: 10.1016/s0004-9514(06)70045-9
11) Schoenfelder DP. A fall prevention program for elderly individuals. Exercise in long-term care settings. J Gerontol Nurs. 2000 Mar; 26(3): 43-51. doi: 10.3928/0098-9134-20000301-09
12) Baum EE, Jarjoura D, Polen AE, Faur D, Rutecki G. Effectiveness of a group exercise program in a long-term care facility: A randomized pilot trial. J Am Med Dir Assoc. 2003 Mar-Apr; 4(2): 74-80. doi: 10.1097/01.JAM.0000053513.24044.6 C
13) Boshuizen HC, Stemmerik L, Westhoff MH, Hopman-Rock M. The effects of physical therapists'guidance on improvement in a strength-training program for the frail elderly. J Aging Phys Act. 2005 Jan; 13(1): 5-22. doi: 10.1123/japa.13.1.5
14) Cheung KKW, Au KY, Lam WWS, Jones AYM. Effects of a structured exercise programme on functional balance in visually impaired elderly living in a residential setting. Hong Kong Physiother J. 2008; 26(1): 45-50. doi: 10.1016/S1013-7025(09)70007-7
15) Kerse N, Peri K, Robinson E, Wilkinson T, von Randow M, Kiata L, et al. Does a functional activity programme improve function, quality of life, and falls for residents in long term care? Cluster randomised controlled trial. BMJ. 2008 Oct; 337: a1445. doi: 10.1136/bmj.a1445
16) Pepera G, Christina M, Katerina K, Argirios P, Varsamo A. Effects of multicomponent

exercise training intervention on hemodynamic and physical function in older residents of long-term care facilities: A multicenter randomized clinical controlled trial. J Bodyw Mov Ther. 2021 Oct; 28: 231-7. doi: 10.1016/j.jbmt.2021.07.009
17) Peri K, Kerse N, Robinson E, Parsons M, Parsons J, Latham N. Does functionally based activity make a difference to health status and mobility? A randomised controlled trial in residential care facilities(The Promoting Independent Living Study; PILS). Age Ageing. 2008 Jan; 37(1): 57-63. doi: 10.1093/ageing/afm135
18) Latham NK, Anderson CS, Lee A, Bennett DA, Moseley A, Cameron ID, et al. A randomized, controlled trial of quadriceps resistance exercise and vitamin D in frail older people: The Frailty Interventions Trial in Elderly Subjects(FITNESS). J Am Geriatr Soc. 2003 Mar; 51(3): 291-9. doi: 10.1046/j.1532-5415.2003.51101.x
19) Baker KR, Nelson ME, Felson DT, Layne JE, Sarno R, Roubenoff R. The efficacy of home based progressive strength training in older adults with knee osteoarthritis: A randomized controlled trial. J Rheumatol. 2001 Jul; 28(7): 1655-65.
20) Bruunsgaard H, Bjerregaard E, Schroll M, Pedersen BK. Muscle strength after resistance training is inversely correlated with baseline levels of soluble tumor necrosis factor receptors in the oldest old. J Am Geriatr Soc. 2004 Feb; 52(2): 237-41. doi: 10.1111/j.1532-5415.2004.52061.x
21) Mikesky AE, Mazzuca SA, Brandt KD, Perkins SM, Damush T, Lane KA. Effects of strength training on the incidence and progression of knee osteoarthritis. Arthritis Rheum. 2006 Oct; 55(5): 690-9. doi: 10.1002/art.22245
22) Miller MD, Crotty M, Whitehead C, Bannerman E, Daniels LA. Nutritional supplementation and resistance training in nutritionally at risk older adults following lower limb fracture: A randomized controlled trial. Clin Rehabil. 2006 Apr; 20(4): 311-23. doi: 10.1191/0269215506cr942oa
23) Seynnes O, Fiatarone Singh MA, Hue O, Pras P, Legros P, Bernard PL. Physiological and functional responses to low-moderate versus high-intensity progressive resistance training in frail elders. J Gerontol A Biol Sci Med Sci. 2004 May; 59(5): 503-9. doi: 10.1093/gerona/59.5.m503
24) Suetta C, Aagaard P, Rosted A, Jakobsen AK, Duus B, Kjaer M, et al. Training-induced changes in muscle CSA, muscle strength, EMG, and rate of force development in elderly subjects after long-term unilateral disuse. J Appl Physiol(1985). 2004 Nov; 97(5): 1954-61. doi: 10.1152/japplphysiol.01307.2003
25) Pulignano G, Del Sindaco D, Di Lenarda A, Alunni G, Senni M, Tarantini L, et al. Incremental value of gait speed in predicting prognosis of older adults with heart failure: insights from the IMAGE-HF Study. JACC Heart Fail. 2016 Apr; 4(4): 289-98. doi: 10.1016/j.jchf.2015.12.017
26) Pinheiro MB, Howard K, Oliveira JS, Kwok WS, Tiedemann A, Wang B, et al. Cost-effectiveness of physical activity programs and services for older adults: a scoping review. Age Ageing. 2023 Mar; 52(3): afad023. doi: 10.1093/ageing/afad023

CQ2 要介護高齢者に対するリハビリテーション治療は認知機能の改善につながるか？

ステートメント

・要介護高齢者に対する運動療法などのリハビリテーション治療は持続性注意や全般的な認知機能の改善につながる可能性があるが，介入の方法・期間・内容に加え，対象者や評価指標が統一されておらず，エビデンスは十分ではない。

▶推奨なし（GPS；good practice statement）

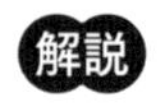

1 CQの背景

一般に，高齢者の健康維持のためには運動を習慣的に行うことが推奨されている。その効果としては，筋肉量の維持，骨粗鬆症の予防，変形性関節症の疼痛悪化予防，生活習慣病予防，免疫力の維持・向上，認知機能の維持・向上，意欲などの精神機能の安定・向上などが挙げられている。しかし，要介護高齢者にとって，自ら運動などの活動を積極的に実施し，かつ継続することは容易ではなく，実際には医療保険や介護保険においてリハビリテーション治療が実施されることが多い。

医療保険や介護保険で実施されるリハビリテーション治療には，理学療法，作業療法，言語聴覚療法がある。「理学療法士及び作業療法士法」[1]によると，「理学療法」とは，「身体に障害のある者に対し，主としてその基本的動作能力の回復を図るため，治療体操その他の運動を行なわせ，及び電気刺激，マッサージ，温熱その他の物理的手段を加えること」をいう。また，「作業療法」とは，「身体又は精神に障害のある者に対し，主としてその応用的動作能力又は社会的適応能力の回復を図るため，手芸，工作その他の作業を行なわせること」をいう。一方，「言語聴覚士」とは，「音声機能，言語機能又は聴覚に障害のある者についてその機能の維持向上を図るため，言語訓練その他の訓練，これに必要な検査及び助言，指導その他の援助を行うことを業とする者」をいう[2]。現在，言語聴覚士は摂食嚥下訓練にかかわることが多く，法律制定当時と比べると業務内容に隔たりが出ている部分もある。また，いずれの職種も，法律の制定当時はすでに生じた障害に対する訓練を行う職業という意味合いが強かったが，現在はそれだけでなく，新たな疾病の発症を防いだり，心身状態を維持したりするような治療もリハビリテーション医療に含まれると考えられるようになってきた。脳卒中片麻痺患者の転倒・骨折予防や生活習慣病の発症・悪化予防のための運動療法や，摂食嚥下障害患者の誤嚥性肺炎発症予防などが典型的な例であるが，高齢化が進行し，認知症の有病者数が増えるなか，リハビリテーション治療が直接的および間接的に高齢者の認知機能を維持・向上させるかは，全世界で大きな関心事項となっている。このような背景に鑑み，本CQを設定した。

2 エビデンス評価

本CQのエビデンスを検証するために系統的レビューを実施し，データベースから282報が検索された。そのうち，最終的に適格論文として抽出されたのは6報であった(図1)。すべてが海外からの報告で，研究デザインもすべてランダム化比較試験であった。地域高齢者を対象としているものは1報のみ[3]で，残りは長期介護施設やナーシングホームなどの入所者を対象としていた。対象者の年齢はDelborkらの報告[4]が75歳以上で，それ以外

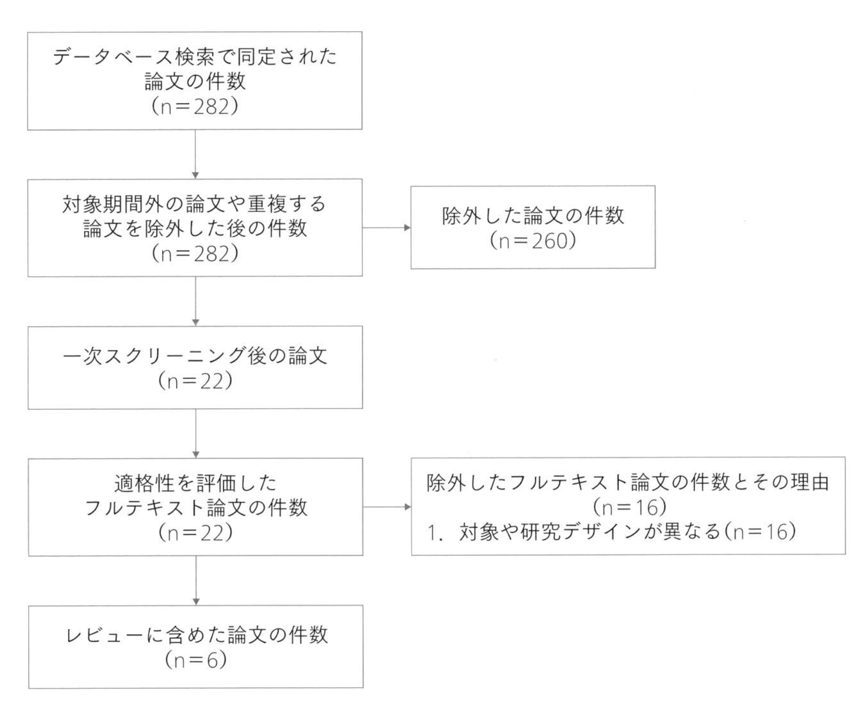

図1 CQ 2の系統的レビューに使用した論文の抽出過程

のものは65歳以上であった。介入群は最小で10人[4,5]，最大でも31人[6]と，サンプルサイズがかなり小さく，大規模の研究はみられなかった。介入内容はいくつかのパターンに分かれ，運動課題と認知課題を同時に行う二重課題(BioRescue[4]，エクサゲーム[3]など)の介入や，Wii®などの電子ゲームを用いたもの[5,7]，残りは筋力増強運動や関節可動域運動などの運動[8]や太極拳[6]を行っていた。主要評価項目として用いられた認知機能の評価では，4報がMini-Mental State Examination(MMSE)を[3,5,7,8]，Montreal Cognitive Assessment(MoCA)を1報が[4]，Cognitive Abilities Screening Instrument(CASI)を1報[3]が，Trail Making Test(TMT)を1報[6]が用いていた。介入期間は9週間から最大24週間(6か月)であり，長期的な介入が行われたものはなかった。

運動療法などを含むリハビリテーション治療で認知機能に対する明確な効果が認められた介入はほとんどなかったが，運動介入により，対照群と比較してバランス機能などの運動機能が有意に改善し，MMSEでも改善を認めた[8]。また，二重課題を実施するエクサゲームにおいて，TMT-PartAで統計学的に有意な群間相互作用が観察され，MMSEではわずかな群間差がみられた[3]。VR(virtual reality)に基づいた太極拳ではCASIの改善を認めたが，介入を行わなかった対照群も同様に改善しており，介入効果が得られたとは言えない結果であった[3]。

3　益と害のバランス評価

2つの介入でMMSEとTMT-Part Aで改善を認め，運動療法などを含むリハビリテーション治療が全般的な認知機能や単純な持続性注意などの認知機能を改善する可能性が示された[6,8]。一方，参加率や有害事象に関する報告は確認できなかった。しかし，要介護高齢者が自発的に，かつ持続的に介入に参加することは簡単ではない。また二重課題では，二重課題干渉が生じ転倒リスクが高まることが予測されるため，今後の研究においては参加率や有害事象を含む結果とすることが望ましい。

4　患者・市民の価値観・希望

クリニカルクエスチョンの策定会議および推奨決定のための投票に患者の家族が加わり，可能な限り患者と家族の意向を踏まえて推奨を決定した。

5 資源利用と費用対効果

対象となった論文のなかで費用対効果について言及された報告はなかった。しかし，決められた疾患に関しては医療保険におけるリハビリテーション治療が，また，65歳以上の要介護高齢者に対しては，疾患にかかわらず介護保険におけるリハビリテーション治療が可能である。しかしエビデンスについては前述のように十分でない。

6 今後の研究

本邦で軽度認知障害の人を含む地域在住高齢者に対して，運動療法や認知刺激，栄養介入を含む18か月間の新しい大規模多因子介入(J-MINT研究)が行われ，18か月時における全体的認知機能(MMSE)，記憶〔ウェクスラー記憶検査(Wechsler Memory Scale-Revised；WMS-R)，Free and Cued Selective Reminding Test(FCSRT)〕，注意(Digit Span)，実行機能/処理速度〔TMT，Digit Symbol Substitution Test(DSST)など〕からなる認知機能コンポジットスコアのベースラインからの変化量，副次評価項目である6，12か月時のコンポジットスコアの変化量は，両群で有意差は認められなかった(平均差0.047，95%信頼区間0.029-0.124)。しかし，アルツハイマー病の遺伝的危険因子であるアポリポタンパク(apo)Eの対立遺伝子 *ε4*(*apoEε4*)を保有する125例に限定したサブグループ解析では，対照群(54例)と比べて介入群(70例)で認知機能が有意に維持されていた(平均差0.164，95%信頼区間0.011-0.317，$P<0.05$)。このように，*apoEε4* 保有の軽度認知症高齢者に対する多因子介入プログラムは，認知機能の低下抑制に有効である可能性が示唆されている[9]。ただし，この研究は地域在住の軽度認知障害者を対象としており，その結果を要介護高齢者まで拡大して当てはめることができるかどうかは不明である。

また，この領域は論文が少ないことだけでなく，介入の方法・期間・内容に加え，対象者や評価指標が統一されておらず[10,11]，今後，資源利用に見合う効果を示すようなエビデンスの構築が必要である。

▍キーワード

Residential Facilities，Long-term Care，Homes for the Aged，Nursing Home，Group Home，Rehabilitation，Exercise，Cognitive，Cognition，Cognitive Function

文献

1) 理学療法士及び作業療法士法．法律第百三十七号，昭和四十年六月二十九日．
2) 言語聴覚士法．法律第百三十二号，平成九年十二月十九日．
3) Ogawa EF, Huang H, Yu LF, Gona PN, Fleming RK, Leveille SG, et al. Effects of exergaming on cognition and gait in older adults at risk for falling. Med Sci Sports Exerc. 2020 Mar; 52(3): 754-61. doi: 10.1249/MSS.0000000000002167
4) Delbork T, Vermeylen W, Spildooren J. The effect of cognitive-motor dual task training with the biorescue force platform on cognition, balance and dual task performance in institutionalized older adults: A randomized controlled trial. J Phys Ther Sci. 2017 Jul; 29(7): 1137-43. doi: 10.1589/jpts.29.1137
5) Monteiro-Junior RS, da Silva Figueiredo LF, Maciel-Pinheiro PT, Abud ELR, Braga AEMM, Barca ML, et al. Acute effects of exergames on cognitive function of institutionalized older persons: A single-blinded, randomized and controlled pilot study. Aging Clin Exp Res. 2017 Jun; 29(3): 387-94. doi: 10.1007/s40520-016-0595-5
6) Hsieh CC, Lin PS, Hsu WC, Wang JS, Huang YC, Lim AY, et al. The effectiveness of a virtual reality-based Tai Chi exercise on cognitive and physical function in older adults with cognitive impairment. Dement Geriatr Cogn Disord. 2018 Dec; 46(5-6): 358-70. doi: 10.1159/000494659
7) Fernandes CS, Magalhães B, Lima A, Nóbrega P, Silva M, Santos C. Impact of exergames on the mental health of older adults: A systematic review and GRADE evidence synthesis. Games Health J. 2022 Nov; 11(6): 355-368. doi: 10.1089/g4h.2021.0229
8) Baum EE, Jarjoura D, Polen AE, Faur D, Rutecki G. Effectiveness of a group exercise program in a long-term care facility: A randomized pilot trial. J Am Med Dir Assoc. 2003 Mar-Apr; 4(2): 74-80. doi: 10.1097/01.JAM.0000053513.24044.6C
9) 国立研究開発法人国立長寿医療研究センター．［プレスリリース］軽度認知障害を有する高齢者において，多因子介入プログラム(生活習慣病の管理，運動，栄養指導，認知トレーニング)は，認知機能低下の抑制およびフレイル予防に有効であることを明らかにしました(J-MINT 研究)．2023 年 10 月 10 日
https://www.ncgg.go.jp/ri/report/20231010.html(last accessed: 2023/11/30)
10) 大沢愛子，前島伸一郎，伊藤直樹，植田郁恵，吉村貴子，川村皓生，他．認知症診療および研究に用いられる神経心理学的検査など評価法一覧の作成．日本老年医学会雑誌．2023; 60(1): 76-8. doi: 10.3143/geriatrics.60.76
11) 「認知症と軽度認知障害の人および家族介護者への支援・非薬物的介入ガイドライン 2022」作成委員会．認知症と軽度認知障害の人および家族介護者への支援・非薬物的介入ガイドライン 2022．新興医学出版，2022．

CQ 3

要介護高齢者に対するリハビリテーション治療は口腔機能・栄養状態の改善につながるか?

ステートメント

・要介護高齢者に対し，口腔機能・栄養状態の改善を目的としたリハビリテーション治療に関しては，現時点で推奨を提示しない。

▶推奨なし(GPS；good practice statement)

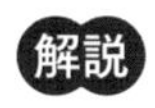

1 CQの背景

要介護高齢者には口腔機能低下が多いこと，また，口腔環境の問題が低栄養のリスクを高めることが報告されている[1)]。低栄養はさまざまな健康被害を誘起するため，対応が必要である。口腔機能低下をリハビリテーション治療により改善することができれば，経口摂取能力の回復や，栄養状態の改善，ひいては健康被害の軽減が期待できる。そこで，要介護高齢者に対する口腔機能・栄養状態の改善を目的としたリハビリテーション治療の有効性に関し，エビデンスの収集，推奨作成の検討を行った。

2 エビデンス評価

文献データベース検索にて204報の文献が同定された。一次スクリーニングにより179報，二次スクリーニングにより22報が除外され，最終的に3報[2-4)]が適格論文として採択された(図1)。採択論文のうち1報は本邦にて実施された研究であった。採択論文の研究デザインはすべて，比較対照のない介入試験(前後比較試験)であった。研究対象者は，特別養護老人ホーム居住者1報，長期介護施設居住者1報，ナーシングホーム居住者1報であった。症例数は7〜28人と，比較的小規模なものが多かった。介入としては口腔

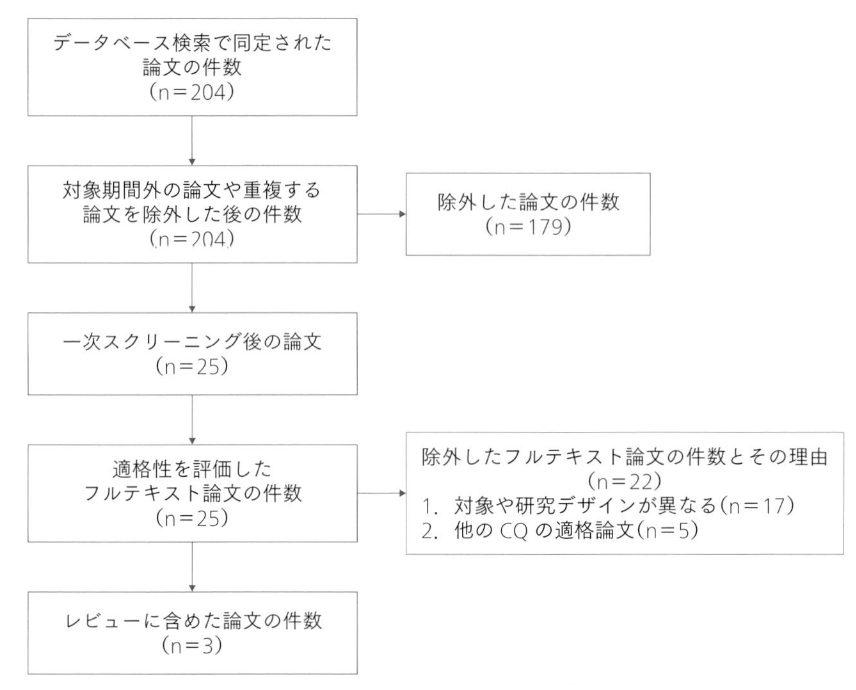

図1 CQ 3の系統的レビューに使用した論文の抽出過程

機能向上プログラムや等尺性舌筋力運動，グループアクティビティと非常に異質性が高い状況であった。介入期間は2か月または3か月であった。主要アウトカムには口唇圧，体重，舌圧などが含まれており，副次アウトカムとしては食事摂取量，オーラルディアドコキネシス，社会的孤立などが含まれていた。

特別養護老人ホーム居住者を対象にした研究では，口腔機能向上プログラムを実施した前後で，最大口唇圧の向上がみられた[2)]。長期介護施設居住者を対象とした研究では，等尺性舌筋力運動を実施した前後で，舌の筋力向上がみられた[3)]。ナーシングホーム居住者を対象とした研究では，グループアクティビティプログラム実施前後で，体重増加，社会的孤立の軽減がみられた[4)]。

比較試験が存在せず，有効性に関しては明確な結論が得られないこと，介入内容およびアウトカムが一定していなかったことから，パネル会議による検討の結果，本CQを検証するための研究が不足しているとして，推奨は作成せず，GPS(good practice statement)にすることとした。

3 益と害のバランス評価

リハビリテーション治療による「益」の可能性としては，口腔機能の向上とそれに伴う栄養状態の改善，生活の質の向上，医療費・介護費用の削減などが挙げられる。

リハビリテーション治療による「害」の可能性はあまり想定されないが，強度によっては疲労や疼痛などが出現する可能性はある。

今回，採用された論文では，介入前後で口腔機能や体重の改善が示されている一方で，明らかに介入に伴うと考えられる有害事象の報告はなかった。

4 患者・市民の価値観・希望

リハビリテーション治療自体は，多くの患者，市民に一般的に受け入れられている。しかし，特別養護老人ホーム居住者を対象にした研究では，25人の参加者のうち，7人が継続拒否で脱落していた[2)]。要介護高齢者ではリハビリテーション治療に対する継続率が低い可能性がある。無理なく楽しく継続できるよう，介入内容を工夫する必要があるかもしれない。

5 資源利用と費用対効果

介護を要する高齢者は自主トレーニングが難しいことが多く，専門的なリハビリテーション治療を実施するには，リハビリテーション治療に関する専門スタッフの配置が求められる。専門スタッフでなくても有効に実施可能な治療方法が開発されるようであれば，治療の導入にあまりコストがかからない可能性はある。今回，治療効果の大きさは明確にできないため費用対効果に関しては言及することはできないが，リハビリテーション治療はそれほど費用が掛からないため，一定の効果が得られるようであれば実施する価値はあると考えられる。

6 今後の研究

本推奨の作成のための採択論文数は3報であったが，比較対照を設定した介入試験が存在しなかったため，効果の有無・大きさは判断できなかった。まずは効果を検証できる前向き比較試験が必要であると考えられる。また，要介護高齢者はリハビリテーション治療の実施継続率が低い可能性があるため，継続率を高められる介入方法の検討が必要である。

キーワード

Aged, Long-term Care, Nursing Care, Rehabilitation, Exercise, Nutrition, Function, Oral

用語解説

- **オーラルディアドコキネシス**

  CQ 9 の用語解説を参照(➡ **155 頁**)

文献

1) Ziebolz D, Werner C, Schmalz G, Nitschke I, Haak R, Mausberg RF, et al. Oral Health and nutritional status in nursing home residents-results of an explorative cross-sectional pilot study. BMC Geriatr. 2017 Jan; 17(1): 39. doi: 10.1186/s12877-017-0429-0
2) 石川健太郎，村田尚道，弘中祥司，向井美惠．要介護高齢者に対する簡便な器具を用いた口腔機能向上の効果．老年歯科医学．2006 Dec; 21(3): 194-201. doi: 10.11259/jsg.1987.21.194
3) Namasivayam-MacDonald AM, Burnett L, Nagy A, Waito AA, Steele CM. Effects of tongue strength training on mealtime function in long-term care. Am J Speech Lang Pathol. 2017 Nov; 26(4): 1213-24. doi: 10.1044/2017_AJSLP-16-0186
4) Volicer L, Simard J, Pupa JH, Medrek R, Riordan ME. Effects of continuous activity programming on behavioral symptoms of dementia. J Am Med Dir Assoc. 2006 Sep; 7(7): 426-31. doi: 10.1016/j.jamda.2006.02.003

要介護高齢者に対する自助具，装具の使用はADL, IADL, QOLの改善につながるか？

ステートメント

・要介護高齢者に対する自助具，装具の使用はADL，IADL，QOLの改善につながる可能性があるが，自助具，装具は個別性の高い介入方法であるため介入研究として一貫性を保つことは難しい。

▶推奨なし（GPS；good practice statement）

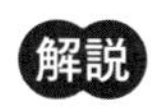

1　CQの背景

要介護高齢者に対して自助具，装具はしばしば用いられる。その目的は日常生活活動(activities of daily living；ADL)，手段的ADL(instrumental ADL；IADL)を改善することにあり，ADL, IADLが改善することで同時に生活の質(quality of life；QOL)の改善も得られる可能性がある。自助具は食事や入浴などの自立が困難な場合に用いられる[1, 2]。また，メタアナリシスにより脳卒中患者に対する短下肢装具装着は，歩行運動，ケーデンス，ステップ長，ストライド長などにおいて有意な改善が得られている[3]。

したがって，要介護高齢者に対する自助具，装具の使用はADL, IADL, QOLの改善につながる可能性があるが，そのエビデンスは不十分である。これらの状況を踏まえ，本CQを作成した。

2　エビデンス評価

データベース検索では67報の論文が検索された。対象期間外の研究や重複などを除外した論文のうち，一次スクリーニングにより55報が除外され，二次スクリーニングで対象や研究デザインが異なる6報が除外された。最終的に6報が解説文作成のために採択された(**図1**)。採択論文の研究デザイ

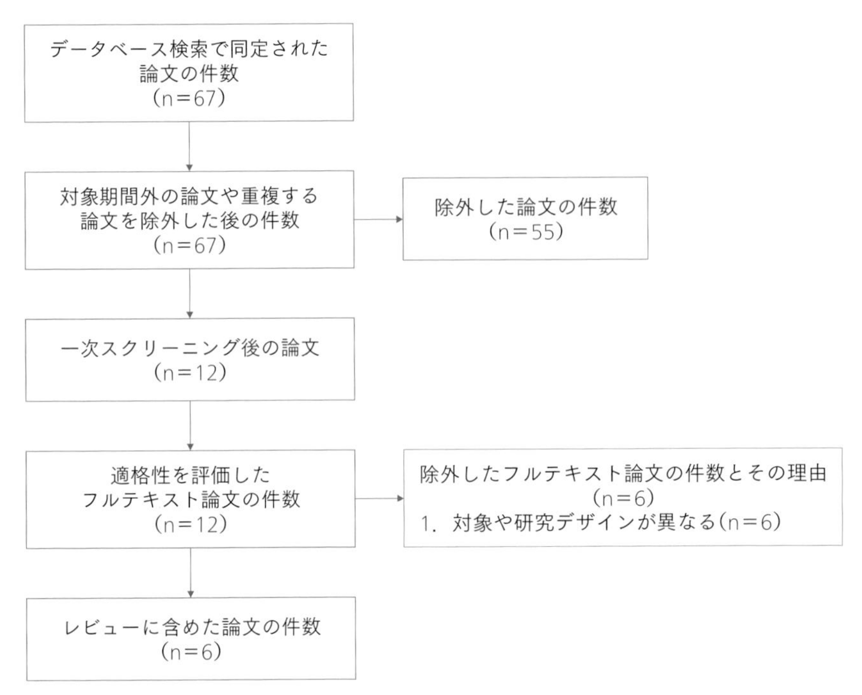

図1　CQ 4 の系統的レビューに使用した論文の抽出過程

ンは，5 報[4-8]がランダム化比較試験であり，そのうち 2 報[4, 8]はクロスオーバーデザインであった。他の 1 報は症例対照研究[9]であった。対象者は介護施設入所者が 5 報[5-9]，通所サービス利用者が 1 報[4]であり，4 報[4-7]は認知症高齢者であった。介入方法はタブレットゲームが 1 報[4]，触れたり話しかけることで，タイミングよくうなずきながらコミュニケーションを取るぬいぐるみロボット「うなずきかぼちゃん(Kabochan)」(2017 年製造終了)を用いたものが 1 報[5]，メンタルコミットのアザラシ型ロボット「パロ(Paro)」を使用したものが 4 報[6-9]であった。

タブレットゲームによる介入では，通所サービス利用中の認知症者 30 人に 5 日以内に計 3 回のゲームプレイを行ってもらった。タブレットゲームは一般的なゲームであるソリティアと新しいゲームである Bubble Explode を用いたところ，ソリティアでは 17%が，Bubble Explode では 93%があらかじめ決められたチェックポイントに達した。ゲームの種類にかかわらず 88%がゲームが楽しいと報告した[4]。

「うなずきかぼちゃん」を用いて介護施設入居中の認知症者 103 人に対し計 16 週間の介入を行い，精神神経症状と介護負担の軽減を得たが，ADL，QOL には有意な変化は得られなかった[5]。

ナーシングホームに入居する認知症高齢者 53 人に対する 1 回 30 分間，週 2 回 12 週間の「パロ」を用いた介入では，重度の認知症患者において QOL 向上の効果を認めた[6]。60 歳以上の認知症者 415 人に対して「パロ」を用いて15分間のセッションを週3回，10週間行った群では，気分状態と焦燥感が改善し，喜びの感情増加や興奮の落ち着きに効果を認めた[7)]。ナーシングホーム入居者100人に対し，犬，「パロ」，ソフトトイキャットのいずれかを同伴した人が隔週で合計12回の訪問を行ったところ，犬と「パロ」を同伴するとアイコンタクトや言語コミュニケーションが増大した。認知機能障害が強い入居者ほど動物との交流が増加したが，「パロ」を用いた場合は，時間が経過すると注意の持続ができなくなった[8)]。抑うつのある介護施設入所中の高齢者20人に8週間「パロ」を貸与したところ，抑うつと孤独感が有意に減少，QOLが有意に改善した[9)]。

3　益と害のバランス評価

今回採用された6報の論文において研究途中の脱落例はみられるものの，有害事象の報告はみられなかった。今回の対象患者には認知症者が多く，介入方法もタブレットゲームが1報で，効果を評価している5報はいずれもロボットを用いた介入であった。ADLには変化がないという論文が1報であり，他の論文ではADL，IADLに関する言及はみられなかった。QOLに関しては有意な変化は得られなかった論文が1報，有意に改善を得た論文が2報であった。以上より，ロボットを用いた介入に伴う害のリスクは少なく，利益が害を上回ると考えられた。

4　患者・市民の価値観・希望

クリニカルクエスチョンの策定会議および推奨決定のための投票に患者の家族が加わり，可能な限り患者と家族の意向を踏まえて推奨を決定した。

5　資源利用と費用対効果

高齢者に対するロボット介入は，人的資源の投入は少なくて済み，認知症者に対しても可能である。費用に関しては，タブレットゲームはそれほど高価ではないと思われる。「うなずきかぼちゃん」は現在製造中止になっている。「パロ」は現状では高価であるために費用対効果については判断が難しい。しかし，今後安価なロボットが開発されれば，優れた費用対価値を提供することが可能になるかもしれない。

6 要介護高齢者が使用可能な自助具，装具

要介護高齢者が使用可能な自助具としては，スプーン，食器，ソックスエイド，長柄ブラシ，爪切り，調理道具などがある。要介護高齢者が使用可能な装具としては短下肢装具，長下肢装具，手関節装具，肘装具，膝装具などがあり，それぞれ障害部位と障害程度によって適切なものを用いることが可能である。

7 今後の研究

今回の解析ではタブレットゲームとロボットのみが組み入れられ，要介護高齢者に対して自助具，装具を評価した論文は抽出できなかった。自助具，装具は個別性の高い介入方法であるため，介入研究として一貫性を保つことは難しい可能性がある。自助具，装具を必要とする一定の条件を持つ病態に応じた要介護高齢者に対する研究が求められる。タブレットゲームやロボットに関しては多種多様のものが開発され，また個別の製品は製造中止になることも十分考えられるので，同種のゲームやロボットに関する質の高いランダム化比較試験が求められる。

キーワード

Residential Facilities，Nursing Homes，Group Home，Long-term Care，Brace，Orthotic Device，Self-help Devices，Robotics，Activities of Daily Living，Instrumental Activities of Daily Living，Quality of Life

文献

1) Connolly MJ, Wilson AS. Feeding aids. BMJ. 1990 Aug; 301(6748): 378-9. doi: 10.1136/bmj.301.6748.378
2) Gill TM, Han L, Allore HG. Bath aids and the subsequent development of bathing disability in community-living older persons. J Am Geriatr Soc. 2007 Nov; 55(11): 1757-63. doi: 10.1111/j.1532-5415.2007.01421.x
3) Choo YJ, Chang MC. Effectiveness of an ankle-foot orthosis on walking in patients with stroke: A systematic review and meta-analysis. Sci Rep. 2021 Aug; 11(1): 15879. doi: 10.1038/s41598-021-95449-x
4) Astell AJ, Joddrell P, Groenewoud H, de Lange J, Goumans M, Cordia A, et al. Does familiarity affect the enjoyment of touchscreen games for people with dementia? Int J Med Inform. 2016 Jul; 91: e1-8. doi: 10.1016/j.ijmedinf.2016.02.001
5) Chen K, Lou VW, Tan KC, Wai MY, Chan LL. Effects of a humanoid companion robot on dementia symptoms and caregiver distress for residents in long-term care. J Am Med Dir Assoc. 2020 Nov; 21(11): 1724-8.e3. doi: 10.1016/j.jamda.2020.05.036
6) Jøranson N, Pedersen I, Rokstad AM, Ihlebaek C. Change in quality of life in older people with dementia participating in Paro-activity: A cluster-randomized controlled

trial. J Adv Nurs. 2016 Dec; 72(12): 3020-33. doi: 10.1111/jan.13076
7) Moyle W, Jones CJ, Murfield JE, Thalib L, Beattie ERA, Shum DKH, et al. Use of a robotic seal as a therapeutic tool to improve dementia symptoms: A cluster-randomized controlled trial. J Am Med Dir Assoc. 2017 Sep; 18(9): 766-73. doi: 10.1016/j.jamda.2017.03.018
8) Thodberg K, Sørensen LU, Videbech PB, Poulsen PH, Houbak B, Damgaard V, et al. Behavioral responses of nursing home residents to visits from a person with a dog, a robot seal or a toy cat. Anthrozoös. 2016; 29(1): 107-21. doi: 10.1080/08927936.2015.1089011
9) Chen SC, Moyle W, Jones C, Petsky H. A social robot intervention on depression, loneliness, and quality of life for Taiwanese older adults in long-term care. Int Psychogeriatr. 2020 Aug; 32(8): 981-91. doi: 10.1017/S1041610220000459

CQ 5

要介護高齢者の集団療法は効果があるのか?

推奨

要介護高齢者に対し，集団療法を実施することを弱く推奨する。

▶推奨の強さ：弱　▶エビデンスの確実性：非常に低

1　CQの背景

一般的にリハビリテーション治療は個別で実施されることが多いが，介護施設などにおいては活動の一環として集団で実施することも多い。集団でさまざまな活動を行うことで，介入の個別的な効果に加え，他者との相互作用が生じ，社会性が身につくだけでなく，仲間意識が生じることで，意欲の向上や活動量の増加につながることも予想される。実際に高齢者施設で集団による園芸療法を実施した杉原らの報告(2002)[1]によると，参加者全員の精神面における改善を認め，介護記録の分析から，参加者に“活動への関心”や“責任感”，“周囲への関心”，“会話”，“役割認知”などが生まれ，生活の活性化につながったという。また，「認知症疾患診療ガイドライン2017」[2]においても，認知症者に対する非薬物療法の1つにレクリエーション療法や集団で行う回想法などが挙げられている。

このような背景のなかで，個別療法に比べ集団療法を行う機会の多い要介護高齢者へのかかわりにおいて，活動やレクリエーションに「集団」という要素が加わる集団療法が効果的か否かを考えることは，高齢者のリハビリテーション治療の方向性を検討するにおいて非常に有用であると考え，本CQを設定した。

2　エビデンス評価

本CQのエビデンスを検証するために系統的レビューを実施し，データ

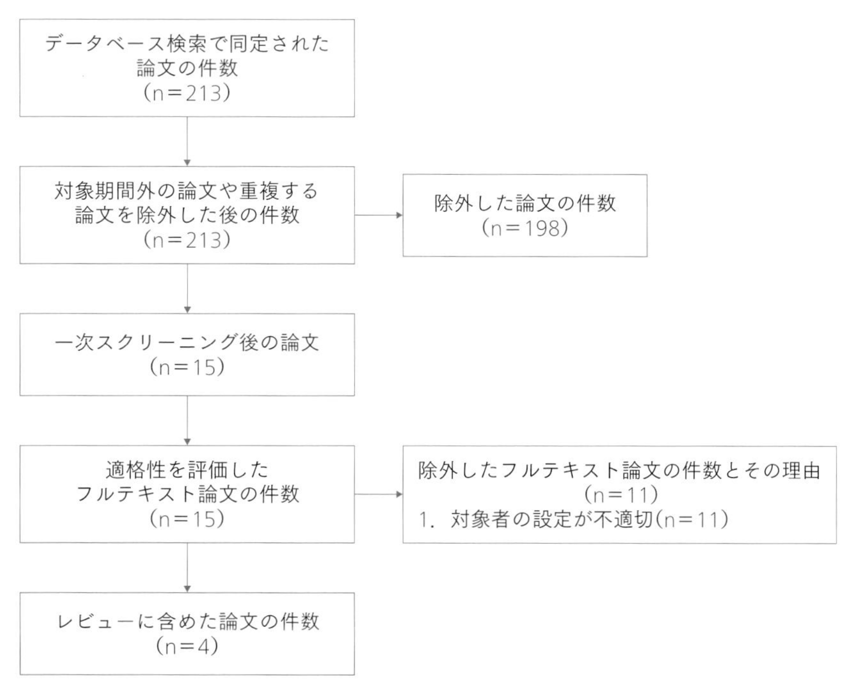

図1　**CQ 5の系統的レビューに使用した論文の抽出過程**

ベースから213報が検索された。そのうち，最終的に適格論文として抽出されたのは4報であった(図1)。ただし，そのうち2報は同じ介入を主要評価項目と副次評価項目を違えて発表したものであり，実質的には3つのランダム化比較試験(randomized controlled trial；RCT)が抽出された[3-6]。すべてが海外からの報告で，研究デザインもすべてRCTであり，対象者はいずれの論文も介護施設入所中の要介護者であった。サンプルサイズは20人から60人と小さく，大規模な研究はみられなかった。

主な介入内容はすべて運動療法であり，具体的な内容は，週2回の運動〔10分間のウォーミングアップ+30分間の運動(歩行，階段昇降，バランス運動)+10分間のクールダウン〕[3)]や，理学療法士や介護施設職員と一緒に行う週に3回，合計1時間の運動(関節可動域運動やエラスティックバンド，重錘などを利用した筋力増強運動)[4)]，週に3回の運動〔10分間のウォーミングアップ+25分間の運動(太極拳)+5分間のクールダウン〕であり，それぞれまちまちであった[5,6)]。介入期間も6週間[3)]，24週間[4)]，26週間[5,6)]とばらつきが大きく，長期的な介入はみられなかった。

評価項目は，運動についてはTimed Up and Go(TUG) TestやBerg Balance Scale(BBS)，Physical Performance Test(PPT)が[3,4)]，認知機能についてはMini-Mental State Examination(MMSE)が[4)]，生活の質(quality of life；QOL)関連についてはProfile of Mood States-Short Form(POMS-SF)，Geriatric Depression Scale Short Form(GDS-SF)，The World Health Organization Quality of Life Brief Version(WHOQOL-BREF)などが用いられていた[5, 6]。

主な結果として，対照群と比較して介入群は収縮期血圧が8.5 mmHg改善し(効果量=0.34)，TUGが3.7秒早くなり，BBSも3.6点改善したとする報告[3)]や，対照群と比較して介入群はTUGが18秒早くなり(効果量=0.50)，BBSも4.8点改善(効果量=0.32)し，MMSEは3.1点増加(効果量=0.40)し，PPTは1.3点改善(効果量=0.50)したとする報告[4)]，対照群と比較して介入群は，POMS-SFの合計点が8.89点減少し，疲労-無気力の項目で有意に得点が低く，Self-Efficacy for Exercise(SEE)も14.26点増加したとする報告[5)]，対照群と比較して介入群はGDS-SFで4.13点減少し，WHOQOL-BREFが0.1点増加し，身体的健康，心理的健康，社会的関係，環境のすべてで有意に得点が高かったとするとする報告[6)]がみられ，すべての報告で介入が有用であると結論づけられていた。

3 益と害のバランス評価

すべての報告で，介護施設入所中の要介護高齢者に集団で行う何らかの運動介入が有用であることが示されていたが，脱落率(または参加率)や，転倒・体調の悪化などの有害事象について言及されている論文はみられなかった。また，集団で介入を行うことに対する精神的な問題やプライバシーの問題などに配慮し，介入の工夫などについて言及している研究もみられなかった。

4 患者・市民の価値観・希望

クリニカルクエスチョンの策定会議および推奨決定のための投票に患者の家族が加わり，可能な限りその意向を踏まえて推奨を決定した。しかし，介護施設入所中の要介護高齢者に意見を聴取する機会は得られておらず，将来的には当事者の意見を直接聴取するような機会を設けるべきであると考えられた。

5 資源利用と費用対効果

対象となった論文のなかで費用対効果について言及された報告はなかった。今回抽出された論文については，介入を実施するにあたって人的資源は必要であるが，集団で行うため，個別療法より人的資源が少なくて済むという利点がある。また，用いられた運動療法はエラスティックバンドや重錘などごく簡便な道具を用いるものもあるが，特別で高価な機器は使用しておらず，一般的な関節可動域運動やバランス運動，筋力増強運動，太極拳などであり，一般的な介護施設で行える内容である。このことから，集団で行う運動療法は比較的少ない費用で効果が得られやすい介入である可能性が高いと考えられる。

6 今後の研究

本CQに関する推奨を作成するにあたり，このテーマで行われた研究が少なく，抽出された論文数も非常に少なかった。このため，メタアナリシスを行うことができず，十分なエビデンスを示すことができなかった。

加えて，今回抽出された介入内容はすべて運動療法であったが，一般的に予想される集団療法には，運動療法の他に現実見当識訓練や回想法，音楽療法，レクリエーション療法，園芸療法，芸術療法，ペットセラピーなどがある[7)]。今回，運動療法以外の方法を用いた研究は抽出されておらず，今後はさまざまな集団療法についての知見が集約されることが待たれる。また，同じ要介護高齢者といっても，要介護の原因となる原疾患はさまざまであり，多岐にわたる疾患や介護特徴を有する要介護高齢者を，同質の集団として扱い，均一的な介入を行うことが適切かどうかについては，さらなる吟味が必要であろう。

方法論に関しては，今回抽出された少数の論文でさえ，介入の内容だけでなく，評価項目や介入頻度，介入期間が異なっており，直接的な比較が困難であった。今後は，これらの項目が統一された大規模な研究が実施されることが望ましい。そして，その際には要介護高齢者の直接的なニーズを反映させた研究デザインが組まれることを期待する。

キーワード

Residential Facilities，Long-term Care，Homes for the Aged，Nursing Home，Group Home，Group Exercise，Group Therapy

文献

1）杉原式穂，小林昭裕．高齢者施設における長期的園芸療法活動の効果．環境科学研究所報告．2002 Dec; 9: 187-98.
2）日本神経学会監修，「認知症疾患診療ガイドライン」作成委員会編．認知症疾患診療ガイドライン2017．医学書院，2017.
3）Pepera G, Christina M, Katerina K, Argirios P, Varsamo A. Effects of multicomponent exercise training intervention on hemodynamic and physical function in older residents of long-term care facilities: A multicenter randomized clinical controlled trial. J Bodyw Mov Ther. 2021 Oct; 28: 231-7. doi: 10.1016/j.jbmt.2021.07.009
4）Baum EE, Jarjoura D, Polen AE, Faur D, Rutecki G. Effectiveness of a group exercise

program in a long-term care facility: A randomized pilot trial. J Am Med Dir Assoc. 2003 Mar-Apr; 4(2): 74-80. doi: 10.1097/01.JAM.0000053513.24044.6C

5) Hsu CY, Moyle W, Cooke M, Jones C. Seated T'ai Chi in older Taiwanese people using wheelchairs: A randomized controlled trial investigating mood states and self-efficacy. J Altern Complement Med. 2016 Dec; 22(12): 990-6. doi: 10.1089/acm.2015.0191

6) Hsu CY, Moyle W, Cooke M, Jones C. Seated Tai Chi versus usual activities in older people using wheelchairs: A randomized controlled trial. Complement Ther Med. 2016 Feb; 24: 1-6. doi: 10.1016/j.ctim.2015.11.006

7) 「認知症と軽度認知障害の人および家族介護者への支援・非薬物的介入ガイドライン 2022」作成委員会．認知症と軽度認知障害の人および家族介護者への支援・非薬物的介入ガイドライン 2022．新興医学出版，2022.

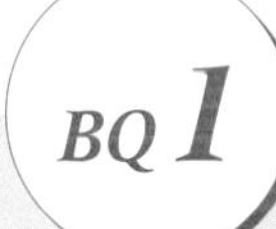

要介護高齢者のADL，IADLを評価する方法にはどのようなものがあるか?

ステートメント

- ADLとIADLは，日常生活活動を評価するための概念的な枠組みであり，対象者の生活能力や自立性を評価するのに役立つ。
- 高齢者向けの妥当性が検証されたADL，IADLの評価方法には，Barthel Index，FIM™，Katz Index，Lawton-Brody IADL Scaleなどがある。
- 要介護高齢者に対して使用頻度の高いADL，IADLの評価方法は，Barthel Index，FIM™であった。

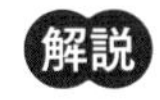

日常生活活動(activities of daily living；ADL)と手段的ADL(instrumental ADL；IADL)は，日常生活活動を評価するための概念的な枠組みである。これらは主に介護や医療の分野で使用され，対象者や患者の生活能力や自立性を評価するのに役立つ。

ADLは基本的な日常生活活動を指す。これは日常的に行われる基本的な身体的，認知的な活動やケアに関連するものである。ADLの代表的な項目には以下が含まれる。

① 食事：食事を摂ること，咀嚼・嚥下
② 整容：体の清潔を保ち，身なりを整えること
③ 入浴：自分で入浴する動作
④ トイレ利用：トイレを利用する動作
⑤ 移動(歩行や車椅子利用など)：歩行や移動の動作
⑥ 着替え：洋服の着脱や衣服の管理
⑦ コミュニケーション：聴覚や視覚などを用いた他人とのコミュニケーション

IADLは，より高度で複雑な日常生活活動を指す。これは社会的な生活や環境への適応に関連するものであり，自立生活を維持するために重要である。代表的なIADLの項目には以下が含まれる。

① 買い物：食料品や必需品の購入
② 料理：食事の調理や調理能力

表1　成人および高齢者向けのADL評価方法

評価方法	説明	妥当性
Barthel Index(BI) (表2)	日常生活活動(ADL)の能力を評価する指数で，10の項目が含まれる	広く使用され，高い妥当性が報告されている
Lawton-Brody IADL Scale	高度な手段的日常生活活動(IADL)を評価するための尺度で，買い物，料理などを含む	高い妥当性が報告されている
Katz Index of Independence in ADL (Katz Index)	6つの基本的なADL活動に焦点を当てた評価方法	広く使用され，妥当性が確認されている
機能的自立度評価法(Functional Independence Measure；FIM™) (表3)	入院およびリハビリテーション設定での機能的な独立性を包括的に評価する	広く使用され，妥当性が確認されている
Performance Assessment of Self-Care Skills(PASS)	自己ケアスキルの実際の実行能力を評価するためのツール	高齢者に対する妥当性が報告されている
OARS Multidimensional Functional Assessment	生活のさまざまな側面にわたる機能評価を行う尺度	高い妥当性が報告されている

③ 掃除：住環境の清掃や整理

④ 洗濯：衣服や寝具の洗濯

⑤ 交通機関の利用：公共交通機関の利用や運転

⑥ 銀行取引：銀行や財政取引の管理

これらの能力は健康な成人や高齢者にとっても重要であり，特に高齢者や何らかの介護が必要な高齢者の自立生活維持において，介護やその他の社会的サービスの提供のためのプランニングの際にADLとIADLの評価が重要となる。

現時点で使用可能で妥当性があり，使用頻度が高い成人および高齢者向けのADLやIADLの評価方法には以下のものがある(表1)。

① Barthel Index(BI)

② Lawton-Brody Instrumental Activities of Daily Living Scale(Lawton-Brody IADL Scale)

③ Katz Index of Independence in Activities of Daily Living(Katz index)

④ 機能的自立度評価法(Functional Independence Measure；FIM™)

⑤ Performance Assessment of Self-Care Skills(PASS)

⑥ Older Americans Resources and Services Multidimensional Functional Assessment Questionnaire(OARS Multidimensional Functional Assessment)

このうちBarthel Index(表2)はADLの能力を評価する指数で，食事，入浴，着替え，トイレ利用などの活動を含む10の項目がある。介護および医療現場を含む広い分野と対象者に対して高い妥当性が報告されている[1,2]。FIM™は入院患者およびリハビリテーション治療での機能的な自立度を評価するための包括的な尺度として広く使用されており，高い妥当性が報告さ

表 2　Barthel Index（BI）

評価項目	点数	評価基準
①食事	10	自立（自助具など装着可，標準時間内に食べ終わり）
	5	部分介助（おかずを細かくしてもらうなど）
	0	全介助
②車椅子・ベッド間移乗	15	自立（ブレーキ，フットブレーキ操作含む）
	10	部分介助（軽度介助，監視含む）
	5	ほぼ全介助（座ることは可能であるが）
	0	全介助または不可能
③整容	5	自立（洗面，洗髪，歯磨き，髭剃りなど）
	0	部分的介助または不可能
④トイレ動作	10	自立
	5	部分的介助（体支える，衣服，後始末）
	0	全介助または不可能
⑤入浴	5	自立
	0	部分的介助または不可能
⑥歩行	15	45 m 以上の歩行（補装具の使用有無問わず）
	10	45 m 以上の介助歩行（歩行器の使用含む）
	5	車椅子で 45 m 以上の操作可能（歩行不能の場合）
	0	上記以外
⑦階段昇降	10	自立（手すりなどの使用有無問わず）
	5	介助または要監視
	0	不能
⑧着替え（更衣）	10	自立（靴，ファスナー，装具の着脱含む）
	5	部分介助（標準的時間内，半分以上は可能）
	0	上記以外
⑨排便コントロール	10	失禁なし（浣腸，坐薬の取り扱いも自立可能）
	5	ときに失禁（浣腸，坐薬の取り扱いの要介助も含む）
	0	上記以外
⑩排尿コントロール	10	失禁なし（採尿器の取り扱いも可能）
	5	ときに失禁（採尿器の取り扱いの要介助も含む）
	0	上記以外

〔Mahoney FL, Barthel DW. Functional evaluation；The Barthel Index. Md State Med J. 1965 Feb；61-5〕

表 3　機能的自立度評価法（Functional Independence Measure；FIM™）

FIM™ 評価票				
運動	セルフケア	1	食事	各項目を 7 段階（1～7 点）で評価
		2	整容	
		3	清拭・入浴	
		4	更衣（上半身）	
		5	更衣（下半身）	
		6	トイレ	

（つづく）

表 3　機能的自立度評価法(Functional Independence Measure；FIM™)(つづき)

FIM™ 評価票				
運動	排泄	7	排尿コントロール	各項目を 7 段階(1〜7 点)で評価
		8	排便コントロール	
	移乗	9	ベッド，椅子，車椅子	
		10	トイレ	
		11	浴槽・シャワー	
	移動	12	歩行・車椅子	
		13	階段	
	運動項目計			
認知	コミュニケーション	1	理解	各項目を 7 段階(1〜7 点)で評価
		2	表出	
	社会認知	3	社会的交流	
		4	問題解決	
		5	記憶	
	認知項目計			
合計				126 点満点

FIM™ の概要			
点数	介助者	手助け	手助けの程度
7 点	不要	不要	完全自立
6 点	不要	不要	修正自立 時間がかかる 装具や自助具が必要 投薬している 安全性の配慮が必要
5 点	必要	必要	監視・準備・指示・促しが必要
4 点	必要	必要	最小介助 75%以上自分で行う
3 点	必要	必要	中等度介助 50%以上 75%未満自分で行う
2 点	必要	必要	最大介助 25%以上 50%未満自分で行う
1 点	必要	必要	全介助 25%未満しか自分で行わない

〔We used the Japanese version of FIM™ version 3.0(文献＊1, 2) that has culturally relevant modifications for some of the items(文献＊3, 4)〕

＊ 1)Data management service of the Uniform Data System for Medical Rehabilitation and the Center for Functional Assessment Research；Guide for use of the uniform data set for medical rehabilitation, State University of New York at Buffalo, version 3.0, March 1990

＊ 2)Liu M, Sonoda S, Domen K. Stroke Impairment Assessment Set(SIAS)and Functional Independence Measure(FIM)and their practical use. In：Chino N, ed. Functional Assessment of Stroke Patients：Practical Aspects of SIAS and FIM. Tokyo：Splinger-Verlag；1997. p.17-139.(in Japanese)

＊ 3)Tsuji T, Sonoda S, Domen K, Saitoh E, Liu M, Chino N. ADL structure for stroke patients in Japan based on the functional independence measure. Am J Phys Med Rehabil 1995 Nov-Dec；74：432-438. doi: 10.1097/00002060-199511000-00007

＊ 4)Yamada S, Liu M, Hase K, Tanaka N, Fujiwara T, Tsuji T, Ushiba J. Development of a short version of the motor FIM for use in long-term care settings. J Rehabil Med. 2006 Jan；38(1)：50-6. doi：10.1080/16501970510044034

表 4　FIM™ と BI の特徴と主な相違点

	FIM™	BI
ADL 評価の内容	**している** ADL	**できる** ADL
認知項目	あり	なし
点数	126 点満点	100 点満点
評価項目	運動 13 項目・認知 5 項目 計 18 項目	10 項目
難易度	難しい	簡単
評価にかかる時間	やや長い	短い

れている[3,4]。FIM™ には運動項目として 13 の項目が，認知項目として 5 つの項目が含まれる(**表 3**)。また ADL 評価方法によって特徴と相違点がある。たとえば，Barthel Index はできる ADL を評価し，FIM™ はしている ADL を評価する，などの相違がある(**表 4**)。したがって，評価方法の特徴や相違点を認識して，対象者やセッティングによって使い分ける必要がある。しかしながら，要介護高齢者における ADL や IADL の使用実態については明らかにされていない。

これらの状況を踏まえ，本解説文を作成した。系統的レビューの BQ は「要介護高齢者の ADL，IADL を評価する方法にはどのようなものがあるか？」であり，検索対象は在宅や介護施設入所者を含む要介護状態の高齢者とした。系統的レビューの結果，195 報の論文が検索された。重複などを除外した論文のうち一次スクリーニングにより 129 報，二次スクリーニングにより 46 報が除外され，最終的に 20 報が解説文作成のための質的統合に採択された(**図 1**)[5-24]。

結果として，要介護高齢者に使用されていた ADL，IADL の評価方法として 11 種類が同定された。このうち，要介護高齢者に使用頻度が高い栄養スクリーニングツールは，Barthel Index(9 報)，FIM™(3 報)，Katz index(3 報)，Lawton-Brody IADL Scale(1 報)など(**表 5**)であった。

以上より，要介護高齢者の ADL，IADL の評価方法はセッティングによって異なる種類のツールが採用されていることが判明した。使用頻度が多かった評価方法は，Barthel Index，FIM™，Katz Index であった。本邦では要介護高齢者に対して Barthel Index と FIM™ がよく使用されていた。一方で，これらの評価方法は要介護高齢者において妥当性が検証されているものの，幅広いセッティングでの検証が引き続き必要であり，今後の研究の実施が必要であると考えられる。

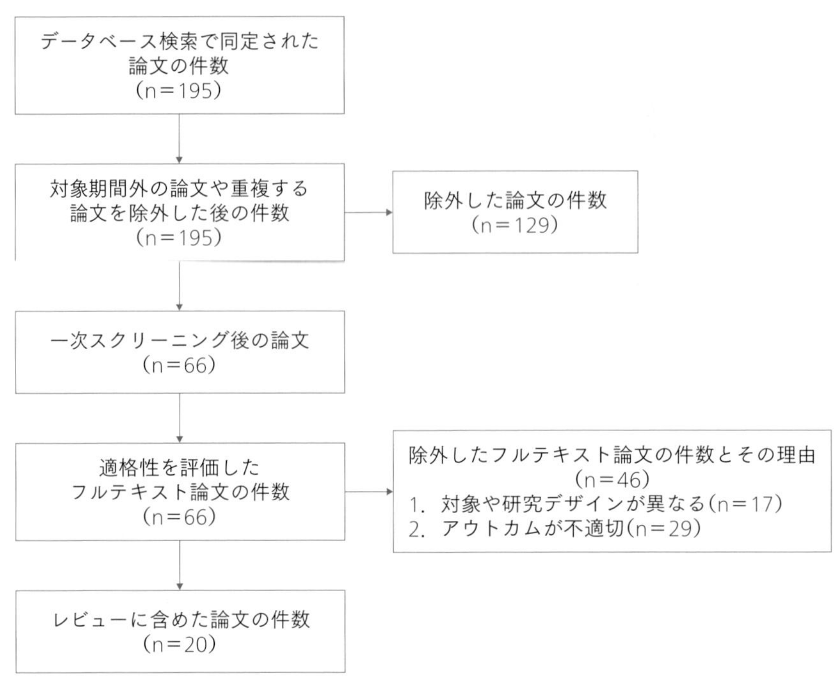

図1 BQ1の系統的レビューに使用した論文の抽出過程

表5 採択論文20報で使用されていたADL, IADLの評価方法

ADL, IADL評価方法	採用数	主なセッティング	国(論文数)
Barthel Index(表2)	9	介護施設, 通所リハビリテーション, 在宅, 病院, 長期介護施設	日本(4), 英国(3), 米国(1), ドイツ(1), 中国(1), タイ(1)
FIM™(表3)	3	介護施設, 長期介護施設, 訪問リハビリテーション	日本(1), 英国(1), イスラエル(1)
Katz Index	3	長期介護施設, 診療所	オランダ(2), 米国(1)
Lawton-Brody IADL Scale	1	診療所	オランダ(1)
OARS Activities of Daily Living Scale	1	長期介護施設	カナダ(1)
Bayer-Activities of Daily Living Scale (B-ADL)	1	在宅	ドイツ(1)
ADL-staircase	1	在宅	スウェーデン(1)
Personal Activities of Daily Living (PADL)	1	長期介護施設	英国(1), オランダ(1)
Rosenberg's Mobility Model(RMI)	1	長期介護施設	英国(1)
Nursing Home Physical Performance Test(NHPPT)	1	長期介護施設	米国(1)
Nottingham Extended ADL Scale	1	ナーシングホーム	英国(1)
Activity Card Sort(ACS)	1	長期介護施設	オランダ(1)
Tokyo Metropolitan Institute of Gerontology Index of Competence (TMIG-IC)	1	外来通院	日本(1)
Copper Ridge Activity Index(CRAI)	1	外来通院	米国(1)
Neuropsychiatric Inventory Nursing Home Version(NPI-NH)	1	ナーシングホーム	ドイツ(1)

キーワード

Residential Facilities, Nursing Homes, Group Home, Long-term Care, Housing for the Elderly, Homes for the Aged, Older Adults, Activities of Daily Living, Instrumental Activities of Daily Living, Quality of Life, Epidemiologic Studies

文献

1) Della Pietra GL. Savio K, Oddone E, Reggiani M, Monaco F, Leone MA. Validity and reliability of the Barthel index administered by telephone. Stroke. 2011 Jul; 42(7): 2077-9. doi: 10.1161/STROKEAHA.111.613521
2) Yi Y, Ding L, Wen H, Wu J, Makimoto K, Liao X. Is Barthel index suitable for assessing activities of daily living in patients with dementia? Front Psychiatry. 2020 May; 11: 282. doi: 10.3389/fpsyt.2020.00282
3) Kidd D, Stewart G, Baldry J, Johnson J, Rossiter D, Petruckevitch A, et al. The functional independence measure: a comparative validity and reliability study. Disabil Rehabil. 1995 Jan; 17(1): 10-4. doi: 10.3109/09638289509166622
4) Ottenbacher KJ, Hsu Y, Granger CV, Fiedler RC. The reliability of the functional independence measure: a quantitative review. Arch Phys Med Rehabil. 1996 Dec; 77(12): 1226-32. doi: 10.1016/s0003-9993(96)90184-7
5) Thyrian JR, Hertel J, Wucherer D, Eichler T, Michalowsky B, Dreier-Wolfgramm A, et al. Effectiveness and safety of dementia care management in primary care: a randomized clinical trial. JAMA Psychiatry. 2017 Oct; 74(10): 996-1004. doi: 10.1001/jamapsychiatry.2017.2124
6) Fahlström G, Kamwendo K, Forsberg J, Bodin L. Fall prevention by nursing assistants among community-living elderly people. A randomised controlled trial. Scand J Caring Sci. 2018 Jun; 32(2): 575-85. doi: 10.1111/scs.12481
7) Young C, Hall AM, Gonçalves-Bradley DC, Quinn TJ, Hooft L, van Munster BC, et al. Home or foster home care versus institutional long-term care for functionally dependent older people. Cochrane Database Syst Rev. 2017 Apr; 4(4): CD009844. doi: 10.1002/14651858.CD009844.pub2
8) Crocker T, Forster A, Young J, Brown L, Ozer S, Smith J, et al. Physical rehabilitation for older people in long-term care. Cochrane Database Syst Rev. 2013 Feb; (2): CD004294. doi: 10.1002/14651858.CD004294.pub3.
9) Lorenz RA, Gooneratne N, Cole CS, Kleban MH, Kalra GK, Richards KC. Exercise and social activity improve everyday function in long-term care residents. Am J Geriatr Psychiatry. 2012 Jun; 20(6): 468-76. doi: 10.1097/JGP.0b013e318246b807
10) Dal Bello-Haas VP, Thorpe LU, Lix LM, Scudds R, Hadjistavropoulos T. The effects of a long-term care walking program on balance, falls and well-being. BMC Geriatr. 2012 Dec; 12: 76. doi: 10.1186/1471-2318-12-76
11) Chen K, Lou VW, Tan KC, Wai MY, Chan LL. Effects of a humanoid companion robot on dementia symptoms and caregiver distress for residents in long-term care. J Am Med Dir Assoc. 2020 Nov; 21(11): 1724-1728. e3. doi: 10.1016/j.jamda.2020.05.036
12) McCullagh E, Brigstocke G, Donaldson N, Kalra L. Determinants of caregiving burden and quality of life in caregivers of stroke patients. Stroke. 2005 Oct; 36(10): 2181-6. doi: 10.1161/01.STR.0000181755.23914.53
13) Fleming SA, Blake H, Gladman JR, Hart E, Lymbery M, Dewey ME, et al. A randomised controlled trial of a care home rehabilitation service to reduce long-term institutionalisation for elderly people. Age Ageing. 2004 Jul; 33(4): 384-90. doi: 10.1093/ageing/afh126
14) Suijker JJ, van Rijn M, Buurman BM, Ter Riet G, Moll van Charante EP, de Rooij SE. Effects of nurse-led multifactorial care to prevent disability in community-living older people: cluster randomized trial. PLOS ONE. 2016 Jul; 11(7): e0158714. doi: 10.1371/journal.pone.0158714

15) Roets-Merken LM, Zuidema SU, Vernooij-Dassen MJFJ, Teerenstra S, Hermsen PGJM, Kempen GIJM, et al. Effectiveness of a nurse-supported self-management programme for dual sensory impaired older adults in long-term care: a cluster randomised controlled trial. BMJ Open. 2018 Jan; 8(1): e016674. doi: 10.1136/bmjopen-2017-016674
16) Kono A, Kanaya Y, Fujita T, Tsumura C, Kondo T, Kushiyama K, et al. Effects of a preventive home visit program in ambulatory frail older people: a randomized controlled trial. J Gerontol A Biol Sci Med Sci. 2012 Mar; 67(3): 302-9. doi: 10.1093/gerona/glr176
17) Politis AM, Vozzella S, Mayer LS, Onyike CU, Baker AS, Lyketsos CG. A randomized, controlled, clinical trial of activity therapy for apathy in patients with dementia residing in long-term care. Int J Geriatr Psychiatry. 2004 Nov; 19(11): 1087-94. doi: 10.1002/gps.1215
18) Chaiyawat P, Kulkantrakorn K. Effectiveness of home rehabilitation program for ischemic stroke upon disability and quality of life: a randomized controlled trial. Clin Neurol Neurosurg. 2012 Sep; 114(7): 866-70. doi: 10.1016/j.clineuro.2012.01.018
19) Middelstädt J, Folkerts AK, Blawath S, Kalbe E. Cognitive stimulation for people with dementia in long-term care facilities: baseline cognitive level predicts cognitive gains, moderated by depression. J Alzheimers Dis. 2016 Aug; 54(1): 253-68. doi: 10.3233/JAD-160181
20) Resnick B, Gruber-Baldini AL, Zimmerman S, Galik E, Pretzer-Aboff I, Russ K, et al. Nursing home resident outcomes from the Res-Care intervention. J Am Geriatr Soc. 2009 Jul; 57(7): 1156-65. doi: 10.1111/j.1532-5415.2009.02327.x
21) Nir Z, Zolotogorsky Z, Sugarman H. Structured nursing intervention versus routine rehabilitation after stroke. Am J Phys Med Rehabil. 2004 Jul; 83(7): 522-9. doi: 10.1097/01.phm.0000130026.12790.20
22) 大森大輔，井村　亘，両部善紀，狩長弘親，小林隆司．通所リハビリテーション利用者の作業療法における生活行為申し送り表の効果：ランダム化比較試験による検討．作業療法．2018 Apr; 37(2): 188-96.
23) 牧迫飛雄馬，阿部　勉，大沼　剛，島田裕之．在宅訪問サービスの継続要因および訪問リハビリテーションが要介護高齢者に与える影響：cluster randomization trial による検討．理学療法学．2009; 36(7): 382-8.
24) 井上啓子，加藤昌彦．在宅要介護高齢者への栄養補助食品による栄養介入の効果．日本臨床栄養学会雑誌．2008 Jul; 29(4): 378-83.

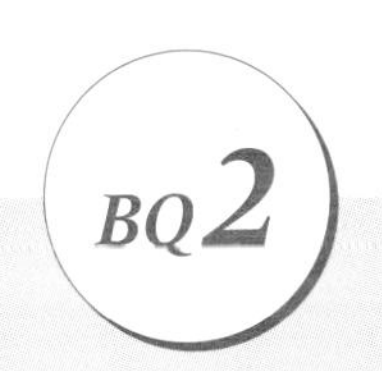

要介護高齢者のQOLを評価する方法にはどのようなものがあるか?

ステートメント

- 最近の医療やケアにおいては，当事者のQOLを尊重する傾向になっており，機能評価に加えQOLの評価を実施することが望まれる。
- 要介護高齢者のQOL評価尺度としてはSF-36®が最もよく使用されており，他の健康関連QOL指標としてはEuroQoLやWHOQOLが多く用いられている。
- 近年は社会的ケア関連QOLや認知症の人に特化したQOL評価指標もあり，目的や対象に応じて使い分ける。

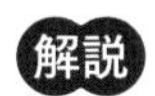

系統的レビューを実施し，195報のうち，適格論文として41報が抽出された(図1)。そのうち，日本語の報告は3報みられた[1-3]。ランダム化比較試験(randomized controlled trial；RCT)の手法をとっているものは32報，系統的レビューが4報[4-7]，メタアナリシスが3報[1, 8, 9]あった。1/3が在宅または地域在住高齢者，通所介護施設利用者を対象としており，長期介護施設やケアホーム，ナーシングホーム利用者に関する報告が多かった。

要介護高齢者の生活の質(quality of life；QOL)の評価尺度として最も多く使用されているものはThe MOS(Medical Outcome Study) 36-item Short-Form Health Survey(SF-36)®であった(表1)[3, 5, 10-17]。SF-36®[18]は世界で広く使われている自己記入式の健康状態調査票である。特定の疾患や症状などに特有の健康状態をみるのではなく，包括的な健康概念を8つの領域，36項目の質問により測定する。5〜10分間程度の回答時間で実施でき，さまざまな疾患を持つ人の健康度に関する評価や，治療とケアに対するアウトカム評価，一般住民の健康調査など，多岐にわたる目的で使用されている。さまざまな疾患の患者や疾患を持たない人を対象に実施できるため，異なる疾病の患者間での比較や，患者と一般人との比較が可能であることが大きな利点である。また予防や健康増進という側面の研究に使用できることも特徴である。高齢者に行う場合や，より簡便に実施することを目的とする場合には，項目数を絞ったSF-12®やSF-8™を用いている報告もある[19, 20]。これらの評価方法は健康関連QOLの非常によい指標であり，SF-36v2®，SF-8™

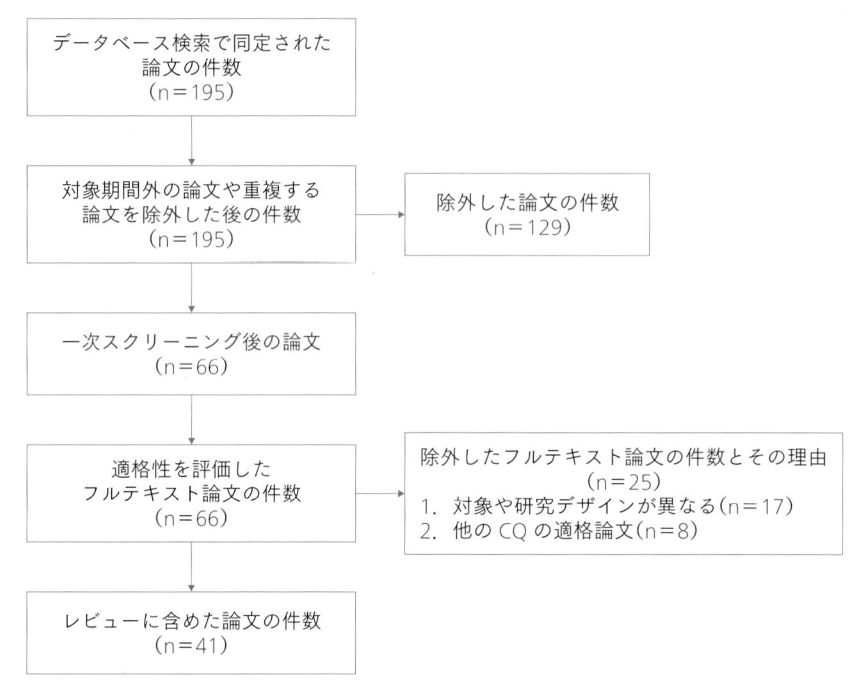

図1 **BQ 2の系統的レビューに使用した論文の抽出過程**

表1 **QOLの評価尺度**

評価方法	特徴
MOS Short-Form Health Survey (SF-36®/SF-12®/SF-8™)	・SF-36v2®とSF-8™は日本語版あり ・使用時に登録申請が必要 ・5〜10分間で評価可能
EuroQoL	・EuroQoL健康関連尺度3項目法，5項目法は日本語版あり ・使用登録が必要 ・10〜20分間で評価可能
WHOQOL	・WHOQOL26は日本語版あり ・使用にあたって評価用紙の購入が必要 ・10〜20分間で評価可能
DEMQOL	・日本語版あり ・当事者用に加え，家族や介護者からの聞き取りで評価できるDEMQOL-Proxyがある ・使用にあたって登録やライセンスは不要
QOL-AD	・日本語版あり ・10〜20分間で評価可能

は日本語版も発行されている。使用にあたっては事前に使用登録申請が必要であるため注意が必要である。

他にもQOLの評価としては，EuroQoL[1, 2, 5, 8, 12, 21-24]やWHOQOL[6, 20, 25, 26]がよく用いられている(表1)。EuroQoLのなかでもEQ-5D 3レベルバージョン(EQ-5D-3L)は健康関連QOLの簡便な測定方法として広く用いられ，移動の程度，身の回りの管理，ふだんの活動(例：仕事，勉強，家事，家族・余暇活動)，痛み/不快感，不安/ふさぎ込みについて評価する。一方，WHOQOLは大きく6つの領域(1．身体的領域，2．心理的領域，3．自立のレベル，4．社会的関係，5．環境，6．精神性/宗教的/信念)を評価し，「個人が生活する文化や価値観のなかで，目標や期待，基準または関心に関連した自分自身の人生の状況に対する認識」と定義されたQOLを評価する。WHOQOL26は日本語版が販売されている。

これらの健康関連QOLに加え，最近は，社会的ケア関連QOL(social care-related quality of life；SCRQoL)[6, 10, 24]に関連するthe Adult Social Care Outcomes Toolkit(ASCOT)[27, 28]，主観的幸福のなかの全体的な生活満足度を評価するSatisfaction With Life Scale(SWLS)[23, 28-31]なども用いられるようになってきた。

認知症を有する人の評価においては本人の主観的QOLを評価するDementia Quality of Life Measure(DEMQOL)[8, 24, 32]やQuality of Life in Alzheimer's Disease(QOL-AD)[7, 33-37]などが用いられている(表1)。DEMQOLは4領域29項目からなり，過去1週間に関する気分(13項目)，記憶と認知機能(6項目)，日常生活(9項目)，QOL全般(1項目)に関する質問で構成されており，比較的新しい時期のQOLを評価できる。DEMQOLには本人の代わりに家族や介護者に質問を行って，認知症の人の主観的QOLを評価するDEMQOL-Proxyもあり，本人から表出が得られにくい場合には利用しやすい。

近年はインフォームドコンセントをはじめとした当事者の知る権利の確立や，当事者が自分の意見を表明し，その意向を尊重することを重視する流れが主流となっており，当事者の満足度やQOLを求める傾向はますます強くなると考えられる。医療や福祉現場においてもさまざまな治療やケア，介入において，機能だけでなくQOLについても考慮することが推奨されている。QOLの評価にもさまざまなものがあるが，今後は日常生活活動(activities of daily living；ADL)や運動機能，認知機能，介護負担などに加え，上述のようなQOLに関する評価も目的や対象に応じて実施することが望まれる。

キーワード

Long-term Care，Nursing Care，Assessment，Quality of Life

文献

1) 清水　恵，河田萌生，大橋由基，原田祐輔，鈴木優喜子，久篠奈苗，ほか．在宅療養および施設入居要介護高齢者への栄養士の個別訪問を含む多職種による栄養サポートの効果．日本在宅ケア学会誌．2021 Mar; 24(2): 42-51.
2) 大森大輔，井村　亘，両部善紀，狩長弘親，小林隆司．作業療法．2018 Apr; 37(2): 188-196.
3) 井上啓子，加藤昌彦．在宅要介護高齢者への栄養補助食品による栄養介入の効果．日本臨床栄養学会雑誌．2007 Jul; 29(1): 44-49.

4) Candy B, Armstrong M, Flemming K, Kupeli N, Stone P, Vickerstaff V, et al. The effectiveness of aromatherapy, massage and reflexology in people with palliative care needs: A systematic review. Palliat Med. 2020 Feb; 34(2): 179-94. doi: 10.1177/0269216319884198
5) Young C, Hall AM, Gonçalves-Bradley DC, Quinn TJ, Hooft L, van Munster BC, et al. Home or foster home care versus institutional long-term care for functionally dependent older people. Cochrane Database Syst Rev. 2017 Apr; 4(4): CD009844. doi 10.1002/14651858.CD009844.pub2
6) Makai P, Brouwer WB, Koopmanschap MA, Stolk EA, Nieboer AP. Quality of life instruments for economic evaluations in health and social care for older people: a systematic review. Soc Sci Med. 2014 Feb; 102: 83-93. doi: 10.1016/j.socscimed.2013.11.050
7) Möhler R, Renom A, Renom H, Meyer G. Personally tailored activities for improving psychosocial outcomes for people with dementia in long-term care. Cochrane Database Syst Rev. 2018 Feb; 2(2): CD009812. doi: 10.1002/14651858.CD009812.pub2
8) Woodhouse R, Burton JK, Rana N, Pang YL, Lister JE, Siddiqi N. Interventions for preventing delirium in older people in institutional long-term care. Cochrane Database Syst Rev. 2019 Apr; 4(4): CD009537. doi: 10.1002/14651858.CD009537.pub3
9) Smith TO, Pearson M, Pfeiffer K, Crotty M, Lamb SE. Caregiver Interventions for Adults Discharged from the Hospital: Systematic Review and Meta-Analysis. J Am Geriatr Soc. 2019 Sep; 67(9): 1960-9. doi: 10.1111/jgs.16048
10) Rondanelli M, Opizzi A, Monteferrario F, Antoniello N, Manni R, Klersy C. The effect of melatonin, magnesium, and zinc on primary insomnia in long-term care facility residents in Italy: a double-blind, placebo-controlled clinical trial. Am Geriatr Soc. 2011 Jan; 59(1): 82-90. doi: 10.1111/j.1532-5415.2010.03232.x
11) Fahlström G, Kamwendo K, Forsberg J, Bodin L. Fall prevention by nursing assistants among community-living elderly people. A randomised controlled trial Scand J Caring Sci. 2018 Jun; 32(2): 575-85. doi: 10.1111/scs.12481
12) Suijker JJ, van Rijn M, Buurman BM, Ter Riet G, Moll van Charante EP, de Rooij SE. Effects of Nurse-Led Multifactorial Care to Prevent Disability in Community-Living Older People: Cluster Randomized Trial. PLOS ONE. 2016 Jul; 11(7): e0158714. doi: 10.1371/journal.pone.0158714
13) Roets-Merken LM, Zuidema SU, Vernooij-Dassen MJFJ, Teerenstra S, Hermsen PGJM, Kempen GIJM, et al. Effectiveness of a nurse-supported self-management programme for dual sensory impaired older adults in long-term care: A cluster randomised controlled trial. BMJ Open. 2018 Jan; 8(1): e016674. doi: 10.1136/bmjopen-2017-016674
14) Godwin M, Gadag V, Pike A, Pitcher H, Parsons K, McCrate F, et al. A randomized controlled trial of the effect of an intensive 1-year care management program on measures of health status in independent, community-living old elderly: The Eldercare project. Fam Pract. 2016 Feb; 33(1): 37-41. doi: 10.1093/fampra/cmv089
15) Cakar E, Dincer U, Kiralp MZ, Cakar DB, Durmus O, Kilac H, et al. Jumping combined exercise programs reduce fall risk and improve balance and life quality of elderly people who live in a long-term care facility. Eur J Phys Rehabil Med. 2010 Mar; 46(1): 59-67.
16) Peri K, Kerse N, Robinson E, Parsons M, Parsons J, Latham N. Does functionally based activity make a difference to health status and mobility?A randomised controlled trial in residential care facilities(The Promoting Independent Living Study; PILS). Age Ageing. 2008 Jan; 37(1): 57-63. doi: 10.1093/ageing/afm135
17) Marek KD, Stetzer F, Ryan PA, Bub LD, Adams SJ, Schlidt A, et al. Nurse care coordination and technology effects on health status of frail older adults via enhanced self-management of medication: Randomized clinical trial to test efficacy. Nurs Res. 2013 Jul-Aug; 62(4): 269-78. doi: 10.1097/NNR.0b013e318298aa55.
18) Ware JE, Sherbourne CD. The MOS 36-item Short-Form Health Survey(SF-36): I. Conceptual framework and item selection. Med Care. 1992 Jun; 30(6): 473-83.
19) Tanner JA, Black BS, Johnston D, Hess E, Leoutsakos JM, Gitlin LN, et al. A randomized controlled trial of a community-based dementia care coordination intervention:

Effects of MIND at Home on caregiver outcomes. Am J Geriatr Psychiatry. 2015 Apr; 23(4): 391-402. doi: 10.1016/j.jagp.2014.08.002
20) Chu CH, Quan AML, Souter A, Krisnagopal A, Biss RK. Effects of Exergaming on Physical and Cognitive Outcomes of Older Adults Living in Long-Term Care Homes: A Systematic Review. Gerontology. 2022 Mar; 68(9): 1044-60. doi: 10.1159/000521832
21) McCullagh E, Brigstocke G, Donaldson N, Kalra L. Determinants of caregiving burden and quality of life in caregivers of stroke patients. Stroke. 2005 Oct; 36(10): 2181-6. doi: 10.1161/01.STR.0000181755.23914.53
22) Granados Santiago M, Valenza MC, Prados Román E, López López L, Muñoz Vigueras N, Cabrera Martos I, et al. Impacts of tailored, rehabilitation nursing care on functional ability and quality of life in hospitalized elderly patients after rib fractures. Clin Rehabil. 2021 Nov; 35(11): 1544-54. doi: 10.1177/02692155211022734
23) Kerse N, Peri K, Robinson E, Wilkinson T, von Randow M, Kiata L, et al. Does a functional activity programme improve function, quality of life, and falls for residents in long term care? Cluster randomised controlled trial. BMJ. 2008 Oct; 337: a1445. doi: 10.1136/bmj.a1445
24) Siddiqi N, Cheater F, Collinson M, Farrin A, Forster A, George D, et al. The PiTSTOP study: A feasibility cluster randomized trial of delirium prevention in care homes for older people. Age Ageing. 2016 Sep; 45(5): 652-61. doi: 10.1093/ageing/afw091
25) Luo H, Lou VWQ, Chen C, Chi I. The Effectiveness of the Positive Mood and Active Life Program on Reducing Depressive Symptoms in Long-Term Care Facilities. Gerontologist. 2020 Jan 24; 60(1): 193-204. doi: 10.1093/geront/gny120
26) Hsu CY, Moyle W, Cooke M, Jones C. Seated Tai Chi versus usual activities in older people using wheelchairs: A randomized controlled trial. Complement Ther Med. 2016 Feb; 24: 1-6. doi: 10.1016/j.ctim.2015.11.006
27) Personal Social Services Research Unit, University of Kent[Internet]. Adult Social Care Outcome Toolkit. Available from: https://www. pssru.ac.uk/ascot/
28) 森川美絵，中村裕美，森山葉子，白岩　健．社会的ケア関連 QOL 尺度 the Adult Social Care outcomes Toolkit(ASCOT)の日本語翻訳―言語的妥当性の検討．保健医療科学．2018 Aug; 67(3): 313-21. doi: 10.20683/jniph.67.3_313
29) Diener E, Emmons RA, Larsen RJ, Griffin S. The Satisfaction With Life Scale Pers Assess. 1985 Feb; 49(1): 71-5. doi: 10.1207/s15327752jpa4901_13
30) Wang JJ, Lin YH, Hsieh LY. Effects of gerotranscendence support group on gerotranscendence perspective, depression, and life satisfaction of institutionalized elders. Aging Ment Health. 2011 Jul; 15(5): 580-6. doi: 10.1080/13607863.2010.543663
31) Hyer L, Yeager CA, Hilton N, Sacks A. Group, individual, and staff therapy: An efficient and effective cognitive behavioral therapy in long-term care. Am J Alzheimers Dis Other Demen. 2008 Nov; 23(6): 528-39. doi: 10.1177/1533317508323571
32) Resnick B, Gruber-Baldini AL, Zimmerman S, Galik E, Pretzer-Aboff I, Russ K, et al. Nursing home resident outcomes from the Res-Care intervention. Am Geriatr Soc. 2009 Jul; 57(7): 1156-65. doi: 10.1111/j.1532-5415.2009.02327.x
33) Thyrian JR, Hertel J, Wucherer D, Eichler T, Michalowsky B, Dreier-Wolfgramm A, et al. Effectiveness and Safety of Dementia Care Management in Primary Care: A Randomized Clinical Trial. JAMA Psychiatry. 2017 Oct; 74(10): 996-1004. doi: 10.1001/jamapsychiatry.2017.2124
34) Chen K, Lou VW, Tan KC, Wai MY, Chan LL. Effects of a Humanoid Companion Robot on Dementia Symptoms and Caregiver Distress for Residents in Long-Term Care. J Am Med Dir Assoc. 2020 Nov; 21(11): 1724-28. e3. doi: 10.1016/j.jamda.2020.05.036
35) Middelstädt J, Folkerts AK, Blawath S, Kalbe E. Cognitive Stimulation for People with Dementia in Long-Term Care Facilities: Baseline Cognitive Level Predicts Cognitive Gains, Moderated by Depression. J Alzheimers Dis. 2016 Aug; 54(1): 253-68. doi: 10.3233/JAD-160181
36) O'Shea E, Devane D, Murphy K, Cooney A, Casey D, Jordan F, et al. Effectiveness of a structured education reminiscence-based programme for staff on the quality of life of residents with dementia in long-stay units: A study protocol for a cluster randomised trial. Trials. 2011 Feb; 12: 41. doi: 10.1186/1745-6215-12-41

37) Samus QM, Johnston D, Black BS, Hess E, Lyman C, Vavilikolanu A, et al. A multidimensional home-based care coordination intervention for elders with memory disorders: The maximizing independence at home(MIND)pilot randomized trial. Am J Geriatr Psychiatry. 2014 Apr; 22(4): 398-414. doi: 10.1016/j.jagp.2013.12.175

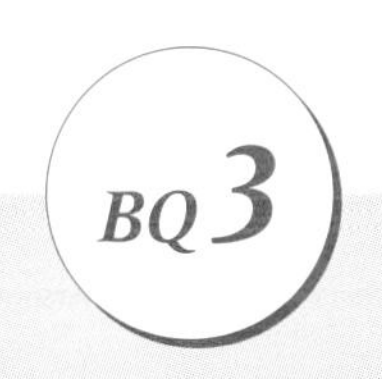

要介護高齢者のADL，IADL悪化の原因は何か？

ステートメント

- 要介護高齢者のADL悪化には，認知機能の低下，認知症周辺症状による行動障害，身体機能や栄養状態の悪化，脳卒中や変形性関節症の既往などが関連している。
- 在宅の要介護高齢者では，転倒や排泄の失敗経験，嚥下障害リスクもADL悪化と関連している。
- 看護師やケアマネジャーのかかわりや入所施設における個室の有無などの環境因子もADL悪化との関連が報告されている。
- IADL悪化に関しては，脳卒中の既往や変形性関節症などによる活動制限や参加制限，認知機能低下などとの関連が報告されている。

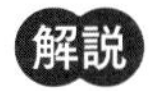

系統的レビューを実施し，147報のうち，適格論文として17報が抽出された(図1)。そのうち，日本語の報告は2報みられた[1,2]。前向きコホート研究が5報[1-5]，横断研究が7報[6-12]含まれた。後ろ向きコホート研究[13]，症例対照研究[14]，系統的レビュー[15]が1報ずつあった。9報が介護施設入所者のみを対象[3,4,6-8,11,14,16,17]，6報が地域在住高齢者のみを対象とし[1,2,5,9,10,12]，両者を含んだ報告[13,15]もあった。すべての論文は観察研究であり介入は行われなかった。

日常生活活動(activities of daily living；ADL)の評価方法として最も多く使用されているものは，要介護度であった[1,2,5,12,17]。その他にBarthel Index(BI)[4,7,9]やKatz Index[3,6]なども使用されていた。

3報が手段的ADL(instrumental ADL；IADL)を測定した。IADLの評価尺度は，WHO Disability Assessment Scale[11]，老研式活動能力指標[1]が使用されていた。ADL，IADL悪化に関連する因子として，認知機能を測定した研究が最も多く[3-9,11,13,15,16]，生活の質(quality of life；QOL)[3,6,8,11,12]，抑うつ[1,4,6,7,9,12,16]，筋力[5,7,9,16]などを検討した論文が多かった。

認知機能低下は，複数の論文でADL悪化との関連が報告された[2,4,5]。認知症の周辺症状に伴う行動障害とADL悪化との関係が報告された[7]。QOL

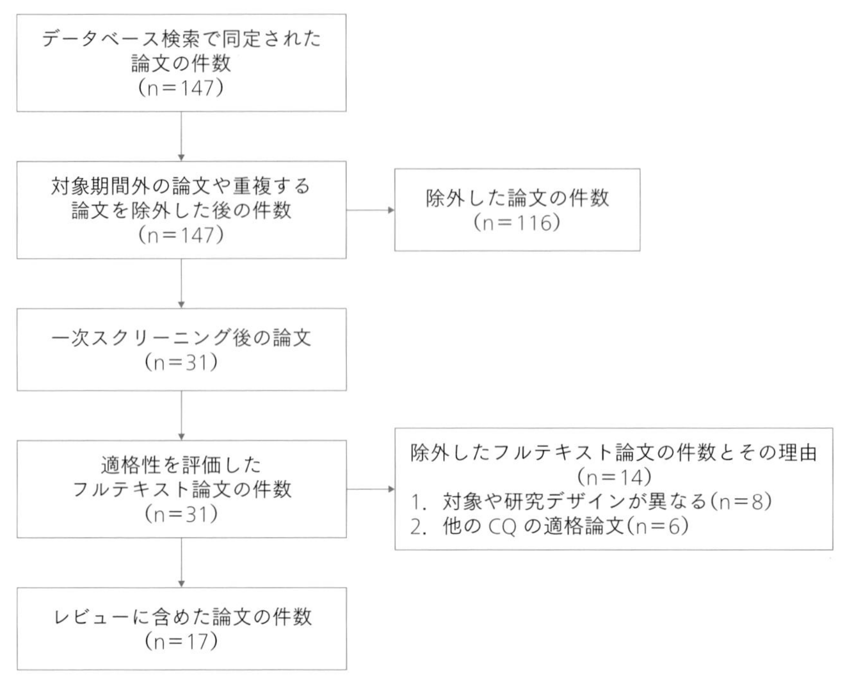

図1　BQ 3の系統的レビューに使用した論文の抽出過程

とADL悪化との関連は，1報でのみ報告された[3]。抑うつ症状は在宅要介護高齢者でADL悪化との関連が報告された[9]。栄養状態悪化も2報でADL悪化との関連が報告された[4,16]。握力，下肢筋力，下半身の柔軟性，肺活量などの身体機能は，認知症高齢者[7]，介護施設入居高齢者[16]，在宅高齢者[9]，いずれの要介護者でもADL悪化との関連が報告された。在宅ケアと介護施設ケアを受けた要介護高齢者を比較した研究では，在宅ケアを受けた高齢者のほうがよりADL悪化が少なかったことが報告された[13]。介護施設入所者を対象とした研究では看護師のケア時間[14]，在宅の要介護高齢者を対象とした研究ではケアマネジャーのモニタリング実施頻度とADLの悪化との関連が認められた[10]。要介護高齢者が入所する介護施設に焦点を当てた論文では，介護施設内に個室がないことと要介護度の悪化の関連が報告されている[17]。在宅の要介護高齢者では，転倒経験，排泄の失敗，嚥下障害リスクとADL悪化との関連が報告された[1,12]。ADLの悪化との関連が報告された疾患は，脳卒中の既往と変形性関節症であった[11]。

IADL悪化への関連が指摘されたのは，認知機能低下[2]，脳卒中の既往，変形性関節症[11]による活動制限，参加制限であった。

キーワード

要介護者，日常生活活動，手段的 ADL

Long-term Care，Nursing Care，Activities of Daily Living，Quality of Life

文献

1) 和泉京子，阿曽洋子，山本美輪．「軽度要介護認定」高齢者の 5 年後の要介護度の推移の状況とその要因．2012 Jan; 33(4): 539-54. doi: 10.34393/rousha.33.4_538
2) 森田久美子，島内　節，奥富幸至，北園明江．在宅要介護高齢者の自立度と健康状態の経時的変化—利用者条件によるアウトカムの評価．日本在宅ケア学会誌．2005 Dec; 9(2): 38-46.
3) Klapwijk MS, Caljouw MAA, Pieper MJC, van der Steen JT, Achterberg WP. Characteristics associated with quality of life in long-term care residents with dementia: A cross-sectional study. Dement Geriatr Cogn Disord. 2016; 42(3-4): 186-97. doi: 10.1159/000448806
4) Malara A, Sgrò G, Caruso C, Ceravolo F, Curinga G, Renda GF, et al. Relationship between cognitive impairment and nutritional assessment on functional status in Calabrian long-term-care. Clin Interv Aging. 2014 Jan; 9: 105-10. doi: 10.2147/CIA.S54611
5) Kamiya K, Adachi T, Sasou K, Suzuki T, Yamada S. Risk factors for disability progression among Japanese long-term care service users: A 3-year prospective cohort study. Geriatr Gerontol Int. 2017 Apr; 17(4): 568-74. doi: 10.1111/ggi.12756
6) Beerens HC, Zwakhalen SMG, Verbeek H, Ruwaard D, Ambergen AW, Leino-Kilpi H, et al. Change in quality of life of people with dementia recently admitted to long-term care facilities. J Adv Nurs. 2015 Jun; 71(6): 1435-47. doi: 10.1111/jan.12570
7) Chang CL, Chen KM. Physical and mental health status and their correlations among older wheelchair users with dementia in long-term care facilities. Qual Life Res. 2018 Mar; 27(3): 793-800. doi: 10.1007/s11136-017-1758-3
8) Aalto UL, Finne-Soveri H, Kautiainen H, Öhman H, Roitto HM, Pitkälä KH. Relationship between anticholinergic burden and health-related quality of life among residents in long-term care. J Nutr Health Aging. 2021; 25(2): 224-9. doi: 10.1007/s12603-020-1493-2
9) Nishiwaki T, Nakamura K, Ueno K, Fujino K, Yamamoto M. Health characteristics of elderly Japanese requiring care at home. Tohoku J Exp Med. 2005 Mar; 205(3): 231-9. doi: 10.1620/tjem.205.231
10) Nakatani H, Shimanouchi S. Factors in care management affecting client outcomes in home care. Nurs Health Sci. 2004 Dec; 6(4): 239-46. doi: 10.1111/j.1442-2018.2004.00201.x
11) Chen YC, Lin KC, Yeh SH, Wang CH, Pan AW, Chen HL, et al. Associations among quality of life, activities, and participation in elderly residents with joint contractures in long-term care facilities: A cross-sectional study. BMC Geriatr. 2022 Mar; 22(1): 197. doi: 10.1186/s12877-022-02870-6
12) Morisaki N. Relationship between swallowing functions and health-related quality of life among community-dwelling dependent older individuals. Jpn J Nurs Sci. 2017 Oct; 14(4): 353-63. doi: 10.1111/jjns.12168
13) Lee TW, Cho E, Yim ES, Lee HS, Ko YK, Kim BN, et al. Activities of daily living in nursing home and home care settings: A retrospective 1-year cohort study. J Am Med Dir Assoc. 2015 Feb; 16(2): 114-9. doi: 10.1016/j.jamda.2014.07.013
14) Horn SD, Buerhaus P, Bergstrom N, Smout RJ. RN staffing time and outcomes of long-stay nursing home residents: pressure ulcers and other adverse outcomes are less likely as RNs spend more time on direct patient care. Am J Nurs. 2005 Nov; 105(11): 58-70; quiz 71. doi: 10.1097/00000446-200511000-00028
15) Miller EA, Weissert WG. Predicting elderly people's risk for nursing home placement, hospitalization, functional impairment, and mortality: A synthesis. Med Care Res Rev. 2000 Sep; 57(3): 259-97. doi: 10.1177/107755870005700301
16) Kozicka I, Kostka T. Handgrip strength, quadriceps muscle power, and optimal shortening velocity roles in maintaining functional abilities in older adults living in a

long-term care home: A 1-year follow-up study. Clin Interv Aging. 2016 May; 11: 739-47. doi: 10.2147/CIA.S101043

17) Jin X, Tamiya N, Jeon B, Kawamura A, Takahashi H, Noguchi H. Resident and facility characteristics associated with care-need level deterioration in long-term care welfare facilities in Japan. Geriatrics Gerontology Int. 2018 May; 18(5): 758-66. doi: 10.1111/ggi.13248

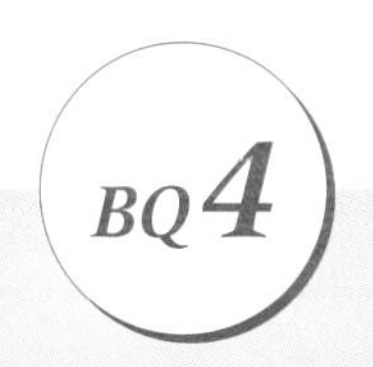

要介護高齢者のQOL悪化の原因は何か?

ステートメント

- QOLの低下は，抑うつ状態，抗不安薬による治療，加齢，ADLの低下，認知症，認知症の重症度，疼痛，精神疾患，肺疾患，精神神経症状，低い見当識，身体的依存度の高さ，精神健康状態の低さ，認知機能の低さ，鎮痛薬の使用，上下肢の関節炎などによる関節可動域制限などと関連している。
- 栄養状態の悪化，自己評価としての健康状態の悪さ，歯数が17本未満，特定の口腔症状(咀嚼障害，嚥下障害，ドライマウス)の数も，口腔健康関連QOLや一般的な健康関連QOLの低下と関連している。
- QOL悪化の要因としては介護依存度の増加や抑うつ症状の悪化，過去6か月以内の健康状態の大きな変化が挙げられており，要介護高齢者のQOLの向上を目指すためには，認知機能や身体機能，精神状態へのアプローチに加え，薬剤や全身状態の管理，口腔環境や栄養の改善にも配慮することが望ましい。

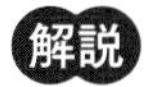

系統的レビューを実施し，147報のうち，適格論文として11報が抽出された(図1)。そのうち，本邦からの報告は1報のみ[1]で，その他はすべて海外からの報告であった。コホート研究が2報[2,3]，その他はすべて横断研究であった。認知症の人だけを対象とした論文は4報あった[3-6]が，認知症の重症度はMini-Mental State Examination(MMSE)25点未満から重度認知症までさまざまであった。

生活の質(quality of life；QOL)の低下と関連のあった項目としては，抑うつ状態[2,5]，抗不安薬による治療[5]，加齢[3]，日常生活活動(activities of daily living；ADL)の低下[3]，認知症[7]，認知症の重症度[3]，疼痛[3]，精神疾患[3]，肺疾患[3]，精神神経症状[3]，低い見当識[5]，身体的依存度の高さ[5,7]，精神健康状態の低さ[8]，認知機能の低さ[8]，鎮痛薬の使用[6]，上下肢の関節炎などによる関節可動域制限[9]などが挙げられている。このような結果から，要介護高齢者のQOLの向上を目指す際には，認知機能や身体機能，ADLなどへのアプローチに加え，精神疾患や肺疾患，神経症状などに対する治療も行い，抑うつや疼痛の管理を日常的に実施することが大切であると考えられた。

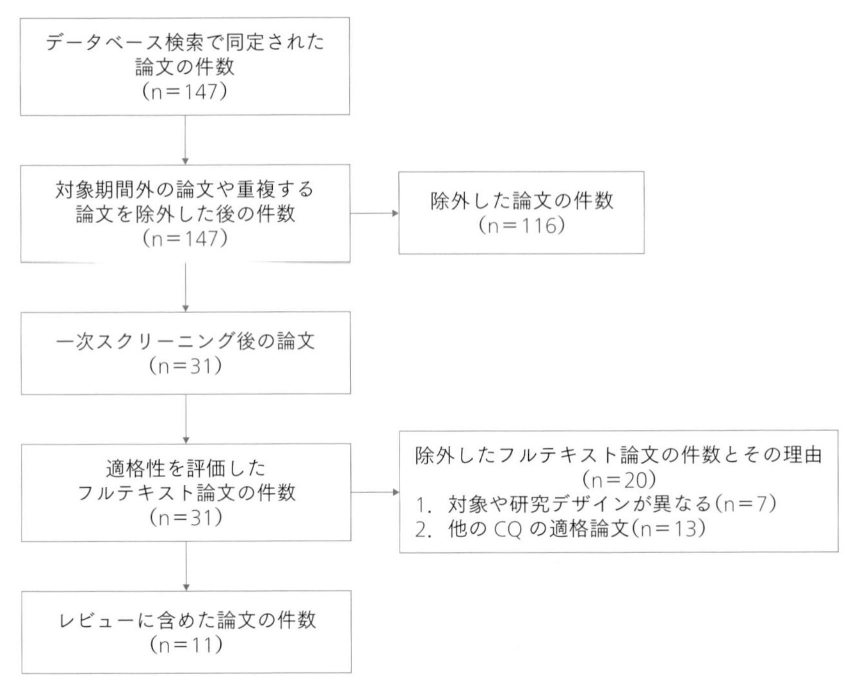

図1　BQ 4の系統的レビューに使用した論文の抽出過程

一方，認知機能のよい人のほうが自己報告によるQOLが低いという報告[4]もあり，認知機能が維持されている要介護高齢者のほうが，自身の置かれている環境や状況に対して否定的な評価を下す可能性や，それを原因とした抑うつなどをきたしやすい可能性もある。このため，要介護高齢者のQOLを低下させる要因については，本人に詳細な聞き取りを行い，状況や環境の改善に努めるとともに，認知機能が維持されている人については，抑うつなど，感情や精神状態に関する評価も丁寧に実施することが望まれる。

また，栄養や歯科口腔領域に関する項目がQOL低下の要因となっていると指摘する論文は3報[7-8,10]みられた。具体的な項目としては，栄養状態の悪化[7]，自己評価としての健康状態の悪さ[8]，歯数が17本未満[8]，特定の口腔症状(咀嚼障害，嚥下障害，ドライマウス)の数[10]であった。論文数としては多くはないが，栄養は身体機能と大きく関連し，歯科口腔領域に関する問題は栄養状態に直結する。今回検索された3報の論文からは，栄養や口腔環境，口腔機能が口腔健康関連QOLだけでなく，一般的な健康関連QOLにも関連していることが指摘されており，高齢者のQOLを考えるうえでは，栄養や口腔環境，口腔機能についても評価を行い，それらのマネジメントを実施していくことが重要であると考えられた。

検索された多くの論文は横断研究であったが，QOLの変化を追ったものが2報だけ抽出された[4,11]。ベースラインに比べ，追跡調査時にQOLが低下した要因としては，介護依存度の増加や抑うつ症状の悪化[4]，過去6か月以内の健康状態の大きな変化が挙げられ[11]，QOL低下リスクが減じる因子としては，宗教性/スピリチュアリティと，よりよい精神性・精神機能が挙げられていた[11]。これらの健康関連QOLの変化について，長期サービス・サポートの種類(ナーシングホーム，住宅型介護施設，在宅・地域密着型サービス)では，差は認められなかった[11]。

キーワード

Long-term Care，Nursing Care，Quality of Life，Factor，Change

文献

1) Morisaki N. Relationship between swallowing functions and health-related quality of life among community-dwelling dependent older individuals. Jpn J Nurs Sci. 2017 Oct; 14(4): 353-63. doi: 10.1111/jjns.12168
2) Hasche LK, Morrow-Howell N, Proctor EK. Quality of life outcomes for depressed and nondepressed older adults in community long-term care. Am J Geriatr Psychiatry. 2010 Jun; 18(6): 544-53. doi: 10.1097/JGP.0b013e3181cc037b
3) Klapwijk MS, Caljouw MA, Pieper MJ, van der Steen JT, Achterberg WP. Characteristics Associated with Quality of Life in Long-Term Care Residents with Dementia: A Cross-Sectional Study. Dement Geriatr Cogn Disord. 2016 Sep; 42(3-4): 186-97. doi: 10.1159/000448806
4) Beerens HC, Zwakhalen SM, Verbeek H, Ruwaard D, Ambergen AW, Leino-Kilpi H, et al. Change in quality of life of people with dementia recently admitted to long-term care facilities. J Adv Nurs. 2015 Jun; 71(6): 1435-47. doi: 10.1111/jan.12570
5) González-Salvador T, Lyketsos CG, Baker A, Hovanec L, Roques C, Brandt J, et al. Quality of life in dementia patients in long-term care. Int J Geriatr Psychiatry. 2000 Feb; 15(2): 181-9. doi: 10.1002/(sici)1099-1166(200002)15:2<181::aid-gps96>3.0.co;2-i
6) van Dam PH, Caljouw MAA, Slettebø DD, Achterberg WP, Husebo BS. Quality of Life and Pain Medication Use in Persons With Advanced Dementia Living in Long-Term Care Facilities. J Am Med Dir Assoc. 2019 Nov; 20(11): 1432-37. doi: 10.1016/j.jamda.2019.02.019
7) Aalto UL, Finne-Soveri H, Kautiainen H, Öhman H, Roitto HM, Pitkälä KH. Relationship between Anticholinergic Burden and Health-Related Quality of Life among Residents in Long-Term Care. J Nutr Health Aging. 2021 Oct; 25(2): 224-9. doi: 10.1007/s12603-020-1493-2
8) Jensen PM, Saunders RL, Thierer T, Friedman B. Factors associated with oral health-related quality of life in community-dwelling elderly persons with disabilities. J Am Geriatr Soc. 2008 Apr; 56(4): 711-7. doi: 10.1111/j.1532-5415.2008.01631.x
9) Chen Yi-C, Lin KC, Yeh SH, Wang CH, Pan AW, Chen HL, et al. Associations among quality of life, activities, and participation in elderly residents with joint contractures in long-term care facilities: a cross-sectional study. BMC Geriatr. 2022 Mar; 22(1): 197. doi: 10.1186/s12877-022-02870-6
10) Saarela RKT, Savikko NM, Soini H, Muurinen S, Suominen MH, Kautiainen H, et al. Burden of Oral Symptoms and Health-Related Quality of Life in Long-Term Care Settings in Helsinki, Finland. J Nutr Health Aging. 2019 Oct; 23(10): 1021-5. doi: 10.1007/s12603-019-1268-9
11) Travers JL, Hirschman KB, Hanlon AL, Huang L, Naylor MD. Factors Associated With Perceived Worsened Physical Health Among Older Adults Who Are Newly Enrolled Long-term Services and Supports Recipients. Inquiry. 2020 Jan; 57(1-12): 46958019900835. doi: 10.1177/0046958019900835

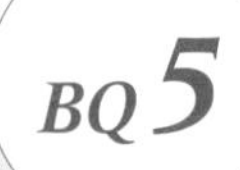

BQ 5 要介護高齢者に対するリハビリテーション治療にはどのようなものがあるか？

ステートメント

- 要介護高齢者に対して最も行われているリハビリテーション治療は，運動療法であり，運動療法には筋力増強運動，有酸素運動，持久力運動，バランス運動，歩行運動，立ち座り運動，階段昇降，関節可動域運動などが含まれている。
- うつ病者に対しては，園芸療法，ペットセラピー，運動療法，心理教育/リハビリテーション治療，心理療法，回想法および物語共有，問題解決療法も行われている。
- 要介護高齢者に対するリハビリテーション治療は，機能障害，能力障害に対して行われることが多い。

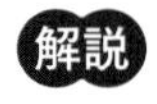

解説

系統的レビューを実施し，98 報のうち，適格論文として 28 報が抽出された[1-28](図 1)。そのうち，日本語の報告は 8 報みられた[21-28]。ランダム化比較試験(randomized controlled trial；RCT)の手法をとっているものは 20 報[7-20, 23-28]，系統的レビューが 6 報[1-6]あった。

要介護高齢者に対して最も行われているリハビリテーション治療は，運動療法であった。運動療法には，筋力増強運動，有酸素運動，持久力運動，バランス運動，歩行運動，立ち座り運動，階段昇降，関節可動域運動などが含まれていた。筋力増強運動は，特に股関節外転筋，膝関節伸筋などの下肢筋に対して重点的に行われていた。筋力増強運動には，マシンやエラスティックバンドなどが用いられており，要介護高齢者に対してはトレーニング時の負荷は小さいことも多いが，最大筋力の 30%の負荷量を与えて行っている報告もある[11, 24]。他に電気刺激療法なども筋力増強運動として行われていた[17]。運動療法としては，足こぎ車椅子[23]，足把持力運動[26]なども行われている。また，要介護高齢者では日常生活活動(activities of daily living；ADL)，手段的 ADL(instrumental ADL；IADL)が障害されていることが多いことから，ADL，IADL 障害を改善させるためのリハビリテーション治療が個別の症例に対して行われていた。

認知症がない血管性認知障害患者に対しての認知プログラムとしては，注

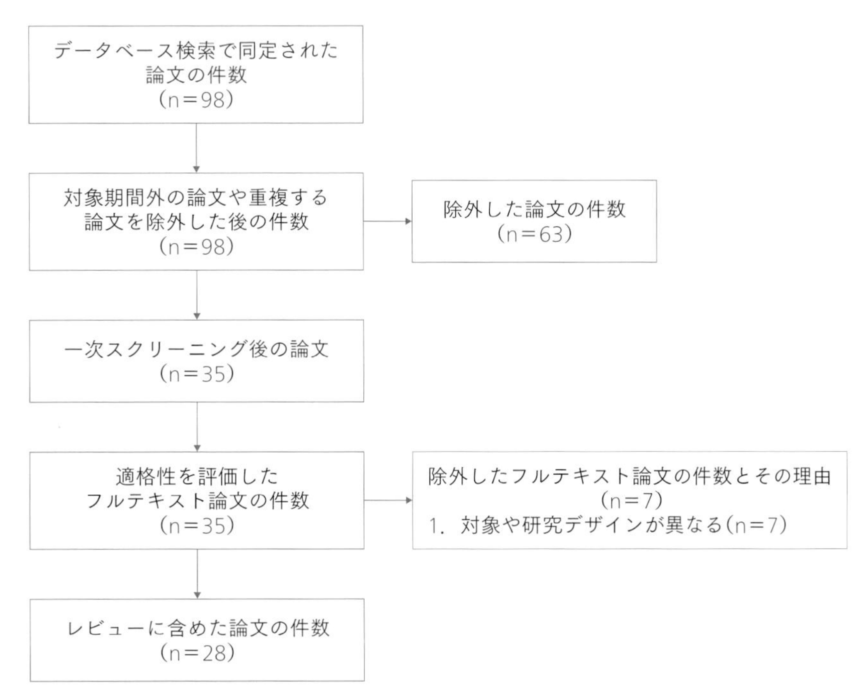

図1　**BQ 5 の系統的レビューに使用した論文の抽出過程**

意，記憶，オリエンテーション，視空間知覚などのトレーニングが行われていた[14)]。系統的レビューでは，65歳以上の高齢者で長期介護施設に入所している認知症がない，または軽度認知機能障害と診断されたうつ病者に対しては，園芸療法，ペットセラピー，運動療法，心理教育/リハビリテーション治療，心理療法，回想法および物語共有などが行われていた[1)]。また，抑うつ症状を呈するナーシングホームの入居者に対して，問題解決療法も行われた[7)]。

要介護高齢者に対するリハビリテーション治療は，介護施設や病院で行われることが多かったが，在宅においても行われていた。3報では，脳卒中後に在宅でのリハビリテーション治療を継続した。リハビリテーション治療内容は，いずれも病状に合わせてADL，IADL獲得に必要な内容を行っていた[18-20)]。1報では，要支援・要介護認定者で床への移乗が自立しており，認知機能低下もなく通所リハビリテーションに通う10人を対象に，ヘッドマウントディスプレイを用いた動画を視聴しながら，ストレッチを5分間，その後に床上で動画を見て模倣できる運動を15分間行わせ，腹筋群筋力強化も行った[21)]。

要介護高齢者に対するリハビリテーション治療は，機能障害，能力障害に対して行われることが多い。機能障害に関して筋力などを客観的に評価するには機器などを必要とするが，要介護高齢者に対しては徒手筋力テスト(manual muscle testing；MMT)でも筋力評価は十分実用的である。また，高齢者は若年者に比してバランス機能が低下していることから，ほぼすべての要介護高齢者に対してバランス運動は適応があると考えられる。一方，能力障害に関しては，病院や介護施設入所中の要介護高齢者ではADL，IADL障害として把握しやすく，これらが改善することの意義は大きいことから，リハビリテーション治療として行うべきと考える。

認知症の場合は指示が十分に伝わらないため，運動療法などを十分に行い得ない場合がある。その場合は，電気刺激療法など本人の自発的な努力を必要としない治療法を行うことも考慮される。

血管性認知障害やうつ症状に対しては，認知リハビリテーション療法，心理療法なども考慮されるため，要介護高齢者には運動療法と合わせて試みるとよい。

今後は，要介護高齢者に対する遠隔リハビリテーションやVR(virtual reality)を応用したリハビリテーション治療の発展も期待される。

キーワード

Residential Facilities，Nursing Homes，Group Home，Long-term Care，Rehabilitation，Therapy，Intervention，Care，Approach

用語解説

- **徒手筋力テスト**(manual muscle testing；MMT)

  筋力を徒手的に下記の0〜5の6段階で評価したもの

  5：強い抵抗を加えても重力に打ち勝って全可動域動く

  4：中程度の抵抗を加えても重力に打ち勝って全可動域動く

  3：重力に打ち勝って全可動域動く

  2：重力を除くと全可動域動く

  1：筋収縮はみられるが関節は動かない

  0：筋収縮がみられない

文献

1) Gramaglia C, Gattoni E, Marangon D, Concina D, Grossini E, Rinaldi C, et al. Non-pharmacological approaches to depressed elderly with no or mild cognitive impairment in long-term care facilities. A systematic review of the literature. Front Public Health. 2021 Jul; 9: 685860. doi: 10.3389/fpubh.2021.685860

2) Forster A, Lambley R, Hardy J, Young J, Smith J, Green J, et al. Rehabilitation for older people in long-term care. Cochrane Database Syst Rev. 2009 Jan; (1): CD004294. doi: 10.1002/14651858.CD004294.pub2

3) Crocker T, Forster A, Young J, Brown L, Ozer S, Smith J, et al. Physical rehabilitation for older people in long-term care. Cochrane Database Syst Rev. 2013 Feb; (2): CD004294. doi: 10.1002/14651858.CD004294.pub3

4) Forster A, Lambley R, Young JB. Is physical rehabilitation for older people in long-term care effective? Findings from a systematic review. Age Ageing. 2010 Mar; 39(2): 169-75. doi: 10.1093/ageing/afp247

5) Ward D, Drahota A, Gal D, Severs M, Dean TP. Care home versus hospital and own

home environments for rehabilitation of older people. Cochrane Database Syst Rev. 2008 Oct; (4): CD003164. doi: 10.1002/14651858.CD003164.pub2
6) Crocker T, Young J, Forster A, Brown L, Ozer S, Greenwood DC. The effect of physical rehabilitation on activities of daily living in older residents of long-term care facilities: Systematic review with meta-analysis. Age Ageing. 2013 Nov; 42(6): 682-8. doi: 10.1093/ageing/aft133
7) Reinhardt JP, Horowitz A, Cimarolli VR, Eimicke JP, Teresi JA. Addressing depression in a long-term care setting: A phase II pilot of problem-solving treatment. Clin Ther. 2014 Nov; 36(11): 1531-7. doi: 10.1016/j.clinthera.2014.10.005
8) Fleming SA, Blake H, Gladman JR, Hart E, Lymbery M, Dewey ME, et al. A randomised controlled trial of a care home rehabilitation service to reduce long-term institutionalisation for elderly people. Age Ageing. 2004 Jul; 33(4): 384-90. doi: 10.1093/ageing/afh126
9) Scheffers-Barnhoorn MN, van Eijk M, van Haastregt JCM, Schols JMGA, van Balen R, van Geloven N, et al. Effects of the FIT-HIP intervention for fear of falling after hip fracture: A cluster-randomized controlled trial in geriatric rehabilitation. J Am Med Dir Assoc. 2019 Jul; 20(7): 857-65. e2. doi: 10.1016/j.jamda.2019.03.009
10) Nir Z, Zolotogorsky Z, Sugarman H. Structured nursing intervention versus routine rehabilitation after stroke. Am J Phys Med Rehabil. 2004 Jul; 83(7): 522-9. doi: 10.1097/01.phm.0000130026.12790.20
11) Ikeda T, Aizawa J, Nagasawa H, Gomi I, Kugota H, Nanjo K, et al. Effects and feasibility of exercise therapy combined with branched-chain amino acid supplementation on muscle strengthening in frail and pre-frail elderly people requiring long-term care: A crossover trial. Appl Physiol Nutr Metab. 2016 Apr; 41(4): 438-45. doi: 10.1139/apnm-2015-0436
12) Kerse N, Peri K, Robinson E, Wilkinson T, von Randow M, Kiata L, et al. Does a functional activity programme improve function, quality of life, and falls for residents in long term care? Cluster randomised controlled trial. BMJ. 2008 Oct; 337: a1445. doi: 10.1136/bmj.a1445
13) Pepera G, Christina M, Katerina K, Argirios P, Varsamo A. Effects of multicomponent exercise training intervention on hemodynamic and physical function in older residents of long-term care facilities: A multicenter randomized clinical controlled trial. J Bodyw Mov Ther. 2021 Oct; 28: 231-7. doi: 10.1016/j.jbmt.2021.07.009
14) Feng H, Li G, Xu C, Ju C, Qiu X. Training rehabilitation as an effective treatment for patients with vascular cognitive impairment with no dementia. Rehabil Nurs. 2017 Sep/Oct; 42(5): 290-7. doi: 10.1002/rnj.271
15) Kovács É, Jónásné IS, Karóczi CK, Korpos Á, Gondos T. Effects of a multimodal exercise program on balance, functional mobility and fall risk in older adults with cognitive impairment: A randomized controlled single-blind study. Eur J Phys Rehabil Med. 2013 Oct; 49(5): 639-48.
16) Kanada Y, Sakurai H, Sugiura Y. Effects of intervention with to-balance exercise on the elderly requiring assistance and lower levels of care. J Phys Ther Sci. 2014 Aug; 26(8): 1177-83. doi: 10.1589/jpts.26.
17) Miura M, Seki K, Ito O, Handa Y, Kohzuki M. Functional changes in the care-needing elderly after surface electrical stimulation to the abdomen. J Jpn Phys Ther Assoc. 2012; 15(1): 15-20. doi: 10.1298/jjpta.Vol15_003
18) von Koch L, Widén Holmqvist L, Kostulas V, Almazán J, de Pedro-Cuesta J. A randomized controlled trial of rehabilitation at home after stroke in Southwest Stockholm: Outcome at six months. Scand J Rehabil Med. 2000 Jun; 32(2): 80-6. doi: 10.1080/003655000750045596
19) Chaiyawat P, Kulkantrakorn K. Effectiveness of home rehabilitation program for ischemic stroke upon disability and quality of life: A randomized controlled trial. Clin Neurol Neurosurg. 2012 Sep; 114(7): 866-70. doi: 10.1016/j.clineuro.2012.01.018
20) Holmqvist LW, von Koch L, de Pedro-Cuesta J. Use of healthcare, impact on family caregivers and patient satisfaction of rehabilitation at home after stroke in southwest Stockholm. Scand J Rehabil Med. 2000 Dec; 32(4): 173-9. doi: 10.1080/003655000750060922

21） 山﨑尚樹，小貫睦巳，中村壽志，田中一秀．ヘッドマウントディスプレイを用いた動画視聴によるホームプログラムの実施が身体機能および実施率に与える影響について．国際エクササイズサイエンス学会誌．2019; 2(2): 67-72.
22） 高橋亮人，宮﨑純弥，高橋哲也，徳永仁美，矢本竣平，岡田菜奈，ほか．通所リハ利用者に対するエロンゲーショントレーニングの効果についてのパイロットスタディ．理学療法科学．2017; 32: 721-727. doi: 10.1589/rika.32.721
23） 松田文子，安部一祐，飯塚正之，矢野　透，佐野禎彦，多々良哲也，ほか．軽度要介護者の足こぎ車いすによる足こぎ運動が歩行能力の低下抑制に与える効果．労働科学．2014; 90(6): 221-5. doi: 10.11355/isljsl.90.221
24） 池田　崇，長澤　弘，五味郁子，相澤純也，久合田浩幸，黒木裕介，ほか．分枝鎖アミノ酸摂取を併用した通所リハビリテーションが要介護高齢者の筋力とバランス機能に与える影響．理学療法学．2015; 42(5): 428-33. doi: 10.15063/rigaku.KJ00010032611
25） 佐藤厚子，工藤雄行，工藤英明，藤田せい子，磯本章子，佐々木英忠．転倒予防筋力トレーニングスリッパを用いた要介護高齢者への介入効果．看護技術．2015 May; 61(6): 639-43.
26） 安田直史，村田　伸．要介護高齢者の足把持力の向上を目指したフットケアの効果―ランダム化比較試験による検討．ヘルスプロモーション理学療法研究．2014 Jul; 4(2): 55-63. doi: 10.9759/hppt.4.55
27） 杉浦令人，櫻井宏明，和田　弘，坂倉照好，金田嘉清．要支援・軽度要介護高齢者に対する集団リズム運動が心身機能にもたらす効果．理学療法科学．2010 Apr; 25(2): 257-64. doi: 10.1589/rika.25.257
28） 高井逸史．バランス練習が要介護高齢者の Functional Reach Test と重心動揺に及ぼす影響．日本老年医学会雑誌．2008 Sep; 45(5): 505-10. doi: 10.3143/geriatrics.45.505

BQ 6

要介護高齢者に対するリハビリテーション治療の適切な頻度，介入期間はどれくらいか？

ステートメント

- 要介護高齢者に対するリハビリテーション治療は，介護施設入所者では週2～3回，1回30分間程度，3～4か月の介入期間が，地域在住の要介護高齢者ではそれより頻度が少なく週1～2回，1回30分間程度，3～6か月の介入が標準的である。
- リハビリテーション治療の頻度と介入期間は，要介護高齢者の状況とリハビリテーション治療を行う理学療法士，作業療法士，言語聴覚士などの人的資源の2つの因子により決まる。
- 要介護高齢者では機能向上だけではなく機能維持も非常に大切であり，機能維持のためにはリハビリテーション治療を継続することも推奨される。

解説

系統的レビューを実施し，315報のうち，適格論文として10報が抽出された[1-10](図1)。そのうち，日本語の報告は1報みられた[10]。ランダム化比較試験(randomized controlled trial；RCT)の手法をとっているものは1報[10]，系統的レビューが6報[1-6]あった。8報は介護施設入所者を対象としており[1-8]，残り2報は地域在住の要介護高齢者が対象であった[9, 10]。

リハビリテーション治療の頻度は介護施設入所者では，週1～5回まで行われているが，週2～3回であることが多かった。1回の時間は30分間程度が多く，30～90分間の範囲で行われていた。治療内容は運動療法が主で，筋力増強運動，有酸素運動，バランス運動などが多く行われていた。介入期間は3～4か月が多いが，2～12か月程度までのばらつきがみられた[1-8]。1報では看護師がナーシングホームの入所者に対し，朝8時から夕方16時30分までに2時間おきに4回，上肢の筋力増強運動，歩行，8回の立ち上がり，排泄介助を週5日，32週間行っていた[7]。

地域在住の要介護高齢者に対しては，2報とも本邦からの報告であり，1報では35人に対し週1～2回，6か月間にわたり陸上での10分間のウォームアップと水中での50分間の運動(ウォーキング20分間，ADLエクササイズ10分間，ストレッチと筋力エクササイズ10分間，水中でのリラクゼーション10分間)を

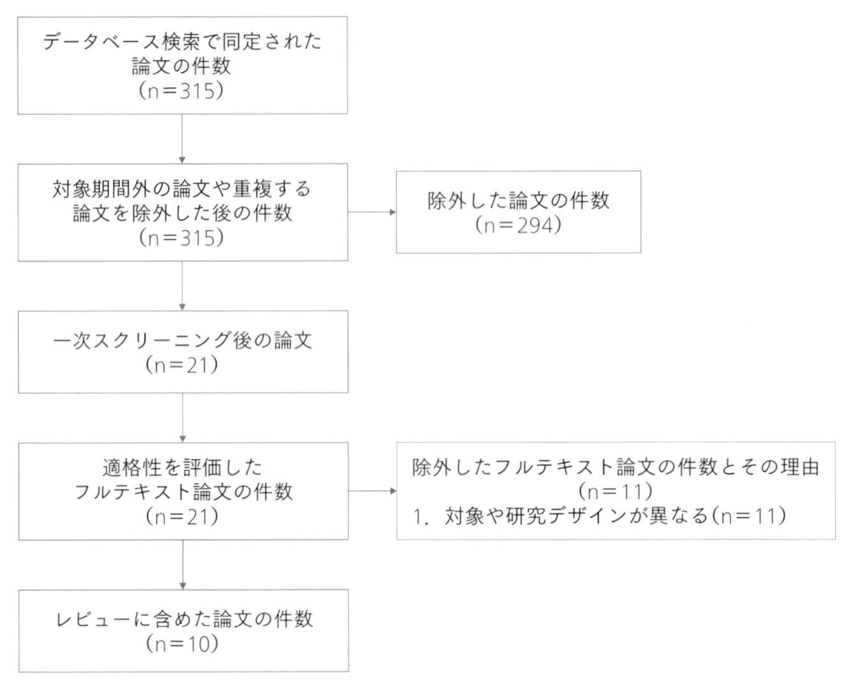

図1　BQ 6の系統的レビューに使用した論文の抽出過程

行っていた[9]。もう1報では全国16の都府県の通所リハビリテーション施設を利用する要支援・要介護高齢者230人を対象に，「生活行為向上マネジメント」を用いた作業療法を行った。作業療法士が「作業聞き取りシート」により対象者が困っている，または問題を感じている事柄を3つ程度具体的に挙げてもらい，現段階での実行度と満足度を10段階(10点が満点)で聴取し，「作業遂行アセスメント表」を用いて，当該生活行為の問題を生じさせている要因や目標達成可能な理由と根拠を国際生活機能分類(International Classification of Functioning, Disability and Health；ICF)のカテゴリ，つまり心身機能，活動と参加，環境因子ごとにまとめた。そして「生活行為向上プラン表」というシートに沿って，基礎練習，基本練習，応用練習，社会適応練習という4つのレベルごとに対象者自らが望む生活行為に焦点を当てたオーダーメイドの具体的治療プログラム，具体的には歩行，トイレへの移動といった日常生活活動(activities of daily living；ADL)の項目，料理や買い物，散歩などの手段的ADL(instrumental ADL；IADL)や参加の項目を提供した。介入頻度は週当たり平均1.5回であり，作業療法士が直接的に関与した時間は平均25分間，介入期間は3か月であった[10]。

以上からは，介護施設入所者では週2〜3回，1回30分間程度，3〜4か月の介入が多く，地域在住の要介護高齢者ではそれより頻度が少なく週1〜2回，1回30分間程度，3〜6か月の介入が標準的であると考えられる。これらは，最適というよりは，実現可能性の面から要求される最大公約数的な数値と考えられる。介護施設入所者では毎日の介入も可能とは思われるが，介護施設職員の人的資源の面からは週2〜3回になる。一方，地域在住者では通院の面から頻度は介護施設入所者よりも少なくなるが，逆により長い介入期間も可能である。いずれにせよ，頻度と介入期間は要介護高齢者の状況とリハビリテーション治療を行う理学療法士，作業療法士，言語聴覚士などの人的資源の2つの因子により決まると思われる。

なお，同じく高齢者が多い慢性閉塞性肺疾患(chronic obstructive pulmonary disease；COPD)患者に対する呼吸リハビリテーションでは6〜8週間のリハビリテーションプログラムが最適であり，12週以上に延長してもさらなるメリットはないとされており[11)]，要介護高齢者に対するリハビリテーション治療の適切な介入期間を考えるうえで参考になるかもしれない。また，要介護高齢者では機能向上だけではなく機能維持も非常に大切であり，機能維持のためにはリハビリテーション治療を継続することが推奨される。

キーワード

Residential Facilities，Nursing Homes，Group Home，Long-term Care，Rehabilitation，Exercise，Frequency，Duration

文献

1) Forster A, Lambley R, Young JB. Is physical rehabilitation for older people in long-term care effective? Findings from a systematic review. Age Ageing. 2010 Mar; 39(2): 169-75. doi: 10.1093/ageing/afp247
2) Silva RB, Eslick GD, Duque G. Exercise for falls and fracture prevention in long term care facilities: A systematic review and meta-analysis. J Am Med Dir Assoc. 2013 Sep; 14(9): 685-9. e2. doi: 10.1016/j.jamda.2013.05.015
3) Rose DJ, Hernandez D. The role of exercise in fall prevention for older adults. Clin Geriatr Med. 2010 Nov; 26(4): 607-31. doi: 10.1016/j.cger.2010.07.003
4) Chen PJ, Chen KM, Hsu HF, Belcastro F. Types of exercise and training duration on depressive symptoms among older adults in long-term care facilities. Ageing Res Rev. 2022 May; 77: 101613. doi: 10.1016/j.arr.2022.101613
5) Chen YC, Lin KC, Chen CJ, Wang CH. Effects of leisure-time physical activity interventions on frailty-related characteristics of frail older adults in long-term care: A systematic review. Contemp Nurse. 2020 Feb; 56(1): 34-48. doi: 10.1080/10376178.2020.1737555
6) Weening-Dijksterhuis E, de Greef MH, Scherder EJ, Slaets JP, van der Schans CP. Frail institutionalized older persons: A comprehensive review on physical exercise, physical fitness, activities of daily living, and quality-of-life. Am J Phys Med Rehabil. 2011 Feb; 90(2): 156-68. doi: 10.1097/PHM.0b013e3181f703ef
7) Simmons SF, Schnelle JF. Effects of an exercise and scheduled-toileting intervention on appetite and constipation in nursing home residents. J Nutr Health Aging. 2004; 8(2): 116-21.
8) Tsugawa A, Shimizu S, Hirose D, Sato T, Hatanaka H, Takenoshita N, et al. Effects of 12-month exercise intervention on physical and cognitive functions of nursing home residents requiring long-term care: A non-randomised pilot study. Psychogeriatrics. 2020 Jul; 20(4): 419-26. doi: 10.1111/psyg.12517
9) Sato D, Kaneda K, Wakabayashi H, Shimoyama Y, Baba Y, Nomura T. Comparison of once and twice weekly water exercise on various bodily functions in community-

dwelling frail elderly requiring nursing care. Arch Gerontol Geriatr. 2011 May; 52(3): 331-5. doi: 10.1016/j.archger.2010.05.002

10) 能登真一，村井千賀，竹内さをり，岩瀬義昭，中村春基．地域在住の要介護高齢者に対する「生活行為向上マネジメント」を用いた作業療法の効果―多施設共同ランダム化比較試験．作業療法．2014 Jun; 33(3): 259-69.

11) Global Initiative for Chronic Obstructive Lung Disease(GOLD). Global Strategy for Prevention, Diagnosis and Management of COPD: 2023 Report. https://goldcopd.org/2023-gold-report-2/ (last accessed: 2023/12/11)

BQ 7

要介護高齢者に対するリハビリテーション治療効果はどれくらい継続するか?

ステートメント

- 要介護高齢者のリハビリテーション治療に対して，長期的に評価を継続し，自然経過を追った研究はない。
- このため，介入期間や観察期間が終わった後に，どこまでその治療効果が継続するかについての問いに答えることは困難である。

系統的レビューを実施し，データベースで同定された315報のうち，21報で適格性を審査した。しかし対象や研究デザインが異なるものが11報，他のCQに含めるべき論文が10報で，最終的に条件に合致する論文は抽出

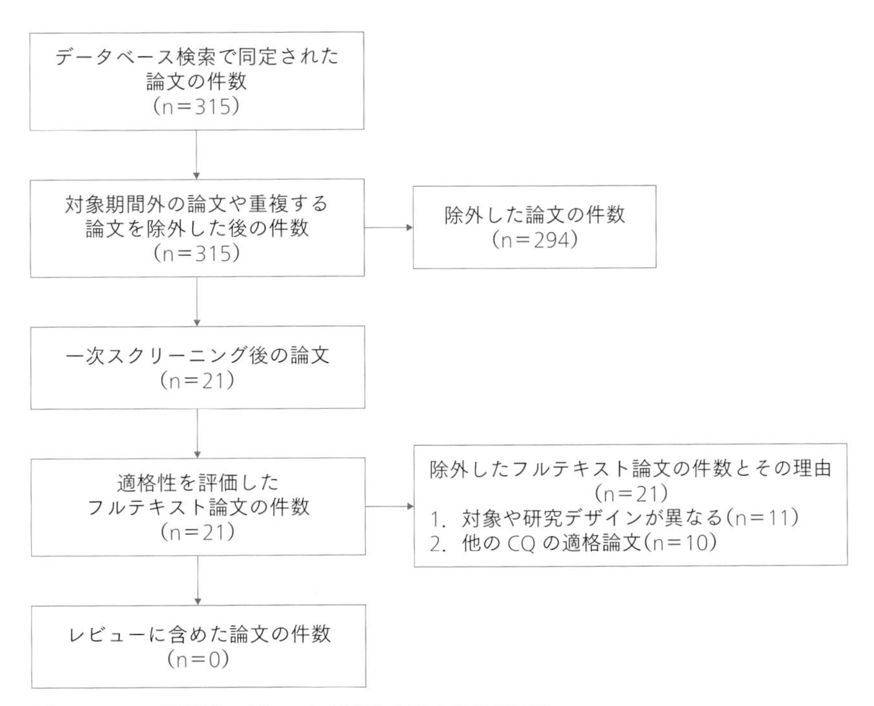

図1 BQ 7の系統的レビューに使用した論文の抽出過程

されなかった(図1)。

一般に，研究においては，介入の前後や，あらかじめ設けられた評価期間で評価を実施し，効果を検証する。このため，その期間内に，どのような効果があったか，あるいはなかったかということは検証できる。たとえば，観察期間が1年の研究では，1年間の効果の有無は検証できても，1年を過ぎて，その効果がどこまで継続するかは検証できない。この期間が，2年，3年と延びても同様である。「治療効果がどのくらい継続するか」を知るためには，介入終了後，長期にわたって定期的に評価を実施し，その効果が切れるか，対象者が亡くなるまで，経過を追い続けるほかなく，研究や介入終了後に長期的に自然経過を追ったこのような文献は見当たらない。このため，本BQに答えることはきわめて困難であり，成書においても，その答えを探すことはできない。

キーワード

Rehabilitation，Intervention，Effect，Duration，Term

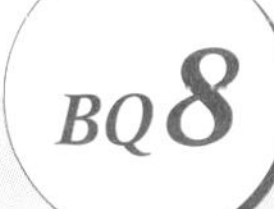

要介護高齢者に対して介護者が行える介助にはどのようなものがあるか？

ステートメント

- 介護者への支援はADLに関する介護技術を直接指導し，ADL介助の技術を向上させることが望ましい。
- 介護を通じて介護負担を軽減するための機器や道具を使用することが望ましい。
- 高齢者に対する介護ではパーソンセンタードな評価やケアプランの作成が推奨される。
- 運動や認知だけでなく，栄養や口腔，消化管，感覚器，心理面，合併症と内服薬など，さまざまな視点から高齢者の抱える問題を抽出し，要介護高齢者の生活が全体的に改善し，ウェルビーイングが向上するような包括的な治療とケアを行うことが推奨される。

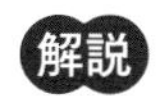

系統的レビューを実施し，85報のうち，18報で適格性を審査した。そのうち，本邦からの報告は16報で，残りはスペインとポルトガルからがそれぞれ1報ずつであった。精読すると，解説のみの論文が12報，研究やデザインが異なる論文が6報で，最終的に条件に合致する論文は抽出されなかった(図1)。

しかし，本BQでは，他のCQと異なり，広くさまざまな介助について紹介することを念頭に，精読した18報のうち，地域在住高齢者を対象に含む3報について解説することとした。

家族介護者に対する指導

65歳以上の高齢脳卒中患者の家族介護者に対し，通常の介護支援に加え，自宅退院後3か月までに①1回45～90分間の訪問看護師による日常生活活動(activities of daily living；ADL)介入支援を3回と②4回の電話サポートを行った群では，従来の介護支援のみを行った群と比較して，1か月後と3か月後の介護者の介護スキルが向上しており，従来の介護支援のみのプログラムを受けた介護者は，3か月後の生活の質(quality of life；QOL)が低下していた[1]。すなわち，自宅で要介護高齢者の介護を行う家族介護者に対して

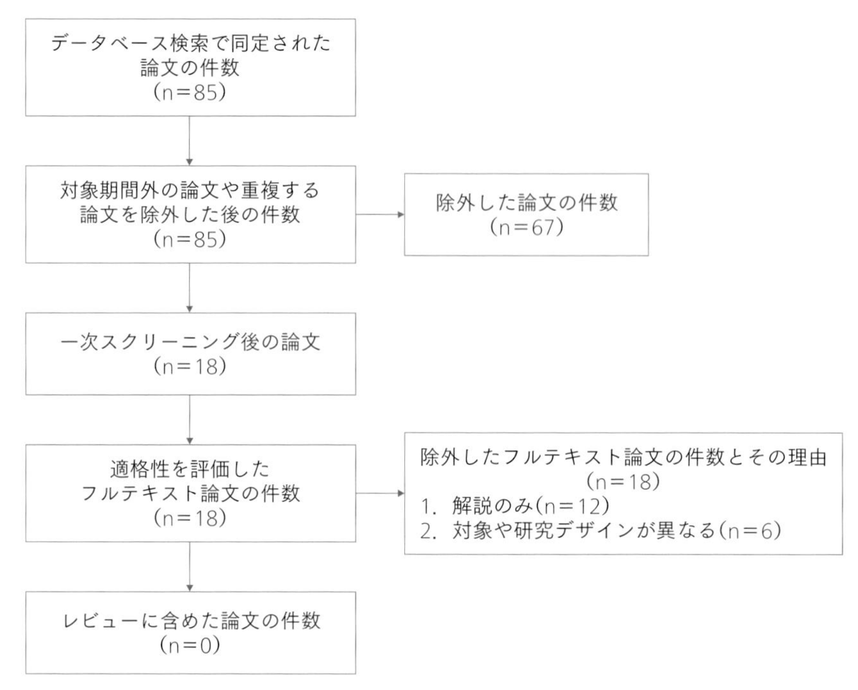

図1 BQ 8の系統的レビューに使用した論文の抽出過程

は，看護師やリハビリテーション専門職など，ADL に関する専門家が，ADL を直接的なターゲットとして家族介護者に対する指導を複数回実施し，介護スキルを向上させることが望ましいと示されている。

移乗動作の負担を軽減

また，研究ベースで実施された実験ではあるが，介護者を支援する方法として，移乗動作に関し，スライディングシートやトランスファーボードを使用したほうが，介護者の負担が少なく移乗が可能であったという結果が示されている[2)]。移乗は ADL のなかでも生活に不可欠な要素であり，ベッドと車椅子間の移乗，車椅子とトイレの便座間の移乗，車椅子と座椅子間の移乗などバリエーションも多く，かつ日常生活のなかで実施する回数も多い。このため，移乗介助は介護者の身体的負担になりやすく，家族介護者の腰痛などの発症に加え，転倒や転落事故にもつながりやすい。したがって，なるべく負担を軽くできるよう，スライディングシートやトランスファーボード，リフターなどの使用が推奨される。最近は座位から立位姿勢になる際や身体の向きを変える際に電動でパワーアシストするような移乗介助機器やロボットも多数開発されており，今後はこのような機器の開発や使用がますます広がるものと予想される。

介護介入に関するスコーピングレビュー

最後に2010年から2020年にかけて英語，フランス語，ドイツ語，ポルトガル語，スペイン語で発表された高齢者に対する介護介入に関するスコーピングレビューの結果[3)]を紹介する。同定された3,727報のうち，305報の論文が評価された。すべての報告は高所得国または上位中所得国からのもので，低所得国からの報告はなかった。

すべての介入のなかで，最も多く報告された介入は多様な運動プログラム(n=68)であり，その他はパーソンセンタード・アセスメントとケアプランの作成(n=22)，患者中心の継続的ケアを確保するためのケース管理や医療・介護調整，適時的確な医療・介護サービス紹介(n=16)，多様な要素による介入(多因子介入)(n=15)，認知機能低下の緩和/予防を目的とした介入(n=13)，介護者への心理教育的介入(n=13)，ポリファーマシー(多剤併用・不適切処方)のスクリーニングと管理(n=7)，長期介護サービスを提供するための遠隔医療の利用(n=7)，学習・成長・意思決定の継続的な機会を促進するための相互交流(n=6)の順であった。

また，このスコーピングレビューでは，すべての介入を世界保健機関(WHO)の示すヘルスエイジング領域の4つのドメインに従い，① 介護者を支援し，本人中心の評価に基づいたケアプランニングを可能にするための介入，② 内在的能力の最適化のための介入，③ 機能的能力の最適化のための介入，④ 環境的・構造的な追加介入に分類している。そのなかでは，介護者支援やパーソンセンタード・ケアに関する介入が最も多く，次が内在的能力の最適化のための介入となっている。内在的能力に関しては，運動・身体，認知，活力(栄養と水分補給)の順に介入報告が多く，近年は活力(栄養と水分補給)への介入も増えてきている。一方，口腔衛生，睡眠，膀胱・腸機能などに関する介入はまだ少なく，今後の報告が待たれる。環境介入としては，転倒予防が最も多いが，最近はポリファーマシーへの介入やデジタルヘルスの報告も増えている。

総じて，介護者が高齢者に行う介護に関し，ADLの観点から専門的なスキルを介護者に身につけさせるため，看護師やリハビリテーション専門職が専門的な指導を行う流れとなってきている。また，認知症の領域で用いられてきたパーソンセンタード・ケアの手法が高齢者にも拡大され，高齢者の能力や環境に十分配慮しながら個々の要介護者に対するケアプランを考えることが主流となっている。ただし，このような専門家とのかかわりのなかで介護者が要介護者のケアを行うことは，ある程度整った医療や福祉システムを社会が有する必要があり，論文として報告されていない低所得国の現状などについて，今後は情報を収集し，経済状況や社会状況，文化，人種などに応じて，医療と福祉のシステムを発展させていけるよう，相互の理解と協力が必要である。加えて，包括的な視点で評価し，その評価に基づいてケアプランを組むことの重要性も指摘されている。運動や認知のみならず，栄養や口腔，消化管，感覚器，心理面，合併症と内服薬など，さまざまな視点から高齢者の抱える問題を抽出し，要介護高齢者の生活が全体的に改善し，ウェルビーイングが向上するような包括的な治療とケアを行うことが推奨される。

キーワード

Long-term Care，Aged，Caregiver，Carer，Nursing Care

文献

1） Araújo O, Lage I, Cabrita J, Teixeira L. Training informal caregivers to care for older people after stroke: A quasi-experimental study. J Adv Nurs. 2018 May. doi: 10.1111/jan.13714. Online ahead of print.
2） 茂木伸之，安田智美，三澤哲夫．補助具使用と介護動作に関する実験的研究．労働科学. 2012 Jun; 88(3): 81-93. doi: 10.11355/isljsl.88.81
3） Arias-Casais N, Amuthavalli Thiyagarajan J, Rodrigues Perracini M, Park E, Van den Block L, Sumi Y, et al. What long-term care interventions have been published between 2010 and 2020? Results of a WHO scoping review identifying long-term care interventions for older people around the world. BMJ Open. 2022 Jan; 12(1): e054492. doi: 10.1136/bmjopen-2021-054492

第2章

栄養管理

要介護高齢者に対する栄養管理はアウトカムの改善につながるか?

推奨

要介護高齢者に対し，栄養補助食品，栄養強化，栄養教育，食事教育などを含む栄養管理を行うことを弱く推奨する。

▶推奨の強さ：弱　▶エビデンスの確実性：非常に低

1　CQの背景

高齢者は加齢による生理的変化や急性・慢性疾患により食欲が低下しやすく，容易に低栄養を生じる[1-4]。特に障害を有する状態にある高齢者は，低栄養に陥りやすい[5]。実際，介護施設入所高齢者では，30%近くに低栄養が認められる[1]。高齢者に生じる低栄養は，創傷治癒遅延，入院，死亡率の増加，医療費の増大をもたらす[1]。そのため，介護を要する高齢者に対する栄養管理は重要な意義を持つ。

高齢者に対する栄養管理には，さまざまな方法が用いられている。Academy of Nutrition and Dietetics の Evidence Analysis Center(EAC)によるスコーピングレビューによると，地域高齢者および介護施設入所高齢者に対する介入として，栄養補助食品，栄養強化，栄養教育，配食サービスなどが多く用いられていた[6]。低栄養リスクが高い介護施設入所高齢者に対しては，栄養補助食品を用いた前後比較研究や介入研究が報告されている[7,8]。栄養補助食品の効果に対する系統的レビューでは，握力増加(平均差 1.65 kg, 95%信頼区間 0.09-3.22 kg)に効果を認めた[9]。またEACによるガイドラインでは，長期ケアを必要とする患者において，経口補助食品や栄養強化が栄養摂取量や体重増加に対し有効であるとされた[10]。

しかし，要介護高齢者に対し，現場で特定の栄養管理を実践すべきかについてのエビデンスは不十分である。これらの状況を踏まえ，本推奨を作成した。

2 エビデンス評価

系統的レビューの結果，3,035報の論文が検索された。重複を除外した2,125報のうち，一次スクリーニングにより2,029報，二次スクリーニングにより55報が除外され，最終的に41報が推奨作成に採択された(図1)。採択論文の研究デザインは，ランダム化比較試験(クラスターランダム化比較試験を含む)29報，非ランダム化比較試験5報，前後比較試験4報，クロスオーバー試験3報であった。対象者の居住地の記述はナーシングホームが最も多く(30報)，その他は長期介護施設，住宅型介護施設など幅広い記述がみられた。介入方法は栄養補助食品，栄養強化，付加食，栄養教育，スタッフ教育，微量栄養素補給など多岐にわたり，一部の研究では運動プログラムとの共介入プログラムが実施されていた。アウトカムには栄養摂取量，体重，body mass index(BMI)，身体計測値，栄養状態，血液検査値，日常生活活動(activities of daily living；ADL)，身体能力，筋量，筋力など多様な指標が用いられていた。このうち，体重，上腕周囲長，エネルギー摂取量，たんぱく質摂取量，握力に対する栄養管理の効果についてメタアナリシスを実施した。

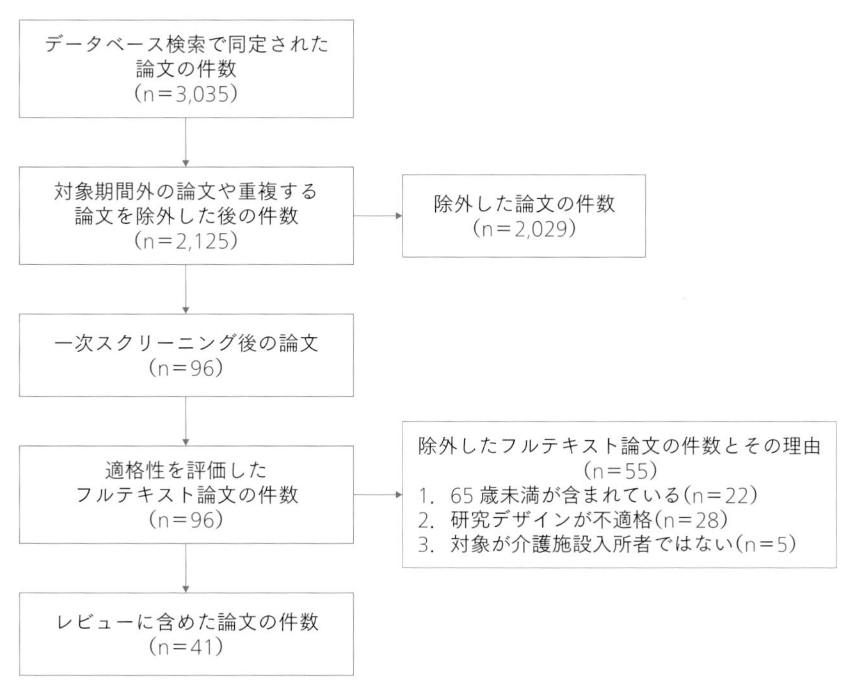

図1　CQ 6の系統的レビューに使用した論文の抽出過程

(a)エネルギー摂取量

5 報がメタアナリシスに組み入れられ[8, 11-14](図 2)，栄養管理によりエネルギー摂取量は増加する傾向にあった(標準化平均差 0.22，95%信頼区間−0.08-0.51)。また研究間で高い異質性が認められた(I^2=78%)。バイアスのリスクは全論文において高いと判断された(表 1)。

介護施設入所高齢者 67 人を対象に料理にフレーバーを付加すると，16 週後のエネルギー摂取量減少が抑制された(平均-50 kcal，P=0.28)[11]。ケアホーム入所者 110 人を対象としたクラスターランダム化比較試験では，食物および経口補助食品による介入群ではエネルギー摂取量の増加がみられた(各 204 kcal，349 kcal)[12]。介護施設高齢者 38 人を対象とした研究では，L-ロイシンとコレカルシフェロールを含む経口補助食品に中鎖脂肪 6 g を付加した群，経口補助食品に長鎖脂肪 6 g を付加した群，補助食品なしの群の間で 3 か月後のエネルギー摂取量に差を認めなかった(P=0.43)[8]。介護施設高齢者 29 人を対象としたクロスオーバー研究では，高エネルギー栄養剤の投与期間中，有意にエネルギー摂取量が増加した(平均 238 kcal，P<0.05)[13]。介護施設入所高齢者 64 人に対する単盲検ランダム化比較試験では，L-ロイシンとコレカルシフェロールを含む経口補助食品に中鎖脂肪 6 g を付加，経口補助食品に長鎖脂肪 6 g を付加，中鎖脂肪 6 g のみの群の間で 3 か月後のエネルギー摂取量に差を認めなかった(P=0.73)[14]。

(b)たんぱく質摂取量

5 報がメタアナリシスに組み入れられ[8, 12-15](図 2)，栄養管理によりたんぱく質摂取量の増加効果が認められた(標準化平均差 0.97，95%信頼区間 0.64-1.30)。研究間の異質性は高く(I^2=98%)，バイアスのリスクは全論文において高いと判断された(表 1)。

5 報のうち前述の 4 報[8, 12-14]については，いずれも介入によるたんぱく質摂取量の増加は認めなかった。介護施設入所高齢者 121 人を対象としたランダム化比較試験では，介入群に対し，運動，口腔ケアに加えてチョコレートや経口補助食品を 11 週間摂取させ，たんぱく質摂取量は介入群(平均 5 g 増加)のほうが対照群(平均 2 g 減少)に対し有意に高値であった(P=0.012)。

(c)上腕周囲長

4 報がメタアナリシスに組み入れられ[8, 12, 14, 16]，栄養管理により上腕周囲長の増加効果が認められた(標準化平均差 1.04，95%信頼区間 0.69-1.39)。研究間での高い異質性を認めた(I^2=94%)。

適格論文のうち，3 報は前述の研究であり[8, 12, 14]，いずれも上腕周囲長の増加効果は認めなかった。介護施設入所高齢者 77 人に 1 日 2 本(125 mL，計 600 kcal，たんぱく質 24 g)の栄養補助食品を摂取させたランダム化比較試験では，たんぱく質摂取量の増加効果が認められた[16]。

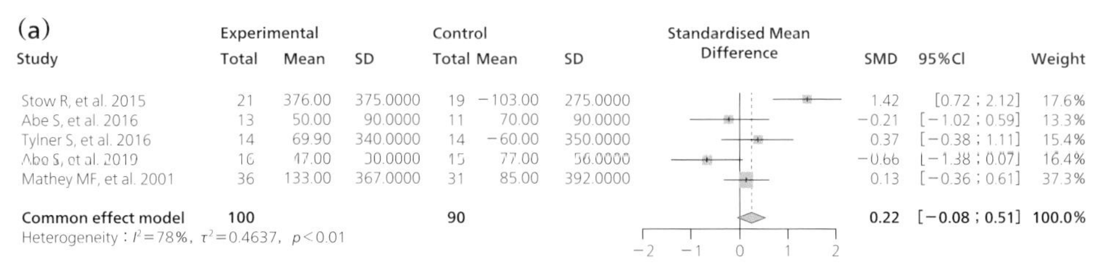

(b)

Study	Experimental Total	Mean	SD	Control Total	Mean	SD	SMD	95%CI	Weight
Beck AM, et al. 2010	62	5.00	1.1000	59	−2.00	1.0000	6.61	[5.69 ; 7.53]	13.2%
Stow R, et al. 2015	21	16.70	125.0000	18	0.72	6.5000	0.17	[−0.46 ; 0.80]	27.9%
Abe S, et al. 2016	13	−0.30	1.3000	11	−0.50	0.8000	0.18	[−0.63 ; 0.98]	17.1%
Tylner S, et al. 2016	14	−5.30	10.8000	14	−0.97	16.0000	−0.31	[−1.05 ; 0.44]	19.9%
Abe S, et al. 2019	16	1.50	3.5000	15	0.50	0.1300	0.39	[−0.33 ; 1.10]	21.9%
Common effect model	**126**			**117**			**0.97**	**[0.64 ; 1.30]**	**100.0%**

Heterogeneity : $I^2=98\%$, $\tau^2=8.2705$, $p<0.01$

(c)

Study	Experimental Total	Mean	SD	Control Total	Mean	SD	SMD	95%CI	Weight
Stange I, et al. 2013	42	0.00	0.2000	35	−0.60	0.2000	2.97	[2.31 ; 3.63]	28.5%
Stow R, et al. 2015	18	−0.39	1.8000	13	−1.06	1.5000	0.39	[−0.33 ; 1.11]	23.7%
Abe S, et al. 2016	13	0.30	0.6000	11	0.10	0.9000	0.26	[−0.55 ; 1.06]	18.9%
Abe S, et al. 2019	16	0.50	2.3000	21	0.20	0.9000	0.18	[−0.47 ; 0.83]	29.0%
Common effect model	**89**			**80**			**1.04**	**[0.69 ; 1.39]**	**100.0%**

Heterogeneity : $I^2=94\%$, $\tau^2=1.7189$, $p<0.01$

(d)

Study	Experimental Total	Mean	SD	Control Total	Mean	SD	SMD	95%CI	Weight
Lauque S, et al. 2000	22	1.50	0.4000	24	−1.30	2.4000	1.57	[0.90 ; 2.23]	7.3%
Odlund Olin A, et al. 2008	23	0.70	0.8000	26	−0.30	0.4000	1.59	[0.94 ; 2.24]	7.7%
Grieger JA, et al. 2009	49	−0.41	0.6000	43	−0.90	0.9000	0.64	[0.22 ; 1.06]	18.5%
Manders M, et al. 2009	78	0.80	3.6000	33	−0.80	3.3000	0.45	[0.04 ; 0.86]	19.3%
Beck AM, et al. 2010	62	1.30	0.7000	59	−0.60	0.2000	3.63	[3.04 ; 4.21]	9.5%
Carlsson M, et al. 2011	47	0.30	2.2000	47	−0.70	2.9000	0.39	[−0.02 ; 0.79]	19.6%
Stange I, et al. 2013	42	1.20	0.1000	35	−0.50	0.2000	10.95	[9.13 ; 12.78]	1.0%
Stow R, et al. 2015	21	0.82	2.7000	19	−1.50	3.3000	0.76	[0.11 ; 1.40]	7.8%
Abe S, et al. 2016	13	1.10	1.0000	11	−0.50	0.9000	1.62	[0.67 ; 2.56]	3.7%
Tylner S, et al. 2016	14	1.90	2.5000	14	0.44	2.5000	0.57	[−0.19 ; 1.32]	5.7%
Common effect model	**371**			**311**			**1.12**	**[0.94 ; 1.30]**	**100.0%**

Heterogeneity : $I^2=96\%$, $\tau^2=9.0713$, $p<0.01$

(e)

Study	Experimental Total	Mean	SD	Control Total	Mean	SD	SMD	95%CI	Weight
Stow R, et al. 2015	6	−1.50	2.5000	7	0.16	2.4000	−0.63	[−1.76 ; 0.50]	6.4%
Lee LC, et al. 2015	43	6.09	4.0300	40	4.33	5.1500	0.38	[−0.06 ; 0.81]	43.4%
Abe S, et al. 2016	13	1.20	1.0000	11	−0.90	1.9000	1.37	[0.46 ; 2.28]	10.0%
Molnár, et al. 2016	17	2.50	2.6000	17	−1.40	2.0000	1.64	[0.85 ; 2.43]	13.1%
Tylner S, et al. 2016	14	−0.06	0.1000	14	−0.01	0.1000	−0.49	[−1.24 ; 0.27]	14.4%
Abe S, et al. 2019	17	2.10	1.2000	14	−0.20	1.9000	1.44	[0.64 ; 2.25]	12.7%
Common effect model	**110**			**103**			**0.59**	**[0.30 ; 0.87]**	**100.0%**

Heterogeneity : $I^2=82\%$, $\tau^2=0.7838$, $p<0.01$

図2　メタアナリシスの結果
〔(a)エネルギー摂取量，(b)たんぱく質摂取量，(c)上腕周囲長，(d)体重，(e)握力〕

(d)体重

10報が採択され[8, 12, 13, 15-21]，栄養管理による体重増加効果が示された(標準化平均差1.12，95%信頼区間0.94-1.30)(図2)。異質性は高く(I^2=96%)，10報すべてにおいてバイアスのリスクは高いと判断された(表1)。

表1　バイアスのリスク

(a)エネルギー摂取量

	ドメイン					
研究報告	D1	D2	D3	D4	D5	Overall
Stow R, et al. 2015	⊗	⊕	⊕	⊗	⊕	⊗
Abe S, et al. 2016	⊗	⊕	⊕	⊕	⊕	⊗
Tylner S, et al. 2016	⊖	⊕	⊖	⊗	⊕	⊗
Abe S, et al. 2019	⊗	⊕	⊕	⊕	⊖	⊗
MF Mathey, et al. 2001	⊗	⊖	⊕	⊕	⊖	⊗

(b)たんぱく質摂取量

	ドメイン					
研究報告	D1	D2	D3	D4	D5	Overall
Beck AM, et al. 2010	⊗	⊖	⊕	⊗	⊕	⊗
Stow R, et al. 2015	⊗	⊖	⊕	⊕	⊗	⊗
Abe S, et al. 2016	⊗	⊗	⊕	⊕	⊕	⊗
Tylner S, et al. 2016	⊗	⊖	⊕	⊕	⊖	⊗
Abe S, et al. 2019	⊗	⊗	⊕	⊕	⊖	⊗

(c)上腕周囲長

	ドメイン					
研究報告	D1	D2	D3	D4	D5	Overall
Stange I, et al. 2013	⊗	⊖	⊕	⊗	⊕	⊗
Stow R, et al. 2015	⊖	⊗	⊕	⊖	⊕	⊗
Abe S, et al. 2016	⊗	⊗	⊕	⊖	⊕	⊗
Abe S, et al. 2019	⊗	⊗	⊕	⊖	⊖	⊗

(d)体重

	ドメイン					
研究報告	D1	D2	D3	D4	D5	Overall
Lauque S, et al. 2000	⊗	⊖	⊕	⊗	⊕	⊗
Odlund Olin A, et al. 2008	⊗	⊖	⊕	⊕	⊖	⊗
Grieger JA, et al. 2009	⊗	⊗	⊖	⊕	⊕	⊗
Manders M, et al. 2009	⊗	⊗	⊕	⊕	⊖	⊗
Beck AM, et al. 2010	⊗	⊗	⊗	⊕	⊖	⊗
Carlsson M, et al. 2011	⊗	⊖	⊖	⊖	⊗	⊗
Stange I, et al. 2013	⊖	⊗	⊕	⊖	⊗	⊗
Stow R, et al. 2015	⊖	⊗	⊖	⊕	⊗	⊗
Abe S, et al. 2016	⊗	⊗	⊖	⊕	⊕	⊗
Tylner S, et al. 2016	⊗	⊖	⊖	⊗	⊕	⊗

（つづく）

表1 （つづき）

(e)握力

研究報告	ドメイン D1	D2	D3	D4	D5	Overall
Stow R, et al. 2015	⊗	⊖	⊕	⊗	⊕	⊗
Lee LC, et al. 2015	⊖	⊕	⊕	⊕	⊗	⊗
Abe S, et al. 2016	⊗	⊗	⊖	⊗	⊕	⊗
Molnár A, et al. 2016	⊗	⊕	⊗	⊕	⊖	⊗
Tylner S, et al. 2016	⊗	⊗	⊕	⊕	⊖	⊗
Abe S, et al. 2019	⊗	⊗	⊖	⊗	⊕	⊗

ドメイン〔(a)～(e)共通〕
D1：ランダム過程のバイアス
D2：治療意図との乖離によるバイアス
D3：結果データ欠損によるバイアス
D4：結果測定におけるバイアス
D5：報告結果の選択バイアス

判断〔(a)～(e)共通〕
⊗ 高
⊖ 懸念あり
⊕ 低

10報のうち，5報は前述の研究であり[8, 12, 13, 15, 16]，うち4報で体重増加に対する効果が認められた。介護施設入所高齢者88人を対象としたランダム化比較試験では，栄養状態に応じて300～500 kcal/日の栄養補助食品を60日間与え，低栄養患者では有意な体重増加が認められた[17]。ナーシングホーム入所高齢者35人を対象とした非ランダム化介入試験では，エネルギー密度の高い食品による栄養強化で，BMI 24 kg/m^2未満の患者の体重が0.3 kg増加した[18]。高齢者ケア施設入所者92人を対象にマルチビタミン錠剤を提供したランダム化試験では，群間で体重に差を認めなかった[19]。栄養補助食品(250 kcal/日)を24週間摂取させたランダム化比較試験では，介入群は0.8 kg体重増加，対照群は0.8 kg減少した(P=0.04)[20]。177人の介護施設入所高齢者を対象とした運動とたんぱく質強化ドリンク(195 kcal，たんぱく質14.8 g)による2×2デザインのクラスターランダム化比較試験では，4群間で体重変化に差は認めなかった(P=0.123)[21]。

(e)握力

6報がメタアナリシスに用いられ[8, 12-14, 22, 23]，栄養管理により握力の向上効果が認められた(標準化平均差0.59，95%信頼区間0.30-0.87)(図2)。異質性(I^2=82%)，バイアスのリスクとも高いと判断された(表1)。6報のうち前述の4報については[8, 12-14]，栄養管理による握力向上あり(2報)[8, 14]，なし(2報)[12, 13]の双方が混在していた。ナーシングホーム入所高齢者92人を対象に大豆由来栄養補助食品(250 kcal，たんぱく質9 g)を摂取させたランダム化比較試験では，介入群は対照群よりも12週後，24週後の握力が有意に高値であった[22]。介護施設入所高齢者34人を対象としたランダム化比較試験では，筋力増強運動にホエイたんぱく質とビタミンDを含む栄養補助食品を提供した群で有意な握力増加を認めた[23)]。

(f)エビデンスの統合

上記5つのアウトカムを統合した。全研究において高いバイアスのリスクが存在し，高い異質性が認められたこと，エネルギー摂取量や握力に対する効果の非一貫性が認められたことから，エビデンス総体の質は非常に低いと判断した。パネル会議による投票の結果，要介護高齢者に対する栄養管理の推奨の強さと方向性は「弱く推奨する」とした。

3　益と害のバランス評価

高齢者における大腿骨骨折後の栄養補給に関するコクラン・レビューでは，栄養管理による合併症の増加は認められなかった[24)]。2019年のThe Effect of early nutritional support on Frailty, Functional Outcomes, and Recovery of malnourished medical inpatients Trial(EFFORT)研究では，栄養強化，経口補助食品，経管栄養，静脈栄養による栄養管理に伴うすべての副作用について群間で差を認めなかった[25)]。以上より，栄養管理に伴う害のリスクは少なく，利益が害を上回ると考えられた。

4　患者・市民の価値観・希望

クリニカルクエスチョンの策定会議および推奨決定のための投票に患者の家族が加わり，可能な限り患者と家族の意向を踏まえて推奨を決定した。

5　資源利用と費用対効果

ケアホーム入所者を対象とした研究では，経口栄養補助食品の推定増分費用効果比(incremental cost-effectiveness ratio；ICER)が1質調整生存年(quality adjusted life year；QALY)当たり10,941ポンドであり，費用対効果に優れた介入であると結論づけている[26)]。要介護高齢者においても栄養管理は費用対効果に優れた介入であると考えられる。

6 今後の研究

メタアナリシスに組み入れられたすべての研究において，高いバイアスのリスク(特にランダム化において)が認められた。また，介入およびアウトカムの異質性が高く，結果の統合や解釈の障壁となっていた。要介護高齢者に対する栄養管理に対する質の高い推奨を提供するために，よりバイアスのリスクが低いデザインのランダム化比較試験が求められる。

キーワード

Residential Facilities，Long-term Care，Housing for the Elderly，Homes for the Aged，Nursing Home，Group Home，Older Adults，Nutrition Therapy，Nutrition Support，Diet，Randomized Controlled Trial，Clinical Trial

用語解説

- **増分費用効果比**(incremental cost-effectiveness ratio；ICER)
  費用対効果の指標で，従来の介入に対する新たな介入による増分費用を，同様に新たな介入による増分効果で除したもの。
- **質調整生存年**(quality adjusted life year；QALY)
  CQ10 の用語解説を参照(➡ **188 頁**)

文献

1) Dent E, Wright ORL, Woo J, Hoogendijk EO. Malnutrition in older adults. Lancet. 2023 Mar; 401(10380): 951-66. doi: 10.1016/S0140-6736(22)02612-5
2) Morley JE. Undernutrition in older adults. Fam Pract. 2012 Apr; 29 Suppl 1: i89-i93. doi: 10.1093/fampra/cmr054
3) Corish CA, Bardon LA. Malnutrition in older adults: Screening and determinants. Proc Nutr Soc. 2019 Aug; 78(3): 372-9. doi: 10.1017/S0029665118002628
4) Streicher M, van Zwienen-Pot J, Bardon L, Nagel G, Teh R, Meisinger C, et al. Determinants of incident malnutrition in community-dwelling older adults: A MaNuEL multicohort meta-analysis. J Am Geriatr Soc. 2018 Dec; 66(12): 2335-43. doi: 10.1111/jgs.15553
5) O'Keeffe M, Kelly M, O'Herlihy E, O'Toole PW, Kearney PM, Timmons S, et al. Potentially modifiable determinants of malnutrition in older adults: A systematic review. Clin Nutr. 2019 Dec; 38(6): 2477-98. doi: 10.1016/j.clnu.2018.12.007
6) Moloney L, Jarrett B. Nutrition assessment and interventions for the prevention and treatment of malnutrition in older adults: An evidence analysis center scoping review. J Acad Nutr Diet. 2021 Oct; 121(10): 2108-40. e6. doi: 10.1016/j.jand.2020.09.026
7) Malafarina V, Serra Rexach JA, Masanés F, Cervera-Díaz MC, Lample Lacasa L, Ollero Ortigas A, et al. Results of high-protein, high-calorie oral nutritional supplementation in malnourished older people in nursing homes: An observational, multicenter, prospective, pragmatic study(PROT-e-GER). J Am Med Dir Assoc. 2021 Sep; 22(9): 1919-26. doi: 10.1016/j.jamda.2021.02.039
8) Abe S, Ezaki O, Suzuki M. Medium-chain triglycerides in combination with leucine

and vitamin D increase muscle strength and function in frail elderly adults in a randomized controlled trial. J Nutr. 2016 May; 146(5): 1017-26. doi: 10.3945/jn.115.228965
9) Tsuboi M, Momosaki R, Vakili M, Abo M. Nutritional supplementation for activities of daily living and functional ability of older people in residential facilities: A systematic review. Geriatr Gerontol Int. 2018 Feb; 18(2): 197-210. doi: 10.1111/ggi.13160
10) The Academy of Nutrition and Dietetics. Evidence Analysis Library. Malnutrition in Older Adults. https://www.andeal.org/topic.cfm?menu=6064(last accessed: 2023/8/6)
11) Mathey MF, Siebelink E, de Graaf C, Van Staveren WA. Flavor enhancement of food improves dietary intake and nutritional status of elderly nursing home residents. J Gerontol A Biol Sci Med Sci. 2001 Apr; 56(4): M200-5. doi: 10.1093/gerona/56.4.m200
12) Stow R, Ives N, Smith C, Rick C, Rushton A. A cluster randomised feasibility trial evaluating nutritional interventions in the treatment of malnutrition in care home adult residents. Trials. 2015 Sep; 16: 433. doi: 10.1186/s13063-015-0952-2
13) Tylner S, Cederholm T, Faxén-Irving G. Effects on weight, blood lipids, serum fatty acid profile and coagulation by an energy-dense formula to older care residents: A randomized controlled crossover trial. J Am Med Dir Assoc. 2016 Mar; 17(3): 275. e5-11. doi: 10.1016/j.jamda.2015.12.005
14) Abe S, Ezaki O, Suzuki M. Medium-chain triglycerides(8: 0 and 10: 0)are promising nutrients for sarcopenia: A randomized controlled trial. Am J Clin Nutr. 2019 Sep; 110(3): 652-65. doi: 10.1093/ajcn/nqz138
15) Beck AM, Damkjaer K, Sørbye LW. Physical and social functional abilities seem to be maintained by a multifaceted randomized controlled nutritional intervention among old(>65 years)Danish nursing home residents. Arch Gerontol Geriatr. 2010 May-Jun; 50(3): 351-5. doi: 10.1016/j.archger.2009.05.018
16) Stange I, Bartram M, Liao Y, Poeschl K, Kolpatzik S, Uter W, et al. Effects of a low-volume, nutrient-and energy-dense oral nutritional supplement on nutritional and functional status: a randomized, controlled trial in nursing home residents. J Am Med Dir Assoc. 2013 Aug; 14(8): 628. e1-8. doi: 10.1016/j.jamda.2013.05.011
17) Lauque S, Arnaud-Battandier F, Mansourian R, Guigoz Y, Paintin M, Nourhashemi F, et al. Protein-energy oral supplementation in malnourished nursing-home residents. A controlled trial. Age Ageing. 2000 Jan; 29(1): 51-6. doi: 10.1093/ageing/29.1.51
18) Odlund-Olin A, Armyr I, Soop M, Jerstrom S, Classon I, Cederholm T, et al. Energy-dense meals improve energy intake in elderly residents in a nursing home. Clin Nutr. 2003 Apr; 22(2): 125-31. doi: 10.1054/clnu.2002.0610
19) Grieger JA, Nowson CA, Jarman HF, Malon R, Ackland LM. Multivitamin supplementation improves nutritional status and bone quality in aged care residents. Eur J Clin Nutr. 2009 Apr; 63(4): 558-65. doi: 10.1038/sj.ejcn.1602963
20) Manders M, De Groot LC, Hoefnagels WH, Dhonukshe-Rutten RA, Wouters-Wesseling W, Mulders AJ, et al. The effect of a nutrient dense drink on mental and physical function in institutionalized elderly people. J Nutr Health Aging. 2009 Nov; 13(9): 760-7. doi: 10.1007/s12603-009-0211-x
21) Carlsson M, Littbrand H, Gustafson Y, Lundin-Olsson L, Lindelöf N, Rosendahl E, et al. Effects of high-intensity exercise and protein supplement on muscle mass in ADL dependent older people with and without malnutrition: A randomized controlled trial. J Nutr Health Aging. 2011 Aug; 15(7): 554-60. doi: 10.1007/s12603-011-0017-5
22) Lee LC, Tsai AC, Wang JY. Need-based nutritional intervention is effective in improving handgrip strength and Barthel Index scores of older people living in a nursing home: A randomized controlled trial. Int J Nurs Stud. 2015 May; 52(5): 904-12. doi: 10.1016/j.ijnurstu.2015.01.008
23) Molnar A, Jónásné Sztruhár I, Csontos ÁA, Ferencz C, Várbíró S, Székács B. Special nutrition intervention is required for muscle protective efficacy of physical exercise in elderly people at highest risk of sarcopenia. Physiol Int. 2016 Sep; 103(3): 368-76. doi: 10.1556/2060.103.2016.3.12
24) Avenell A, Smith TO, Curtain JP, Mak JC, Myint PK. Nutritional supplementation for

hip fracture aftercare in older people. Cochrane Database Syst Rev. 2016 Nov 30; 11(11): CD001880. doi: 10.1002/14651858.CD001880.pub6
25) Schuetz P, Fehr R, Baechli V, Geiser M, Deiss M, Gomes F, et al. Individualised nutritional support in medical inpatients at nutritional risk: A randomised clinical trial. Lancet. 2019 Jun; 393(10188): 2312-21. doi: 10.1016/S0140-6736(18)32776-4
26) Elia M, Parsons EL, Cawood AL, Smith TR, Stratton RJ. Cost-effectiveness of oral nutritional supplements in older malnourished care home residents. Clin Nutr. 2018 Apr; 37(2): 651-8. doi: 10.1016/j.clnu.2017.02.008

CQ 7

介護スタッフ/家族への栄養支援は要介護高齢者のアウトカムの改善につながるか?

推奨

要介護高齢者の介護スタッフに対し，食事介助技術を含む栄養支援を行うことを弱く推奨する。

▶推奨の強さ：弱　▶エビデンスの確実性：非常に低

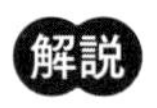

1　CQ の背景

摂食能力が低下した高齢者では，食事摂取量が低下し，栄養状態が悪化しやすい。高齢者における低栄養の決定因子に関する系統的レビューによれば，食事摂取に介助が必要な状態が低栄養リスクとなることを示す中等度のエビデンスが存在する[1)]。そのため，自力で食事摂取が困難な高齢者において，経口摂取をサポートする家族や介護者の知識や技術は重要である。

しかし，現時点で家族や介護スタッフに対する食事介助を含む栄養支援を実践すべきかどうかに関するエビデンスには乏しい。これらの状況を踏まえ，本推奨を作成した。

2　エビデンス評価

系統的レビューの結果，768 報の論文が検索された。重複を除外した 726 報のうち一次スクリーニングにより 658 報，二次スクリーニングにより 64 報が除外され，最終的に 4 報が推奨作成に採択された(図 1)。採択論文の研究デザインは，ランダム化比較試験 1 報，非ランダム化比較試験 1 報，前後比較試験 2 報であった。3 報の対象者はナーシングホーム居住者，残り 1 報の対象者は地域施設居住者であった。介入はすべて介護スタッフに対して行われ，家族を対象とした研究は存在しなかった。アウトカムには食事摂取量，身体計測値，栄養状態，介護度，職員が介助に要した時間など

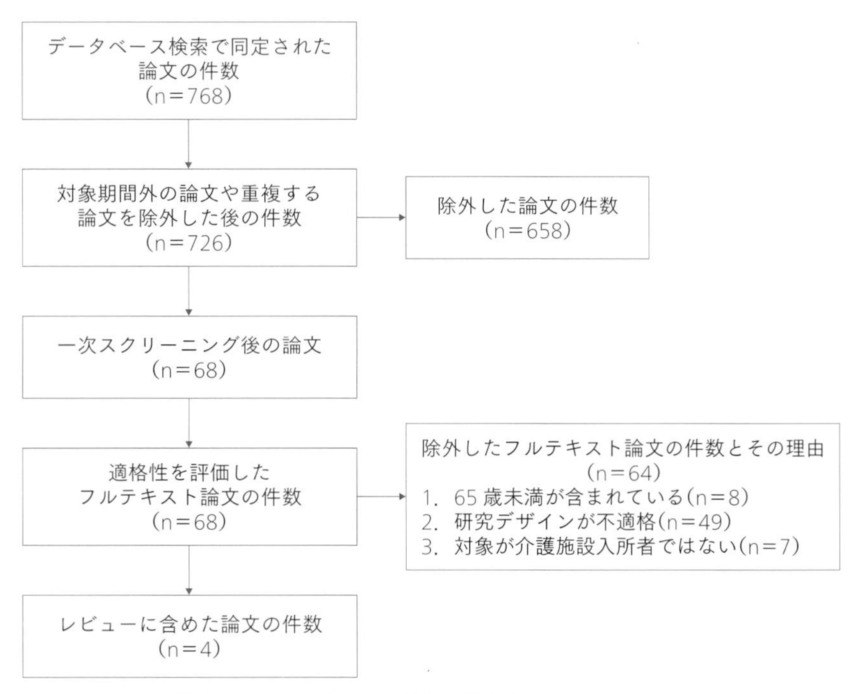

図1　CQ7の系統的レビューに使用した論文の抽出過程

が用いられており，エネルギー摂取量のみ，メタアナリシスが実施可能であった。

エネルギー摂取量をアウトカムとした2報の論文をメタアナリシスに組み入れ[2,3](**図2**)，介護スタッフへの栄養支援によりエネルギー摂取量の増加が認められた(標準化平均差0.91，95%信頼区間0.70-1.13)。研究間の異質性は高いと判断した(I^2=89%)。2報の適格論文ともバイアスのリスクは高かった(**表1**)。

米国のナーシングホーム入所者134人に対し，2日間(6食分)の訓練を受けた職員による個別化した食事介助により，平均摂取エネルギーは987 kcal/日から1,242 kcal/日へと増加した($P<0.001$)[2]。同じく米国の介入研究において，地域長期介護施設の非看護職員47人に対し栄養支援教育を実施したところ，認定看護師が間食を提供した場合に比べ，入所者の摂取エネルギーは有意に増加した(平均77 kcal vs 130 kcal，$P<0.001$)[3]。

エビデンスの統合

両論文ともバイアスのリスクは高いと判定されたこと(**表1**)，組入論文数が少数であったことから，エビデンス総体の質は非常に低いと判断された。パネル会議による投票の結果，要介護高齢者に対する栄養管理の推奨の強さと方向性は「弱く推奨する」とした。

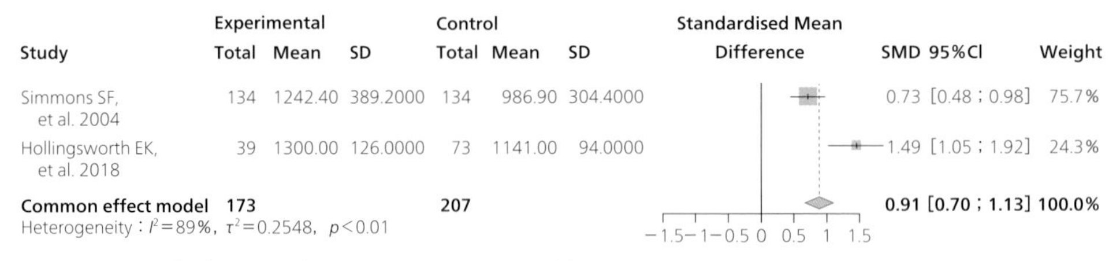

図2 エネルギー摂取量に対するメタアナリシスの結果

表1 バイアスのリスク

研究報告	D1	D2	D3	D4	D5	Overall
	ドメイン					
Simmons SF, et al. 2004	⊗	⊗	⊕	⊗	⊕	⊗
Hollingsworth EK, et al. 2018	⊗	⊗	⊕	⊗	⊖	⊗

ドメイン
D1：ランダム過程のバイアス
D2：治療意図との乖離によるバイアス
D3：結果データ欠損によるバイアス
D4：結果測定におけるバイアス
D5：報告結果の選択バイアス

判断
⊗ 高
⊖ 懸念あり
⊕ 低

3 益と害のバランス評価

介護スタッフへの栄養教育は，栄養状態，日常生活活動(activities of daily living；ADL)，死亡率などの妥当なアウトカムに対する効果については不明確であったものの，エネルギー摂取量の改善に対し効果があることは確認できた。一方，栄養支援による害としては，家族や介護スタッフの介助時間の増加，精神的負担などが考えられる。

前述の研究[2)]において，訓練を受けた職員による個別化食事介助したところ，標準的ケアと比べスタッフの業務時間は有意に増加した(平均1分30秒 vs 34分20秒，P<0.001)。またこのプロトコルで食事摂取量が増加しなかった対象者に対して間食提供を実施した場合でも，標準的ケアよりスタッフの業務時間は延長していた(平均12分35秒，P<0.001)。また，栄養支援教育を受けた非看護職は，認定看護師と比較して患者のケアにかかわる時間が長い傾向にあった(平均2.57分 vs 1.77分，P<0.001)[3)]。これらは対象者本人の害ではないものの，介護スタッフの負担増加は医療コストの増加，実行可能性の低下につながり，無視できない。本邦においては，将来的に介護職員が大幅に不足することが見込まれており[4)]，介護スタッフに対する栄養支援教育を導入するにあたっては，スタッフの人員配置や処遇を含む業務の見直しを伴うことが望ましいと思われる。

4 患者・市民の価値観・希望

クリニカルクエスチョンの策定会議および推奨決定のための投票に患者の家族が加わり，可能な限り患者と家族の意向を踏まえて推奨を決定した。

5 資源利用と費用対効果

非看護職に対する栄養支援教育の費用対効果について調査した研究によると，介入コストは1患者当たり1.27ドル/日であり，増分費用効果比(incremental cost-effectiveness ratio；ICER)は1ドル当たり134 kcalであった。このことから，介護スタッフに対する栄養教育支援の費用対効果は高いと考えられる。

6 今後の研究

本推奨の採択論文数は4報と少なく，エネルギー摂取量以外のアウトカムに対する栄養支援の効果や，家族に対する栄養支援の効果は判断できなかった。また，メタアナリシスへの採択論文はいずれもバイアスのリスクが高く，質の高い研究デザインを有する研究は不足していた。介入の性質から，栄養支援の盲検化やプラセボ対照は困難と考えられるものの，家族および介護スタッフへの栄養支援に関する質の高い介入試験の実施が求められる。

キーワード

Residential Facilities, Long-term Care, Housing for the Elderly, Homes for the Aged, Nursing Home, Group Home, Older Adults, Nutrition Therapy, Nutrition Support, Diet, Randomized Controlled Trial, Clinical Trial

用語解説

- **増分費用効果比**(incremental cost-effectiveness ratio；ICER)
  CQ 6の用語解説を参照(➡ **89頁**)

文献

1) O'Keeffe M, Kelly M, O'Herlihy E, O'Toole PW, Kearney PM, Timmons S, et al. Potentially modifiable determinants of malnutrition in older adults: A systematic review.

Clin Nutr. 2019 Dec; 38(6): 2477-98. doi: 10.1016/j.clnu.2018.12.007
2) Simmons SF, Schnelle JF. Individualized feeding assistance care for nursing home residents: Staffing requirements to implement two interventions. J Gerontol A Biol Sci Med Sci. 2004 Sep; 59(9): M966-73. doi: 10.1093/gerona/59.9.m966
3) Hollingsworth EK, Long EA, Simmons SF. Comparison between quality of care provided by trained feeding assistants and certified nursing assistants during between-meal supplementation in long-term care settings. J Appl Gerontol. 2018 Nov; 37(11): 1391-410. doi: 10.1177/0733464816669806
4) 厚生労働省社会・援護局福祉基盤課福祉人材確保対策室．第 8 期介護保険事業計画に基づく介護職員の必要数について．2021 年 7 月 9 日
https://www.mhlw.go.jp/stf/houdou/0000207323_00005.html(last accessed: 2023/8/9)

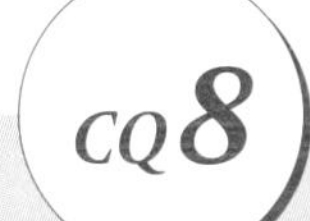

要介護高齢者において，減量は介助負担の軽減につながるか？

ステートメント

・要介護高齢者において，介助負担の軽減を目的とした減量については，現時点で推奨を提示しない。

▶**推奨なし（GPS；good practice statement）**

1 CQの背景

要介護の高齢者において，肥満によってもたらされる家族や介護スタッフなどの介護負担の増加は，介護の提供の制限や生活の質（quality of life；QOL）の低下など，否定的な変化をもたらす可能性がある[1]。要介護の高齢者における肥満が介助量に与える影響は重要であり，body mass index（BMI）が高いナーシングホーム入所の高齢者に対しては，より多くの介助が必要とされる[2]。米国におけるナーシングホーム入所高齢者を対象とした系統的レビューによると，肥満は身体機能障害の発症リスクと長期介護の必要性の増加と関連しており，これによって必要な介助量がさらに増加したことが示されている[3]。さらに，肥満の要介護高齢者の介護ニーズに対応するためには，特別な機器や知識が必要となる場合がある。

一方で，意図せぬ体重減少もしくは低体重は高齢者の身体機能低下や病院や介護施設入所のリスク要因であり，介護者の負担を増加させる可能性がある[4]。身体機能が低下して介護が必要な高齢者は低栄養やサルコペニアの有病割合が多いことを鑑みると[5]，意図せぬ体重減少や低体重は介護負担の増大の大きなリスク因子であり，安易な減量には注意を要する必要がある。

総じて，この臨床的な疑問の背景からは，肥満と低体重が高齢者の健康と福祉，そして介護者の負担に重要な影響を及ぼす可能性が示唆される。したがって，減量による介護の負担の効果を検証することは，要介護の高齢者へのケアの質を向上させるために重要である。しかし，現時点で要介護高齢者において，介助負担の軽減を目的とした減量の効果についてはエビデンスには乏しい。

これらの状況を踏まえ，本推奨を作成した。

2 エビデンス評価

系統的レビューの結果，7,873報の論文が検索された。重複などを除外した4,548報のうち，一次スクリーニングにより4,493報，二次スクリーニングにより19報が除外され，最終的に36報が推奨作成に採択された(図1)。採択論文の研究デザインは，ランダム化比較試験は0報で，36報はすべて観察研究であった。観察研究の研究デザインは，前向きコホート研究5報，前向き横断研究3報，後ろ向きコホート研究10報，後ろ向き横断研究17報，不明1報であった。研究対象者は，ナーシングホーム居住者19報，住宅型介護施設居住者5報，入院患者5報，地域居住者6報，不明1報であった。介入試験が0報であったため，介入方法の提示は0報であった。観察研究におけるアウトカム比較のための観察指標(曝露因子)として，肥満(BMI 30 kg/m^{2}以上)，6か月〜1年間の5〜10%の体重減少，低体重(BMI 18.5 kg/m^{2}未満，BMI 20 kg/m^{2}未満，BMI 22.5 kg/m^{2}未満)などが含まれた。アウトカムには日常生活活動(activities of daily living；ADL)，QOL，再入院，介助量の

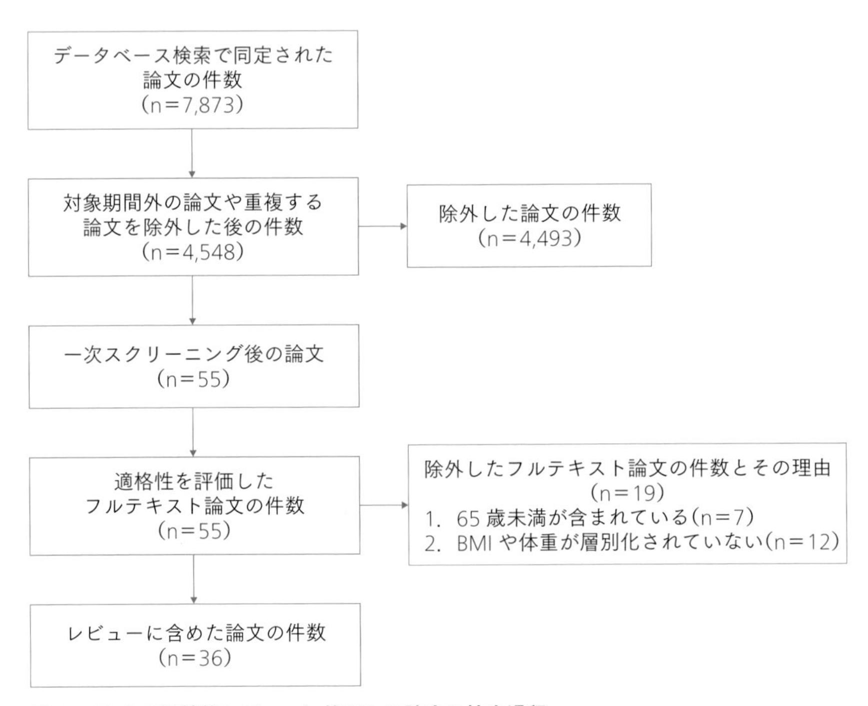

図1 CQ 8の系統的レビューに使用した論文の抽出過程

増大，死亡などの多様な指標が用いられていた。ランダム化比較試験が存在しなかったこと，観察指標およびアウトカムが一定していなかったことから，パネル会議による検討の結果，本 CQ を検証するための研究が不足しているとして，推奨はせずに，GPS(good practice statement)にすることとした。

限定したエビデンスとなるものの，参考となる知見の収集のために，観察研究を対象に ADL と死亡をアウトカムとしたメタアナリシスを行った。

ADL をアウトカムとした 7 報の論文を曝露因子ごとにメタアナリシスを行った。4 報の論文のメタアナリシスで[6-9]〔図 2-(a)〕，BMI が 18.5 kg/m^2 未満の低体重は BMI が 18.5 kg/m^2 以上の体重と比較して ADL がより低かった(標準化平均差 0.10，95%信頼区間 0.03-0.17)。4 報の論文のメタアナリシスで[6, 7, 10, 11]〔図 2-(b)〕，BMI が 25 kg/m^2 以上の肥満より BMI が 25 kg/m^2 未満の非肥満のほうが，ADL がより低かった(標準化平均差 −0.26，95%信頼区間 −0.32-−0.20)。また，2 報の論文のメタアナリシスで[11, 12]〔図 2-(c)〕，5% 以上の体重減少は 5%未満の体重減少と比較して統計学的な差を認めなかった(標準化平均差 0.04，95%信頼区間 −0.18-0.25)。研究間の異質性は高いと判断

(a)

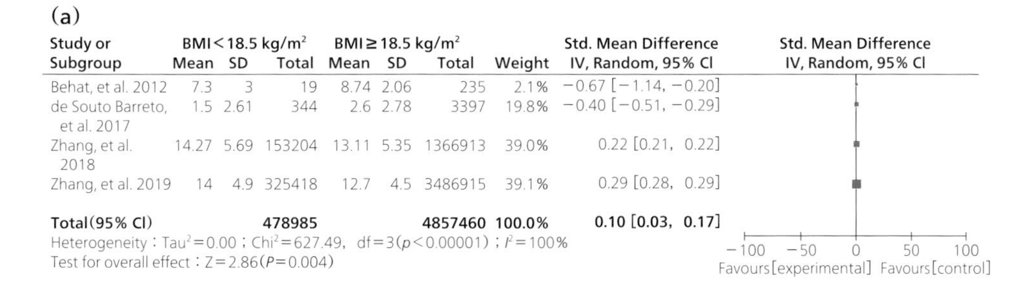

Study or Subgroup	BMI＜18.5 kg/m² Mean	SD	Total	BMI≧18.5 kg/m² Mean	SD	Total	Weight	Std. Mean Difference IV, Random, 95% CI
Behat, et al. 2012	7.3	3	19	8.74	2.06	235	2.1%	−0.67 [−1.14, −0.20]
de Souto Barreto, et al. 2017	1.5	2.61	344	2.6	2.78	3397	19.8%	−0.40 [−0.51, −0.29]
Zhang, et al. 2018	14.27	5.69	153204	13.11	5.35	1366913	39.0%	0.22 [0.21, 0.22]
Zhang, et al. 2019	14	4.9	325418	12.7	4.5	3486915	39.1%	0.29 [0.28, 0.29]
Total(95% CI)			**478985**			**4857460**	**100.0%**	**0.10 [0.03, 0.17]**

Heterogeneity：Tau²=0.00；Chi²=627.49, df=3(*p*＜0.00001)；I²=100%
Test for overall effect：Z=2.86(*P*=0.004)

(b)

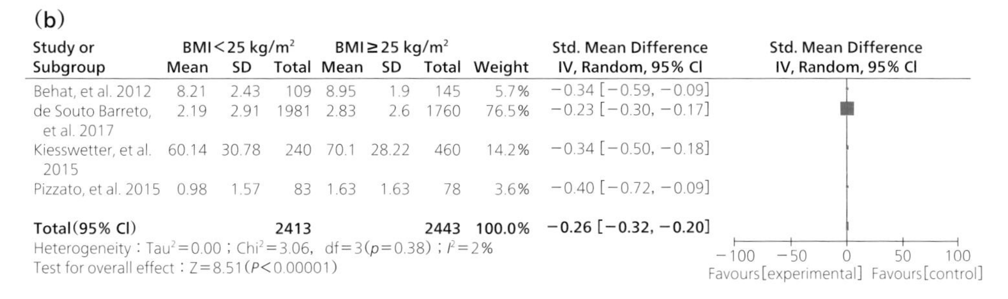

Study or Subgroup	BMI＜25 kg/m² Mean	SD	Total	BMI≧25 kg/m² Mean	SD	Total	Weight	Std. Mean Difference IV, Random, 95% CI
Behat, et al. 2012	8.21	2.43	109	8.95	1.9	145	5.7%	−0.34 [−0.59, −0.09]
de Souto Barreto, et al. 2017	2.19	2.91	1981	2.83	2.6	1760	76.5%	−0.23 [−0.30, −0.17]
Kiesswetter, et al. 2015	60.14	30.78	240	70.1	28.22	460	14.2%	−0.34 [−0.50, −0.18]
Pizzato, et al. 2015	0.98	1.57	83	1.63	1.63	78	3.6%	−0.40 [−0.72, −0.09]
Total(95% CI)			**2413**			**2443**	**100.0%**	**−0.26 [−0.32, −0.20]**

Heterogeneity：Tau²=0.00；Chi²=3.06, df=3(*p*=0.38)；I²=2%
Test for overall effect：Z=8.51(*P*＜0.00001)

(c)

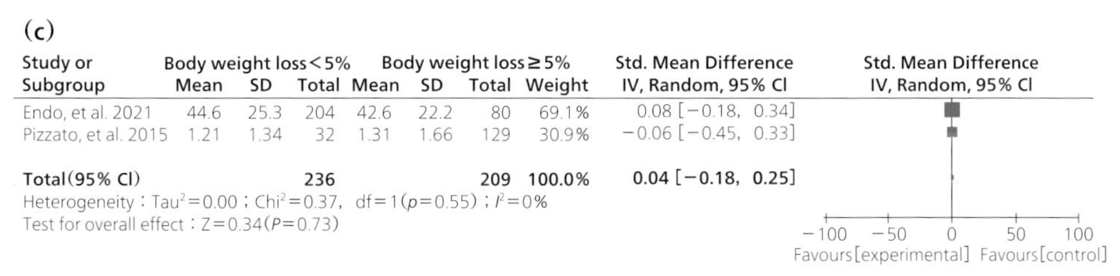

Study or Subgroup	Body weight loss＜5% Mean	SD	Total	Body weight loss≧5% Mean	SD	Total	Weight	Std. Mean Difference IV, Random, 95% CI
Endo, et al. 2021	44.6	25.3	204	42.6	22.2	80	69.1%	0.08 [−0.18, 0.34]
Pizzato, et al. 2015	1.21	1.34	32	1.31	1.66	129	30.9%	−0.06 [−0.45, 0.33]
Total(95% CI)			**236**			**209**	**100.0%**	**0.04 [−0.18, 0.25]**

Heterogeneity：Tau²=0.00；Chi²=0.37, df=1(*p*=0.55)；I²=0%
Test for overall effect：Z=0.34(*P*=0.73)

図 2　ADL に対するメタアナリシスの結果

表 1　バイアスのリスク(ADL に対するメタアナリシスの採用論文)

研究報告	ドメイン D1	D2	D3	D4	D5	D6	Overall
Behat G, et al. 2012	⊕	⊗	⊕	⊖	⊖	⊗	⊗
Kiesswetter E, et al. 2015	⊗	⊗	⊕	⊖	⊖	⊗	⊗
Pizzato S, et al. 2015	⊕	⊗	⊕	⊖	⊖	⊗	⊗
de Souto Barreto P, et al. 2017	⊕	⊗	⊕	⊕	⊕	⊕	⊗
Zhang N, et al. 2018	⊕	⊗	⊕	⊖	⊖	⊗	⊗
Zhang N, et al. 2019	⊕	⊗	⊕	⊕	⊖	⊗	⊗
Endo A, et al. 2021	⊕	⊗	⊕	⊖	⊕	⊗	⊗

ドメイン
D1：参加者の選択
D2：交絡変数
D3：曝露の測定
D4：アウトカム評価の盲検化
D5：不完全なアウトカムデータ
D6：選択的アウトカム報告

判断
⊗ 高
⊖ 不明
⊕ 低

した。7 報の適格論文ともバイアスのリスクは高かった(**表 1**)。

また，死亡をアウトカムとした 7 報の論文を曝露因子ごとにメタアナリシスを行った。5 報の論文のメタアナリシスで[7, 13-16]〔**図 3-(a)**〕，BMI が 18.5 kg/m^2 未満の低体重は BMI が 18.5 kg/m^2 以上の体重と比較して死亡数がより多かった(標準化平均差 1.49，95%信頼区間 1.31-1.70)。7 報の論文のメタアナリシスで[7, 11, 13-17]〔**図 3-(b)**〕，BMI が 25 kg/m^2 以上の肥満より BMI が 25 kg/m^2 未満の非肥満のほうが死亡数が多かった(標準化平均差 1.21，95%信頼区間 1.04-1.40)。また，2 報の論文のメタアナリシスで[11, 16]〔**図 3-(c)**〕，5%未満の体重減少は 5%以上の体重減少と比較して死亡数が少なかった(標準化平均差 0.90，95%信頼区間 0.68-1.17)。いずれの解析においても研究間の異質性は高いと判断した。7 報の適格論文ともバイアスのリスクは高かった(**表 2**)。

3　益と害のバランス評価

要介護高齢者の介護負担軽減を目的とした減量については現時点で研究が不足しており，「推奨なし」となった。一方で，限定したエビデンスであるものの，のべ 14 報の観察研究を対象としたメタアナリシスでは，肥満は介助量の増大と関連するものの，低体重や体重減少が ADL や死亡と関連があることが見出された。したがって，要介護高齢者における減量は益と害の双方を有する可能性がある。

(a)

Study or Subgroup	BMI＜18.5 kg/m² Events	Total	BMI≧18.5 kg/m² Events	Total	Weight	Risk Ratio M-H, Random, 95% CI
Burman, et al. 2022	2706	3959	20630	43727	29.2%	1.45 [1.42, 1.48]
de Souto Barreto, et al. 2017	153	344	930	3397	22.7%	1.62 [1.43, 1.85]
Lee, et al. 2014	381	421	880	1193	28.4%	1.23 [1.17, 1.28]
Pedersen, et al. 2017	35	80	229	997	12.8%	1.90 [1.45, 2.50]
Zhou, et al. 2017	8	11	41	103	6.9%	1.83 [1.19, 2.82]
Total (95% CI)		**4815**		**49417**	**100.0%**	**1.49 [1.31, 1.70]**
Total events	3283		22710			

Heterogeneity：$Tau^2=0.01$；$Chi^2=54.48$, $df=4(p<0.00001)$；$I^2=93\%$
Test for overall effect：$Z=6.04(P<0.00001)$

(b)

Study or Subgroup	BMI＜25 kg/m² Events	Total	BMI≧25 kg/m² Events	Total	Weight	Risk Ratio M-H, Random, 95% CI
Burman, et al. 2022	14224	40059	9111	22282	17.8%	0.87 [0.85, 0.89]
de Souto Barreto, et al. 2017	691	1981	392	1760	16.4%	1.57 [1.41, 1.74]
Lee, et al. 2014	1017	1223	244	381	17.0%	1.30 [1.20, 1.41]
Neeland, et al. 2017	3646	5920	7922	13579	17.8%	1.06 [1.03, 1.08]
Pedersen, et al. 2017	180	673	84	404	12.7%	1.29 [1.02, 1.62]
Pizzato, et al. 2015	57	83	42	78	11.9%	1.28 [0.99, 1.64]
Zhou, et al. 2017	34	69	15	45	6.4%	1.48 [0.92, 2.38]
Total (95% CI)		**50008**		**38529**	**100.0%**	**1.21 [1.04, 1.40]**
Total events	19849		17810			

Heterogeneity：$Tau^2=0.03$；$Chi^2=304.09$, $df=6(p<0.00001)$；$I^2=98\%$
Test for overall effect：$Z=2.46(P=0.01)$

(c)

Study or Subgroup	Weight Loss＜5% Events	Total	Weight Loss≧5% Events	Total	Weight	Risk Ratio M-H, Random, 95% CI
Pizzato, et al. 2015	36	86	14	30	34.8%	0.90 [0.57, 1.42]
Zhou, et al. 2017	18	32	81	129	65.2%	0.90 [0.64, 1.25]
Total (95% CI)		**118**		**159**	**100.0%**	**0.90 [0.68, 1.17]**
Total events	54		95			

Heterogeneity：$Tau^2=0.00$；$Chi^2=0.00$, $df=1(p=1.00)$；$I^2=0\%$
Test for overall effect：$Z=0.80(P=0.42)$

図3　死亡に対するメタアナリシスの結果

表2　バイアスのリスク(死亡に対するメタアナリシスの採用論文)

研究報告	D1	D2	D3	D4	D5	D6	Overall
Lee JSW, et al. 2014	⊕	⊗	⊕	⊕	⊖	⊗	⊗
Pizzato S, et al. 2015	⊕	⊗	⊕	⊕	⊖	⊗	⊗
de Souto Barreto P, et al. 2017	⊕	⊗	⊕	⊕	⊕	⊗	⊗
Neeland IJ, et al. 2017	⊕	⊗	⊕	⊕	⊕	⊕	⊗
Pedersen AB, et al. 2017	⊕	⊗	⊕	⊕	⊕	⊗	⊗
Zhou W, et al. 2017	⊕	⊗	⊕	⊕	⊖	⊗	⊗
Burman M, et al. 2022	⊕	⊗	⊕	⊕	⊗	⊗	⊗

(D1〜D6：ドメイン)

ドメイン
D1：参加者の選択
D2：交絡変数
D3：曝露の測定
D4：アウトカム評価の盲検化
D5：不完全なアウトカムデータ
D6：選択的アウトカム報告

判断
⊗ 高
⊖ 不明
⊕ 低

減量による「益」の可能性としては，

① 肥満者における移動能力や身体機能の改善

② 糖尿病，心臓病，脳卒中などの慢性疾患のリスクの低減

③ QOL の向上

④ 医療費の削減

などが挙げられる。

減量による「害」の可能性としては，

① 低栄養や意図しない体重減少のリスク増加

② 筋肉量減少による転倒や骨折のリスク増加

③ 一部のケースでの死亡リスクの増加

④ うつや社会的孤立のリスク増加[18)]

などが挙げられる。

以上より，要介護高齢者の減量は，益と害のいずれも有する可能性があるため，個別のケース応じて慎重にアプローチすることが重要であり，アウトカムごとにその適応を検討する必要がある。

4 患者・市民の価値観・希望

クリニカルクエスチョンの策定会議および推奨決定のための投票に患者の家族が加わり，可能な限り患者と家族の意向を踏まえて推奨を決定した。

5 資源利用と費用対効果

減量介入の資源利用に関しては，栄養専門スタッフの配置，栄養評価とモニタリング，管理栄養士による個別の栄養プランの作成，本人や家族，スタッフへの栄養教育，などが求められる。いずれにしても，個別のニーズに合わせて栄養計画を立て，適切な資源を活用することが重要である。減量の費用対効果は現時点で不明である。

6 今後の研究

本推奨の作成のための採択論文数は 36 報であったが，減量による介入試験が存在しなかったため，介助量の軽減を含むアウトカムに対する減量の効果は判断できなかった。肥満に対する減量は介助量の軽減効果が期待できるものの，低体重や意図しない体重減少によるリスク増加の可能性は関係者にとって重要な情報である。個々のニーズやリスクを考慮し，肥満や低体重だ

けでなく，個々の栄養状態や筋肉量などの体組成，栄養管理などを鑑みた，質の高い介入研究の実施が求められる。

キーワード

Residential Facilities, Nursing Homes, Group Home, Long-term Care, Housing for the Elderly, Homes for the Aged, Older Adults, Weight Reduction, Weight Loss, Obesity, Unintentional Weight Loss, Malnutrition, Loss of Muscle Mass, Randomized Controlled Trial, Clinical Trial

文献

1) Liu Z, Heffernan C, Tan J. Caregiver burden: A concept analysis. Int J Nurs Sci. 2020 Jul; 7(4): 438-45. doi: 10.1016/j.ijnss.2020.07.012
2) Kosar CM, Thomas KS, Gozalo PL, Mor V. Higher level of obesity is associated with intensive personal care assistance in the nursing home. J Am Med Dir Assoc. 2018 Nov; 19(11): 1015-9. doi: 10.1016/j.jamda.2018.04.013
3) Harris JA, Castle NG. Obesity and nursing home care in the United States: A systematic review. Gerontologist. 2019 May; 59(3): e196-e206. doi: 10.1093/geront/gnx128
4) Mulligan R, Gilmer-Scott M, Kouchel D, Nickelson D, Safavi A, Drickamer M, et al. Unintentional weight loss in older adults: a geriatric interprofessional simulation case series for health care providers. MedEdPORTAL. 2017 Sep; 13: 10631. doi: 10.15766/mep_2374-8265.10631
5) Chew STH, Tey SL, Yalawar M, Liu Z, Baggs G, How CH, et al. Prevalence and associated factors of sarcopenia in community-dwelling older adults at risk of malnutrition. BMC Geriatr. 2022 Dec; 22(1): 997. doi: 10.1186/s12877-022-03704-1
6) Bahat G, Tufan F, Saka B, Akin S, Ozkaya H, Yucel N, et al. Which body mass index (BMI)is better in the elderly for functional status? Arch Gerontol Geriatr. 2012 Jan-Feb; 54(1): 78-81. doi: 10.1016/j.archger.2011.04.019
7) de Souto Barreto P, Cadroy Y, Kelaiditi E, Vellas B, Rolland Y. The prognostic value of body-mass index on mortality in older adults with dementia living in nursing homes. Clin Nutr. 2017 Apr; 36(2): 423-8. doi: 10.1016/j.clnu.2015.12.009
8) Zhang N, Lu SF, Zhou Y, Zhang B, Copeland L, Gurwitz JH. Body Mass Index, falls, and hip fractures among nursing home residents. J Gerontol A Biol Sci Med Sci. 2018 Sep; 73(10): 1403-9. doi: 10.1093/gerona/gly039
9) Zhang N, Lu SF, Zhou Y, Zhang B, Crawford S, Gurwitz JH. Body Mass Index and 30-day adverse outcomes among newly admitted residents to skilled nursing facilities. J Am Med Dir Assoc. 2019 Mar; 20(3): 312-6. doi: 10.1016/j.jamda.2018.10.020
10) Kiesswetter E, Schrader E, Diekmann R, Sieber CC, Volkert D. Varying Associations between Body Mass Index and physical and cognitive function in three samples of older adults living in different settings. J Gerontol A Biol Sci Med Sci. 2015 Oct; 70(10): 1255-61. doi: 10.1093/gerona/glv048
11) Pizzato S, Sergi G, Bolzetta F, De Rui M, De Ronch I, Carraro S, et al. Effect of weight loss on mortality in overweight and obese nursing home residents during a 5-year follow-up. Eur J Clin Nutr. 2015 Oct; 69(10): 1113-8. doi: 10.1038/ejcn.2015.19
12) Endo A, Watanabe Y, Matsushita T, Okada K, Ohara Y, Iwasaki M, et al. Association between weight loss and food form in older individuals residing in long-term care facilities: 1-year multicenter longitudinal study. Int J Environ Res Public Health. 2021 Oct; 18(20): 10776. doi: 10.3390/ijerph182010776
13) Burman M, Hörnsten C, Gustafson Y, Olofsson B, Nordström P. Obesity may increase survival, regardless of nutritional status: A Swedish cohort study in nursing homes. BMC Geriatr. 2022 Aug; 22(1): 655. doi: 10.1186/s12877-022-03356-1

14) Lee JSW, Auyeung TW, Chau PPH, Hui E, Chan F, Chi I, et al. Obesity can benefit survival-a 9-year prospective study in 1614 Chinese nursing home residents. J Am Med Dir Assoc. 2014 May; 15(5): 342-8. doi: 10.1016/j.jamda.2013.12.081
15) Pedersen AB, Gammelager H, Kahlert J, Sørensen HT, Christiansen CF. Impact of body mass index on risk of acute kidney injury and mortality in elderly patients undergoing hip fracture surgery. Osteoporos Int. 2017 Mar; 28(3): 1087-97. doi: 10.1007/s00198-016-3836-8
16) Zhou W, Kozikowski A, Pekmezaris R, Lolis J, Tommasulo B, Fishbein J, et al. Association between Weight Change, Health Outcomes, and Mortality in Older Residents in Long-Term Care. South Med J. 2017 Jul; 110(7): 459-65. doi: 10.14423/SMJ.0000000000000673
17) Neeland IJ, Das SR, Simon DN, Diercks DB, Alexander KP, Wang TY, et al. The obesity paradox, extreme obesity, and long-term outcomes in older adults with ST-segment elevation myocardial infarction: Results from the NCDR. Eur Heart J Qual Care Clin Outcomes. 2017 Jul; 3(3): 183-91. doi: 10.1093/ehjqcco/qcx010
18) Mulligan R, Gilmer-Scott M, Kouchel D, Nickelson D, Safavi A, Drickamer M, et al. Unintentional weight loss in older adults: A geriatric interprofessional simulation case series for health care providers. MedEdPORTAL. 2017 Sep; 13: 10631. doi: 10.15766/mep_2374-8265.10631

BQ 9

要介護高齢者における栄養障害(低栄養・過栄養)の有病割合はどの程度か?

ステートメント

- 本邦の要介護高齢者における低栄養の割合は，在宅で16〜67%，入所者で31〜83%であった。低栄養の評価には，MNA®が多く採用されていた。
- 海外の要介護高齢者における低栄養の割合は，在宅で16〜89%，入所者で12〜82%であった。大規模研究における低栄養の評価には，BMIが多く採用されていた。
- 本邦の要介護高齢者における過栄養(肥満)の割合については，現時点で十分な情報がなかった。
- 海外の要介護高齢者における過栄養(肥満)の割合は，在宅で20〜40%，入所者で10〜47%であった。過栄養(肥満)の評価には，BMIが多く採用されていた。

要介護高齢者における低栄養や過栄養などの栄養障害の蔓延は，人口の高齢化に伴い，世界的に懸念が高まっている。低栄養は，免疫力の低下，感染症のリスク増加，筋力の低下，骨量の減少など，さまざまな健康問題につながる可能性がある。さらに，低栄養は高齢者の転倒，入院，死亡のリスクも高める。

一方で，過栄養，つまり肥満も，心血管疾患，糖尿病，がんなど，さまざまな慢性疾患の原因となるため，懸念が高まっている。したがって，要介護高齢者の栄養障害(低栄養，過栄養)の有病割合を把握することは，要介護高齢者の栄養状態を正確に評価し，適切な栄養サポートおよび介護計画を開発するために不可欠である。また，低栄養や過栄養の早期発見は，健康リスクの管理と予防に役立ち，高齢者の生活の質(quality of life；QOL)を向上させる可能性がある。さらに，栄養状態の適切な評価により，治療介入の効果をモニタリングし，介護プランを調整することが容易になる。

これらの状況を踏まえ，本解説文を作成した。系統的レビューの結果，7,370報の論文が検索された。重複などを除外した4,356報のうち一次スクリーニングにより3,768報，二次スクリーニングにより191報が除外され，最終的に397報が解説文作成のための質的統合に採択された(図1)。採

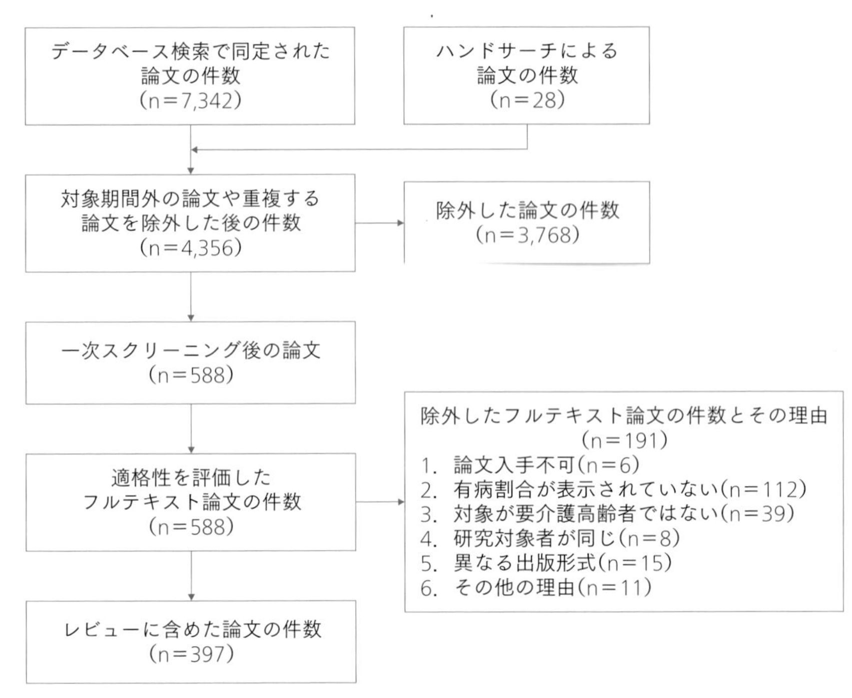

図1　BQ 9の系統的レビューに使用した論文の抽出過程

択論文の研究デザインは，介入試験11報で，残り386報はすべて観察研究であった。観察研究の研究デザインは，前向きコホート研究7報，後ろ向きコホート研究64報，横断研究もしくは研究デザイン不明315報であった。研究の地域は，本邦74報，本邦以外のアジア・オセアニア50報，欧州228報，アメリカ大陸45報であった。研究対象者は，ナーシングホーム居住者167報，住宅型介護施設居住者97報，入院患者2報，地域居住者31報，不明100報であった(重複あり)。

低栄養の有病率を報告した研究は392報で，過栄養(肥満)の有病率を報告した研究は45報であった(重複あり)。過栄養(肥満)の有病率の報告研究はすべて海外からであった。栄養評価の方法として，低栄養の評価では，Mini Nutritional Assessment(MNA)® 163報，Mini Nutritional Assessment-Short Form(MNA®-SF)106報，Subjective Global Assessment(SGA)18報，Global Leadership Initiative on Malnutrition(GLIM)6報，Alb(血中アルブミン値)やTLC(total lymphocyte count，総リンパ球数)などの血液データ13報，body mass index(BMI)72報，体重(体重変化)18報，などが含まれた。過栄養(肥満)の評価では，BMI 44報，体脂肪率1報，が含まれた。

本邦の要介護高齢者における低栄養および低栄養リスクの有病率は，在宅において18～85%，介護施設において29～94%であった。ただし，対象者数が1,000人以上の大規模調査においては，本邦における低栄養および低栄養リスクの有病率は，在宅において16～67%，介護施設において31～

83%であった[1-8)]。

海外の要介護高齢者における低栄養および低栄養リスクの有病率の調査結果は，人種，国や地域，栄養評価方法によって結果のばらつきが大きい。大規模な調査研究をみると，欧州 11 か国の 4,000 人の在宅ケア高齢者を対象とした研究では，2.5%に重度低栄養を認めた[9)]。同研究において，対象者をがん患者に限定すると重度低栄養の有病率は 5.3%だった[9)]。米国における 381 万人のナーシングホームに新規に入居した高齢者を対象に BMI を用いて栄養評価を行った研究では，低栄養(BMI < 18.5 kg/m^2)を 8.5%に認めた[10)]。また，米国における 12 万人のナーシングホーム入居中の高齢者を対象に BMI を用いて栄養評価を行った研究では，軽度低栄養(BMI；17.0-18.4 kg/m^2)を 50.6%，中等度低栄養(BMI；16.0-16.9 kg/m^2)を 21.7%，重度低栄養(BMI < 16.0 kg/m^2)を 27.6%にそれぞれ認めた[11)]。これら海外の大規模調査の多くの研究において，栄養評価に BMI が用いられていた。対象者数が 1,000 人以上の大規模調査に限定すると，海外の要介護高齢者における低栄養および低栄養リスクの有病率は，在宅において 16〜89%，介護施設において 12〜82%であった[9-36)]。

本邦の要介護高齢者における過栄養(肥満)の有病率を報告した研究は，本系統的レビューでは採用されなかったため，情報なし，とした。

海外の要介護高齢者における過栄養(肥満)を報告した研究のほとんどは，栄養評価に BMI を用いており，過栄養(肥満)の定義を BMI > 28 or 30 or 35 kg/m^2 としており，研究間のばらつきを認めた。海外の要介護高齢者における過栄養(肥満)の有病率は，在宅において 20〜40%，介護施設において 10〜47%であった[10, 21, 34, 37-57)]。

以上より，要介護高齢者の栄養障害(低栄養・過栄養)は，在宅および介護施設入所者のいずれのセッティングにおいても，比較的高い割合で存在することが判明した。しかしながら，低栄養および過栄養(肥満)の有病率は，評価方法や対象となる群の属性によって大きく異なる。そのため，有病率の研究間の比較には慎重な解釈が必要である。

第2章 栄養管理

キーワード

Residential Facilities，Nursing Homes，Group Home，Long-term Care，Housing for the Elderly，Homes for the Aged，Older Adults，Nutrition Disorders，Nutrition Deficiency，Weight Loss，Malnutrition，Undernutrition，Overnutrition，Nutritional Status，Hypernutrition，Prevalence，Epidemiologic Studies

文献

1) Sato R, Sawaya Y, Shiba T, Hirose T, Sato M, Ishizaka M. Malnutrition is associated with depression in Japanese older adults requiring long-term care or support. J Phys

Ther Sci. 2021 Aug; 33(8): 585-90. doi: 10.1589/jpts.33.585
2) 高橋龍太郎．地域在住要介護高齢者の低栄養リスクに関連する要因について．日本老年医学会雑誌．2006 May; 43(3): 375-82. doi: 10.3143/geriatrics.43.375
3) 葛谷雅文，益田雄一郎，平川仁尚，岩田充永，榎　裕美，長谷川　潤，ほか．在宅要介護高齢者の「うつ」発症頻度ならびにその関連因子．日本老年医学会雑誌．2006 Jun; 43(4): 512-7. doi: 10.3143/geriatrics.43.512
4) 大塚理加，齋藤京子，葛谷雅文，前田佳予子，太田秀樹，新田國夫，ほか．在宅療養高齢者の栄養状態・摂食状況について．日本在宅栄養管理学会誌．2016 May; 3(2): 3-11.
5) Hirose T, Hasegawa J, Izawa S, Enoki H, Suzuki Y, Kuzuya M. Accumulation of geriatric conditions is associated with poor nutritional status in dependent older people living in the community and in nursing homes. Geriatr Gerontol Int. 2014 Jan; 14(1): 198-205. doi: 10.1111/ggi.12079
6) 葛谷雅文，榎　裕美，井澤幸子，広瀬貴久，長谷川　潤．要介護高齢者の経口摂取困難の実態ならびに要因に関する研究．静脈経腸栄養．2011 Sep; 26(5): 1265-70. doi: 10.11244/jjspen.26.1265
7) 麻植有希子，吉田　智，合田敏尚．高齢者施設における要介護高齢者の介護度と栄養状態との関連性．日本健康・栄養システム学会誌．2015; 15(2): 47-53. doi: 10.57440/jncm.15.2_47
8) 藤川亜沙美，高田健人，長瀬香織，松本菜々，榎　裕美，高田和子，ほか．介護保険施設入所高齢者における入院，死亡に関わる　低栄養とミールラウンドによる観察項目との関連．日本健康・栄養システム学会誌．2018; 18(2): 12-20. doi: 10.57440/jncm.18.2_12
9) Sørbye LW. Cancer in home care: unintended weight loss and ethical challenges. A cross-sectional study of older people at 11 sites in Europe. Arch Gerontol Geriatr. 2011 May; 53(1): 64-69. doi: 10.1016/j.archger.2010.05.001
10) Zhang N, Lu SF, Zhou Y, Zhang B, Crawford S, Gurwitz JH. Body Mass Index and 30-Day Adverse Outcomes Among Newly Admitted Residents to Skilled Nursing Facilities. J Am Med Dir Assoc. 2019 Mar; 20(3): 312-6. doi: 10.1016/j.jamda.2018.10.020
11) Challa S, Sharkey JR, Chen M, Phillips CD. Association of resident, facility, and geographic characteristics with chronic undernutrition in a nationally represented sample of older residents in U. S. nursing homes. J Nutr Health Aging. 2007 Mar; 11(2): 179-84.
12) Saarela RKT, Soini H, Hiltunen K, Muurinen S, Suominen M, Pitkala K. Dentition status, malnutrition and mortality among older service housing residents. J Nutr Health Aging. 2014 Jan; 18(1): 34-8. doi: 10.1007/s12603-013-0358-3
13) Meijers JMM, Halfens RJG, Neyensj CL, Luiking YC, Verlaan G, Schols JMGA. Predicting falls in elderly receiving home care: the role of malnutrition and impaired mobility. J Nutr Health Aging. 2012 Jul; 16(7): 654-8. doi: 10.1007/s12603-012-0010-7
14) Bonaccorsi G, Collini F, Castagnoli M, Di Bari M, Cavallini MC, Zaffarana N, et al. A cross-sectional survey to investigate the quality of care in Tuscan(Italy)nursing homes: The structural, process and outcome indicators of nutritional care. BMC Health Serv Res. 2015 Jun; 15(1): 223. doi: 10.1186/s12913-015-0881-5
15) Palm R, Reuther S, Bartholomeyczik S. Associated factors of different nutrition indicators in German nursing home residents: Comparative results of a multicenter cross-sectional study. Z Gerontol Geriatr. 2012 Oct; 45(7): 658-64. doi: 10.1007/s00391-012-0300-z
16) Huppertz VAL, van der Putten GJ, Halfens RJG, Schols JMGA, de Groot LCPGM. Association between malnutrition and oral health in dutch nursing home residents: Results of the LPZ Study. J Am Med Dir Assoc. 2017 Nov; 18(11): 948-54. doi: 10.1016/j.jamda.2017.05.022
17) Huppertz VAL, Halfens RJG, van Helvoort A, de Groot LCPGM, Baijens LWJ, Schols JMGA. Association between oropharyngeal dysphagia and malnutrition in dutch nursing home residents: Results of the National Prevalence Measurement of Quality of Care. J Nutr Health Aging. 2018 Sep; 22(10): 1246-52. doi: 10.1007/s12603-018-1103-8
18) Salminen KS, Suominen MH, Soini H, Kautiainen H, Savikko N, Saarela RKT, et al. Associations between nutritional status and health-related quality of life among long-

term care residents in Helsinki. J Nutr Health Aging. 2019 Mar; 23(5): 474-8. doi: 10.1007/s12603-019-1182-1
19) Borkent JW, van Hout HPJ, Feskens EJM, Naumann E, de van der Schueren MAE. Behavioral and cognitive problems as determinants of malnutrition in long-term care facilities, a cross-sectional and prospective study. J Nutr Health Aging. 2022 Jul; 26(8): 749-59. doi: 10.1007/s12603-022-1827-3
20) Miller MD, Thomas JM, Cameron ID, Chen JS, Sambrook PN, March LM, et al. BMI: a simple, rapid and clinically meaningful index of under-nutrition in the oldest old? Br J Nutr. 2009 May; 101(9): 1300-5. doi: 10.1017/s0007114508076289
21) Zhang N, Lu SF, Zhou Y, Zhang B, Copeland L, Gurwitz JH. Body Mass Index, falls, and hip fractures among nursing home residents. J Gerontol A Biol Sci Med Sci. 2018 Sep; 73(10): 1403-9. doi: 10.1093/gerona/gly039
22) Lindroos E, Saarela RKT, Soini H, Muurinen S, Suominen MH, Pitkala KH. Caregiver-reported swallowing difficulties, malnutrition, and mortality among older people in assisted living facilities. J Nutr Health Aging. 2014 Jul; 18(7): 718-22. doi: 10.1007/s12603-014-0506-4
23) Van Nie-Visser NC, Meijers JM, Schols JM, Lohrmann C, Bartholomeyczik S, Halfens RJ. Comparing quality of nutritional care in Dutch and German nursing homes. J Clin Nurs. 2011 Sep; 20(17-18): 2501-8. doi: 10.1111/j.1365-2702.2011.03761.x
24) Dion N, Cotart JL, Rabilloud M. Correction of nutrition test errors for more accurate quantification of the link between dental health and malnutrition. Nutrition. 2007 Apr; 23(4): 301-7. doi: 10.1016/j.nut.2007.01.009
25) Jukic Peladic N, Orlandoni P, Dell' Aquila G, Carrieri B, Eusebi P, Landi F, et al. Dysphagia in nursing home residents: Management and outcomes. J Am Med Dir Assoc. 2019 Feb; 20(2): 147-51. doi: 10.1016/j.jamda.2018.07.023
26) Woo J, Chi I, Hui E, Chan F, Sham A. Low staffing level is associated with malnutrition in long-term residential care homes. Eur J Clin Nutr. 2005 Apr; 59(4): 474-9. doi: 10.1038/sj.ejcn.1602096
27) Madeira T, Peixoto-Plácido C, Sousa-Santos N, Santos O, Alarcão V, Goulão B, et al. Malnutrition among older adults living in Portuguese nursing homes: The PEN-3S study. Public Health Nutr. 2018 Oct; 22(3): 1-12. doi: 10.1017/S1368980018002318
28) Suominen M, Muurinen S, Routasalo P, Soini H, Suur-Uski I, Peiponen A, Finne-Soveri H, et al. Malnutrition and associated factors among aged residents in all nursing homes in Helsinki. Eur J Clin Nutr. 2005 Apr; 59(4): 578-83. doi: 10.1038/sj.ejcn.1602111
29) Verbrugghe M, Beeckman D, Van Hecke A, Vanderwee K, Van Herck K, Clays E, et al. Malnutrition and associated factors in nursing home residents: A cross-sectional, multi-centre study. Clin Nutr. 2013 Jun; 32(3): 438-43. doi: 10.1016/j.clnu.2012.09.008
30) Banks M, Bauer J, Graves N, Ash S. Malnutrition and pressure ulcer risk in adults in Australian health care facilities. Nutrition. 2010 Sep; 26(9): 896-901. doi: 10.1016/j.nut.2009.09.024
31) Meijers JMM, Schols JMGA, Halfens RJG. Malnutrition in care home residents with dementia. J Nutr Health Aging. 2014 Jan; 18(6): 595-600. doi: 10.1007/s12603-014-0006-6
32) Pezzana A, Cereda E, Avagnina P, Malfi G, Paiola E, Frighi Z, et al. Nutritional care needs in elderly residents of long-term care institutions: potential implications for policies. J Nutr Health Aging. 2015 Nov; 19(9): 947-54. doi: 10.1007/s12603-015-0537-5
33) Meijers JMM, Tan F, Schols JMGA, Halfens RJG. Nutritional care; do process and structure indicators influence malnutrition prevalence over time? Clin Nutr. 2014 Jun; 33(3): 459-65. doi: 10.1016/j.clnu.2013.06.015
34) Grabowski DC, Campbell CM, Ellis JE. Obesity and mortality in elderly nursing home residents. J Gerontol A Biol Sci Med Sci. 2005 Sep; 60(9): 1184-9. doi: 10.1093/gerona/60.9.1184
35) Saarela RKT, Soini H, Muurinen S, Suominen MH, Pitkälä KH. Oral hygiene and asso-

ciated factors among frail older assisted living residents. Spec Care Dentist. 2013 Mar; 33(2): 56-61. doi: 10.1111/j.1754-4505.2012.00314.x

36) Torbahn G, Sulz I, Großhauser F, Hiesmayr MJ, Kiesswetter E, Schindler K, et al. Predictors of incident malnutrition-a nutritionDay analysis in 11, 923 nursing home residents. Eur J Clin Nutr. 2022 Mar; 76(3): 382-8. doi: 10.1038/s41430-021-00964-9

37) Sørbye LW, Schroll M, Finne-Soveri H, Jónnson PV, Ljunggren G, Topinkova E, et al. Home care needs of extremely obese elderly European women. Menopause Int. 2007 Jun; 13(2): 84-7. doi: 10.1258/175404507780796406

38) Saletti A, Johansson L, Yifter Lindgren E, Wissing U, Österberg K, Cederholm T. Nutritional status and a 3-year follow-up in elderly receiving support at home. Gerontology. 2005 Apr; 51(3): 192-8. doi: 10.1159/000083993

39) Soini H, Routasalo P, Lagstrom H. Nutritional status in cognitively intact older people receiving home care services: A pilot study. J Nutr Health Aging. 2005 Jul; 9(4): 249-53.

40) Ödlund Olin A, Koochek A, Ljungqvist O, Cederholm T. Nutritional status, well-being and functional ability in frail elderly service flat residents. Eur J Clin Nutr. 2005 Feb; 59(2): 263-270. doi: 10.1038/sj.ejcn.1602067

41) Kaseb F, Rashidi M, Eshraghian MH. A nutritional status survey of older adults in long-term care in the Yazd province of Iran. J Nutr Elder. 2009 Oct; 28(4): 408-15. doi: 10.1080/01639360903393549

42) Grieger J, Nowson C, Leigh Ackland M. Anthropometric and biochemical markers for nutritional risk among residents within an Australian residential care facility. Asia Pac J Clin Nutr. 2007; 16(1): 178-86.

43) Bahat G, Ilhan B, Catikkas NM, Tufan A, Ozturk S, Dogan H, et al. Associations between obesity, self-reported weakness and their combinations with mortality in nursing home residents. Acta Clin Belg. 2023 Apr; 78(2): 112-21. doi: 10.1080/17843286.2022.2075180

44) Veronese N, De Rui M, Toffanello ED, De Ronch I, Perissinotto E, Bolzetta F, et al. Body mass index as a predictor of all-cause mortality in nursing home residents during a 5-year follow-up. J Am Med Dir Assoc. 2013 Jan; 14(1): 53-7. doi: 10.1016/j.jamda.2012.09.014

45) Leirós M, Amenedo E, Rodríguez M, Pazo-Álvarez P, Franco L, Leis R, et al. Cognitive status and nutritional markers in a sample of institutionalized elderly people. Front Aging Neurosci. 2022 May; 14: 880405. doi: 10.3389/FNAGI.2022.880405

46) Hallit S, Daher MC, Hallit R, Hachem D, Kheir N, Salameh P. Correlates associated with mental health and nutritional status in Lebanese older adults: A cross-sectional study. Arch Gerontol Geriatr. 2020 Mar-Apr; 87: 103879. doi: 10.3389/fnagi.2022.880405

47) Gajewska D, Gosa P, Kęszycka PK. Dietary intervention effectiveness, clinical outcomes and nutrient and salicylate intakes in older adults living in Long-Term Care Homes: The results from the Senior's Plate Project. Nutrients. 2022 Feb; 14(4): 871. doi: 10.3390/nu14040871

48) Pizzato S, Sergi G, Bolzetta F, De Rui M, De Ronch I, Carraro S, et al. Effect of weight loss on mortality in overweight and obese nursing home residents during a 5-year follow-up. Eur J Clin Nutr. 2015 Oct; 69(10): 1113-8. doi: 10.1038/ejcn.2015.19

49) Abizanda P, López MD, García VP, Estrella Jde D, da Silva González Á, Vilardell NB, et al. Effects of an oral nutritional supplementation plus physical exercise intervention on the physical function, nutritional status, and quality of life in frail institutionalized older adults: The ACTIVNES Study. J Am Med Dir Assoc. 2015 May; 16(5): 439.e9-439.e16. doi: 10.1016/j.jamda.2015.02.005

50) Kaiser R, Winning K, Uter W, Volkert D, Lesser S, Stehle P, et al. Functionality and mortality in obese nursing home residents: An example of "risk factor paradox"? J Am Med Dir Assoc. 2010 Jul; 11(6): 428-35. doi: 10.1016/j.jamda.2009.10.004

51) Vetrano DL, Collamati A, Magnavita N, Sowa A, Topinkova E, Finne-Soveri H, et al. Health determinants and survival in nursing home residents in Europe: Results from the SHELTER study. Maturitas. 2018 Jan; 107: 19-25. doi: 10.1016/j.maturitas.2017.

09.014
52) Kijowska V, Barańska I, Szczerbińska K. Health, functional, psychological and nutritional status of cognitively impaired long-term care residents in Poland. Eur Geriatr Med. 2020 Apr; 11(2): 255-67. doi: 10.1007/s41999-019-00270-5
53) Ongan D, Rakıcıoğlu N. Nutritional status and dietary intake of institutionalized elderly in Turkey: A cross-sectional, multi-center, country representative study. Arch Gerontol Geriatr. 2015 May; 61(2): 271-6. doi: 10.1016/j.archger.2015.05.004
54) Rakıcıoğlu N, Aksoy B, Tamer F, Yıldız EA, Samur G, Pekcan G, et al. Nutritional status and eating habits of the institutionalised elderly in Turkey: A follow-up study. J Hum Nutr Diet. 2016 Apr; 29(2): 185-95. doi: 10.1111/jhn.12320
55) Zhang N, Li Y, Temkin-Greener H. Prevalence of obesity in New York nursing homes: Associations with facility characteristics. Gerontologist. 2013 Aug; 53(4): 567-81. doi: 10.1093/geront/gnt011
56) Zhang N, Field T, Mazor KM, Zhou Y, Lapane KL, Gurwitz JH. The increasing prevalence of obesity in residents of U. S. nursing homes: 2005-2015. J Gerontol A Biol Sci Med Sci. 2019 Nov; 74(12): 1929-36. doi: 10.1093/gerona/gly265
57) Backlund A, Holmbeck O, Kumlien C, Axelsson M. A registry study of nursing assessments, interventions and evaluations according to nutrition for persons living in municipal residential care homes. Nurs Open. 2018 Apr; 5(3): 341-50. doi: 10.1002/nop2.144

BQ 10

要介護高齢者において食欲が低下する要因にはどのようなものがあるか？

ステートメント

・要介護高齢者の食欲低下の要因には，嗅覚・味覚・視覚などの感覚機能低下，消化機能低下，認知症またはアルツハイマー病，うつなどの精神疾患，ADL 低下，介護依存度増大，急性疾患，透析，COVID-19 への感染，口腔の問題，薬剤，などが挙げられる。

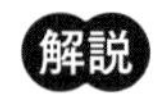

食欲不振は高齢者において栄養に関連して頻発する懸念事項であり，体重減少，低栄養，および他の健康問題につながる可能性がある[1)]。高齢者の食欲不振に関連する要因はこれまでも報告されており，生理学的な変化，身体機能，医療状態，および社会的要因が含まれる。一般高齢者の食欲不振に関連する原因には，次のものが考えられている[1)]。

① 代謝低下および身体活動減少による必要エネルギーの減少
② 嗅覚・味覚・視覚などの感覚機能の変化
③ 消化吸収の機能低下
④ 薬剤の使用。特にポリファーマシー(多剤併用・不適切処方)[2)]
⑤ 認知症またはアルツハイマー病

さらに，食欲不振は，認知症やアルツハイマー病，抑うつ，薬剤副作用，慢性疾患の増悪，急性疾患，義歯や口腔乾燥をはじめとする口腔問題などの高齢者の潜在的な健康問題の症状として現れることが，系統的レビューを含む複数のレビュー論文で報告されている[3-8)]。したがって，食欲不振に関連する要因を把握することは，要介護高齢者の健康問題を把握し，生活機能の低下を防ぎ，生活の質(quality of life；QOL)を維持・向上するために重要である。

これらの状況を踏まえ，本解説文を作成した。系統的レビューの結果，144 報の論文が検索された。重複などの除外，一次および二次スクリーニングにより，最終的に 8 報が解説文作成のための質的統合に採択された(図 1)。

採択論文の研究デザインはすべて観察研究であり，前向きコホート研究 1 報，後ろ向きコホート研究 2 報，横断研究 5 報であった。研究対象者は，

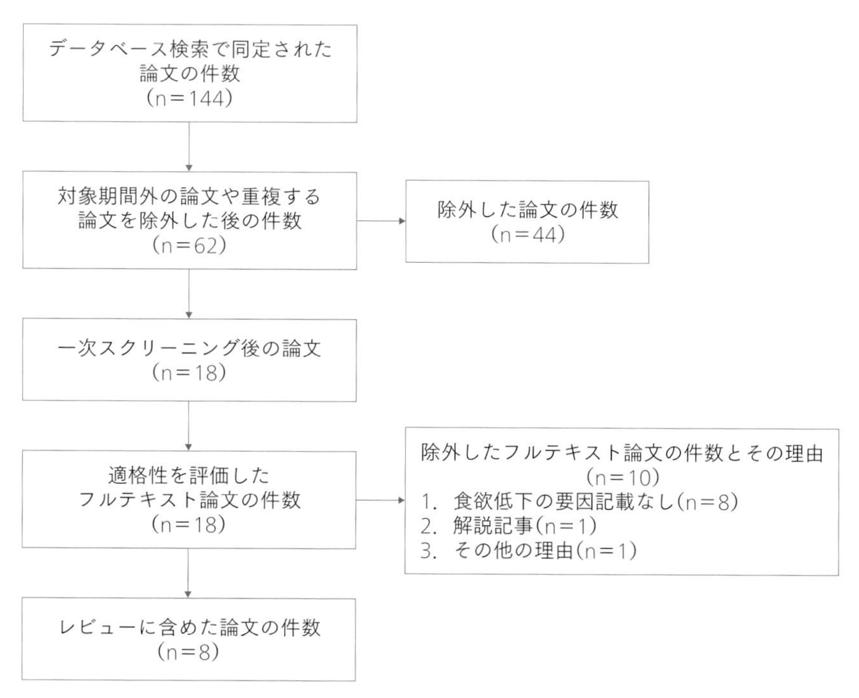

図 1　BQ 10 の系統的レビューに使用した論文の抽出過程

ナーシングホーム居住者 5 報，住宅型介護施設居住者 3 報，リハビリテーション病棟入院患者 1 報であった(重複あり)。米国において，7,700 人のナーシングホーム居住高齢者を対象にした研究では，アルツハイマー病やその他の精神疾患が食欲低下の要因として同定された[9]。本邦において，200 人のナーシングホーム居住高齢者を対象にした研究では，認知症が食欲低下の要因として同定された[10]。また，米国において，389 人の住宅型介護施設居住者を対象とした研究では，COVID-19 への感染が食欲低下の要因として同定された[11]。その他，食欲低下の要因として，日常生活活動(activities of daily living；ADL)低下，認知機能低下，急性疾患，感覚機能の低下，疼痛，ポリファーマシー(多剤併用・不適切処方)，透析，などが同定された[12-16]。

以上より，要介護高齢者の食欲低下の要因には，嗅覚・味覚・視覚などの感覚機能低下，消化機能低下，認知症またはアルツハイマー病，うつなどの精神疾患，ADL 低下，介護依存度増大，急性疾患，透析，COVID-19 への感染，口腔の問題，薬剤，などが挙げられた。要介護高齢者における食欲低下は，家族や介護者に見過ごされやすい，あるいは認知されていてもあまり議論されていないトピックである。ある程度，加齢は食欲，味覚，食べ物の好みに影響を与えるものの，食欲低下には多彩な要因が存在し，未治療のままではその要因がより重篤化して食欲低下が慢性化し，さらなる健康問題や低栄養を引き起こす可能性がある。

キーワード

Residential Facilities, Nursing Homes, Group Home, Long-term Care, Housing for the Elderly, Homes for the Aged, Older Adults, Appetite Loss, Anorexia, Motivation to Eat, Desire to Eat, Food Preference, Epidemiologic Studies

用語解説

- **ポリファーマシー**（多剤併用・不適切処方）

 5種類もしくは6種類以上の内服薬数の状態を指すことが多い。

文献

1) Pilgrim AL, Robinson SM, Sayer AA, Roberts HC. An overview of appetite decline in older people. Nurs Older People. 2015 Jun; 27(5): 29. doi: 10.7748/nop.27.5.29.e697
2) Jyrkkä J, Mursu J, Enlund H, Lönnroos E. Polypharmacy and nutritional status in elderly people. Curr Opin Clin Nutr Metab Care. 2012 Jan; 15(1): 1-6. doi: 10.1097/MCO.0b013e32834d155a
3) Lee JS, Kritchevsky SB, Tylavsky F, Harris TB, Ayonayon HN, Newman AB. Factors associated with impaired appetite in well-functioning community-dwelling older adults. J Nutr Elder. 2006; 26(1-2): 27-43. doi: 10.1300/J052v26n01_02
4) Jadczak AD, Visvanathan R. Anorexia of Aging: An updated short review. J Nutr Health Aging. 2019 Jan; 23(3): 306-9. doi: 10.1007/s12603-019-1159-0
5) Morley JE. Pathophysiology of the anorexia of aging. Curr Opin Clin Nutr Metab Care. 2013 Jan; 16(1): 27-32. doi: 10.1097/MCO.0b013e328359efd7
6) Wysokiński A, Sobów T, Kłoszewska I, Kostka T. Mechanisms of the anorexia of aging: A review. Age(Omaha). 2015 Aug; 37(4): 9821. doi: 10.1007/s11357-015-9821-x
7) Cox N, Ibrahim K, Sayer A, Robinson S, Roberts H. Assessment and treatment of the anorexia of aging: A systematic review. Nutrients. 2019 Jan; 11(1): 144. doi: 10.3390/nu11010144
8) Landi F, Picca A, Calvani R, Marzetti E. Anorexia of aging: assessment and management. Clin Geriatr Med. 2017 Aug; 33(3): 315-23. doi: 10.1016/j.cger.2017.02.004
9) Oliveria SA, Liperoti R, L'Italien G, Pugner K, Safferman A, Carson W, et al. Adverse events among nursing home residents with Alzheimer's disease and psychosis. Pharmacoepidemiol Drug Saf. 2006 Nov; 15(11): 763-4. doi: 10.1002/pds.1274
10) Shinagawa S, Honda K, Kashibayashi T, Shigenobu K, Nakayama K, Ikeda M. Classifying eating-related problems among institutionalized people with dementia. Psychiatry Clin Neurosci. 2016 Apr; 70(4): 175-81. doi: 10.1111/pcn.12375
11) Shi SM, Bakaev I, Chen H, Travison TG, Berry SD. Risk Factors, presentation, and course of coronavirus disease 2019 in a large, academic long-term care facility. J Am Med Dir Assoc. 2020 Oct; 21(10): 1378. doi: 10.1016/j.jamda.2020.08.027
12) Tannen A, Schütz T, Smoliner C, Dassen T, Lahmann N. Care problems and nursing interventions related to oral intake in German nursing homes and hospitals: a descriptive multicentre study. Int J Nurs Stud. 2012 Apr; 49(4): 378-85. doi: 10.1016/j.ijnurstu.2011.09.018
13) Donini LM, Dominguez LJ, Barbagallo M, Savina C, Castellaneta E, Cucinotta D, et al. Senile anorexia in different geriatric settings in Italy. J Nutr Health Aging. 2011 Nov; 15(9): 775-81. doi: 10.1007/s12603-011-0048-y
14) Buttar A, Blaum C, Fries B. Clinical characteristics and six-month outcomes of nursing home residents with low activities of daily living dependency. J Gerontol A Biol Sci Med Sci. 2001 May; 56(5): M292-7. doi: 10.1093/gerona/56.5.m292
15) Boockvar KS, Lachs MS. Predictive value of nonspecific symptoms for acute illness in nursing home residents. J Am Geriatr Soc. 2003 Aug; 51(8): 1111-5. doi: 10.1046/j.1532-5415.2003.51360.x

16） 大里寿江，伊達敏行．透析患者だからこそできる栄養管理とは．腎と透析．2015 Nov; 79(5): 814-8.

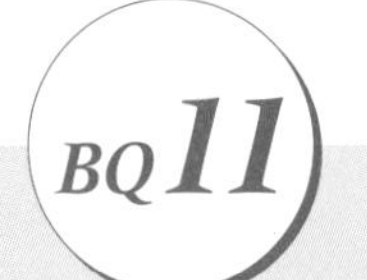

要介護高齢者の栄養障害(低栄養・過栄養)の危険因子は何か?

ステートメント

- 要介護高齢者の低栄養の危険因子には，ADL 低下，移動能力低下，認知症および認知機能低下，うつなどの精神疾患，感覚機能低下，消化機能低下，低体重，口腔問題，摂食嚥下障害，ポリファーマシー(多剤併用・不適切処方)，身体活動/運動頻度の減少，慢性疾患，急性疾患などによる入院，などが挙げられる。
- 在宅における要介護高齢者の低栄養の危険因子には，上記に加え，外出頻度/社会参加の減少，独居，低収入，低学歴，大都市居住，などが挙げられる。
- 介護施設入居の要介護高齢者における低栄養の危険因子には，上記に加え，自室での食事，介護施設の少ないスタッフ数，褥瘡，体重測定なし/乏しい測定頻度，ミールラウンドなし，入所前のサービス提供者からの栄養情報提供なし，などが挙げられる。

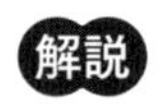

要介護高齢者における低栄養や過栄養などの栄養障害の危険因子を把握することは，予防と治療の両面から重要である。低栄養は，免疫力の低下，感染症のリスク増加，筋力の低下，骨量の減少など，さまざまな健康問題につながるだけでなく，高齢者の転倒，入院，死亡のリスクも高める。過栄養，つまり肥満も，心血管疾患，糖尿病，がんなど，さまざまな慢性疾患の原因となる。したがって，要介護高齢者の栄養障害(低栄養，過栄養)の危険因子を把握することは，要介護高齢者の栄養状態を正確に評価し，適切な栄養サポートおよび介護計画を開発し，健康リスクの管理と予防，および生活の質(quality of life；QOL)を維持・向上させる可能性がある。

これらの状況を踏まえ，本解説文を作成した。系統的レビューの結果，3,571 報の論文が検索された。重複などを除外した 3,323 報のうち一次スクリーニングにより 3,112 報，二次スクリーニングにより 115 報が除外され，最終的に 96 報が解説文作成のための質的統合に採択された(図 1)。採択論文の研究デザインはすべて観察研究であった。研究対象者は，在宅高齢者 21 報，介護施設入所高齢者 67 報，在宅＋入所高齢者 8 報であった。栄養障害としてすべて低栄養を対象としており，過栄養(肥満)を対象とした研究はなかった。低栄養の評価には，Mini Nutritional Assessment(MNA)®,

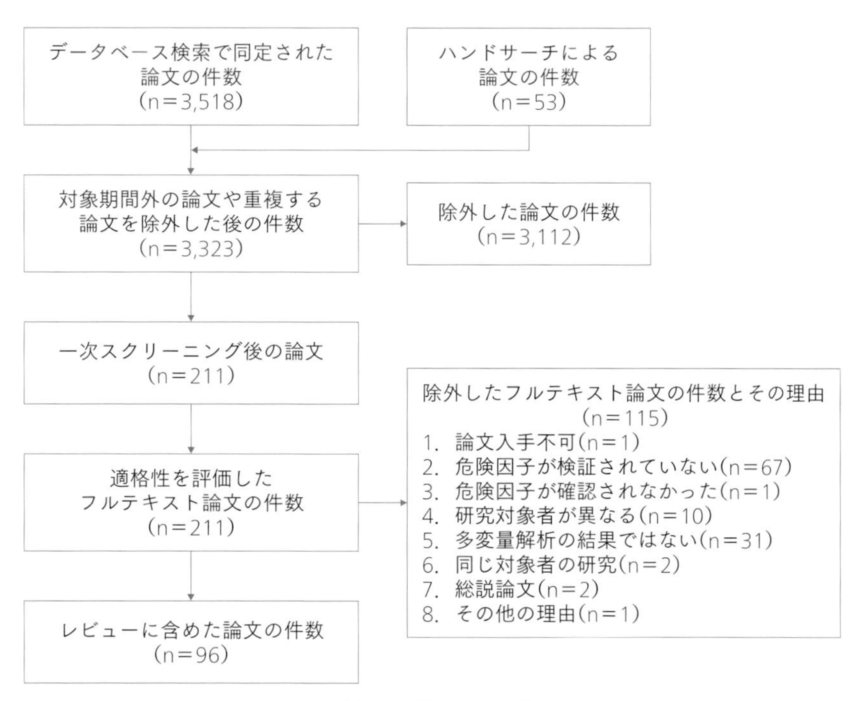

図1 **BQ 11 の系統的レビューに使用した論文の抽出過程**

Mini Nutritional Assessment-Short Form(MNA®-SF), body mass index (BMI)/体重減少, Subjective Global Assessment(SGA), などが多く採用されていた。

オランダにおいて, 300 人の介護を要する在宅高齢者を対象にした研究では, 92 人(31.7%)が低栄養, 24 人(8%)が低栄養リスク, とそれぞれ診断され, 低栄養および低栄養リスクの危険因子として, 外出しない(オッズ比=5.39), 消化吸収能の低下(同 2.88), 喫煙(同 2.56), 間食しない(同 2.61), ADL 低下(同 1.21), 身体活動低下(同 2.01), がん(同 2.84)が同定された[1]。本邦において, 居宅介護支援事業所の居宅サービス利用者 1,142 人を対象とした研究では, 低栄養を 16.7%, 低栄養リスク 55.4%にそれぞれ認め, 低栄養および低栄養リスクの危険因子として, 日常生活活動(activities of daily living; ADL)(同 0.98), 過去 3 か月以内の入院歴(同 3.95), 摂食・嚥下障害(同 2.05), 認知機能低下(同 1.56), が同定された[2]。本邦において, 1,098 人のナーシングホーム入居高齢者を対象とした研究では, 235 人(21.4%)が低栄養と判定され, 低栄養の危険因子として, 老年症候群(視覚障害, 聴覚障害, 転倒, 排尿障害, 認知障害, 移動能力低下, 嚥下障害, 食欲低下)の数の増加が同定された[3]。

その他の研究で, 在宅高齢者の低栄養の危険因子として同定されたものには, 独身/独居, 外出頻度の減少, 介護施設入所, 社会的交流の減少, 運動習慣の減少, 身体活動の低下, うつや精神的ストレス, 急性疾患, 入院, 複数の慢性疾患，消化吸収能低下，自歯の減少，口腔機能低下，ポリファーマシー，大都市居住，低収入，などが含まれた[4-10]。介護施設入所高齢者のその他の低栄養の危険因子として同定されたものには，入所時の低体重，寝室での食事(食堂と比較して)，介護施設の少ないスタッフ数，褥瘡，低学歴，定期的な体重測定なし/頻度が乏しい，ミールラウンドなし，入所前のサービス提供者からの栄養情報提供なし，などが含まれた[11-20]。

以上より，要介護高齢者の低栄養には多彩な危険因子が存在することが判明した。要介護高齢者における低栄養や過栄養などの栄養障害の危険因子を把握することは，予防と治療の両面から重要である。今回実施した系統的レビューでは過栄養(肥満)の危険因子を同定した研究はなかったが，過栄養(肥満)も要介護高齢者におけるさまざまな健康問題やQOLの低下をきたす可能性があるため，今後の研究の実施が求められる。

キーワード

Residential Facilities，Nursing Homes，Group Home，Long-term Care，Housing for the Elderly，Homes for the Aged，Older Adults，Malnutrition，Nutrition Disorder，Weight Loss，Undernutrition，Overnutrition，Obesity，Risk Factors，Epidemiologic Studies

用語解説

- **ポリファーマシー(多剤併用・不適切処方)**

  BQ 10の用語解説を参照(➡ **114頁**)

文献

1) Van Der Pols-Vijlbrief R, Wijnhoven HAH, Molenaar H, Visser M. Factors associated with(risk of)undernutrition in community-dwelling older adults receiving home care: A cross-sectional study in the Netherlands. Public Health Nutr. 2016 Aug; 19(12): 2278-2289. doi: 10.1017/S1368980016000288
2) 榎 裕美，杉山みち子，井澤幸子，廣瀬貴久，長谷川 潤，井口昭久，ほか．在宅療養要介護高齢者における栄養障害の要因分析 the KANAGAWA-AICHI Disabled Elderly Cohort (KAIDEC)Study より．日本老年医学会雑誌．2014 Nov; 51(6): 547-53. doi: 10.3143/geriatrics.51.547
3) Hirose T, Hasegawa J, Izawa S, Enoki H, Suzuki Y, Kuzuya M. Accumulation of geriatric conditions is associated with poor nutritional status in dependent older people living in the community and in nursing homes. Geriatr Gerontol Int. 2014 Jan; 14(1): 198-205. doi: 10.1111/ggi.12079
4) Meguro A, Ohara Y, Iwasaki M, Edahiro A, Shirobe M, Igarashi K, et al. Denture wearing is associated with nutritional status among older adults requiring long-term care: A cross-sectional study. J Dent Sci. 2022 Jan; 17(1): 500-6. doi: 10.1016/j.jds.2021.07.022
5) Koo YX, Kang ML, Auyong A, Liau GZ, Hoe J, Long M, et al. Malnutrition in older adults on financial assistance in an urban Asian country: A mixed methods study. Public Health Nutr. 2014 Dec; 17(12): 2834-43. doi: 10.1017/S1368980013002413
6) Kikutani T, Yoshida M, Enoki H, Yamashita Y, Akifusa S, Shimazaki Y, et al. Relationship between nutrition status and dental occlusion in community-dwelling frail el-

derly people. Geriatr Gerontol Int. 2013 Jan; 13(1): 50-4. doi: 10.1111/j.1447-0594.2012.00855.x

7) Visvanathan R, Macintosh C, Callary M, Penhall R, Horowitz M, Chapman I. The nutritional status of 250 older Australian recipients of domiciliary care services and its association with outcomes at 12 months. J Am Geriatr Soc. 2003 Jul; 51(7): 1007-11. doi: 10.1046/j.1365-2389.2003.51317.x

8) 高橋龍太郎．地域在住要介護高齢者の低栄養リスクに関連する要因について．日本老年医学会雑誌．2006 May; 43(3): 375-82. doi: 10.3143/geriatrics.43.375

9) Madeira T, Peixoto-Plácido C, Sousa-Santos N, Santos O, Costa J, Alarcão V, et al. Association between living setting and malnutrition among older adults: The PEN-3S study. Nutrition. 2020 May; 73: 110660. doi: 10.1016/j.nut.2019.110660

10) Neziraj M, Hellman P, Kumlien C, Andersson M, Axelsson M. Prevalence of risk for pressure ulcers, malnutrition, poor oral health and falls-a register study among older persons receiving municipal health care in southern Sweden. BMC Geriatr. 2021 Apr; 21(1): 265. doi: 10.1186/s12877-021-02205-x

11) Bonaccorsi G, Collini F, Castagnoli M, Di Bari M, Cavallini MC, Zaffarana N, et al. A cross-sectional survey to investigate the quality of care in Tuscan(Italy)nursing homes: The structural, process and outcome indicators of nutritional care. BMC Health Serv Res. 2015 Jun; 15: 223. doi: 10.1186/s12913-015-0881-5

12) Huppertz VAL, van der Putten GJ, Halfens RJG, Schols JMGA, de Groot LCPGM. Association between Malnutrition and Oral Health in Dutch Nursing Home Residents: Results of the LPZ Study. J Am Med Dir Assoc. 2017 Nov; 18(11): 948-54. doi: 10.1016/j.jamda.2017.05.022

13) Challa S, Sharkey JR, Chen M, Phillips CD. Association of resident, facility, and geographic characteristics with chronic undernutrition in a nationally represented sample of older residents in U. S. nursing homes. J Nutr Health Aging. 2007 Mar-Apr; 11(2): 179-84.

14) Strathmann S, Lesser S, Bai-Habelski J, Overzier S, Paker-Eichelkraut HS, Stehle P, et al. Institutional factors associated with the nutritional status of residents from 10 German nursing homes(ErnSTES study). J Nutr Health Aging. 2013 Mar; 17(3): 271-6. doi: 10.1007/s12603-012-0410-8

15) Woo J, Chi I, Hui E, Chan F, Sham A. Low staffing level is associated with malnutrition in long-term residential care homes. Eur J Clin Nutr. 2005 Apr; 59(4): 474-9. doi: 10.1038/sj.ejcn.1602096

16) Everink IHJ, van Haastregt JCM, Manders M, de van der Schueren MAE, Schols JMGA. malnutrition prevalence rates among dutch nursing home residents: What has changed over one decade? A comparison of the years 2009, 2013 and 2018. J Nutr Health Aging. 2021; 25(8): 999-1005. doi: 10.1007/s12603-021-1668-5

17) Suma S, Furuta M, Takeuchi K, Tomioka M, Iwasa Y, Yamashita Y. Number of teeth, denture wearing and cognitive function in relation to nutritional status in residents of nursing homes. Gerodontology. 2022 Jun; 39(2): 197-203. doi: 10.1111/ger.12554

18) Papparotto C, Bidoli E, Palese A. Risk factors associated with malnutrition in older adults living in Italian nursing homes: A cross-sectional study. Res Gerontol Nurs. 2013 Jul; 6(3): 187-97. doi: 10.3928/19404921-20130528-01

19) Bourdel-Marchasson I, Rolland C, Jutand MA, Egea C, Baratchart B, Barberger-Gateau P. Undernutrition in geriatric institutions in South-West France: Policies and risk factors. Nutrition. 2009 Feb; 25(2): 155-64. doi: 10.1016/j.nut.2008.07.016

20) 長谷川未帆子．介護保険施設における栄養ケア・マネジメントのあり方と「低栄養リスク」「誤嚥性肺炎による入院」「経口維持の看取り」「在宅復帰」との関連：2019 年度全国施設横断調査から．日本健康・栄養システム学会誌．2020; 20(2): 10-22. doi：10.57440/jncm.20.2_10

BQ12

要介護高齢者の栄養状態をスクリーニングする方法にはどのようなものがあるか？

ステートメント

- 栄養スクリーニングは栄養学的リスクのある対象者を抽出するために，すべての対象者に実施する。
- 高齢者向けの妥当性が検証された栄養スクリーニングツールには，MNA®，MNA®-SF，SGA，PG-SGA，などがある。
- 要介護高齢者に対して使用頻度の高い栄養スクリーニングは，MNA®，MNA®-SF，BMI，体重減少，MUST であった。

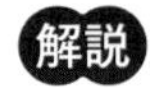

栄養スクリーニングとは，全対象者をふるいにかけて(screen)，栄養障害のリスクがある対象者を抽出することである[1-4)]。栄養スクリーニングは，栄養アセスメント，栄養診断，栄養介入の流れの第一歩である(図1)。栄養スクリーニングで低栄養のリスクと判定された対象者に対して，詳細な栄養アセスメントを行い，低栄養の診断を行う。低栄養と診断された場合は，低栄養の重症度に応じて，栄養療法のゴール設定および予後予測を行う。さら

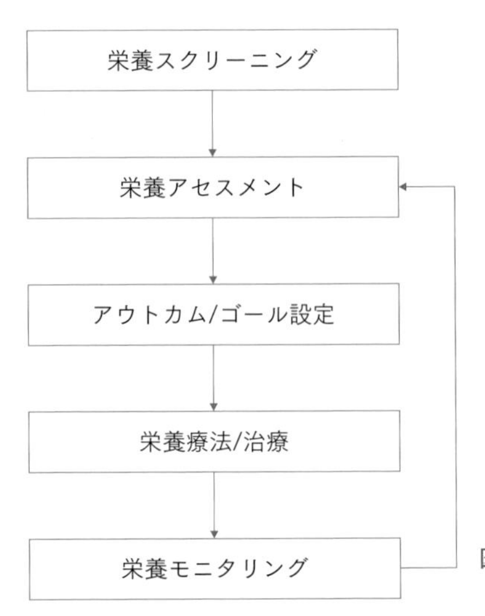

図1 栄養スクリーニング，アセスメント，介入，モニタリングの流れ

に，実際に栄養療法を実施し，定期的に栄養モニタリングを継続して行う。必要時は詳細な栄養アセスメントや低栄養診断を繰り返す。栄養スクリーニングは，現在の栄養状態の評価，今後の栄養学的なリスクの評価を，病歴，問診，身体測定，体重変化，などの容易に入手できる情報を指標として，すべての対象者に実施するものである。成人および高齢者向けに複数の妥当性が検証された栄養スクリーニングツールが作成されている(表1)。実施医療機関や介護施設，実施者，対象者により，栄養スクリーニングに用いられるツール(指標)は異なる。入院患者に対しては，入院時にルーチンで実施される血液検査を用いて栄養スクリーニングを用いることもある。また，ある介護施設で用いられる栄養スクリーニングツールが，他の介護施設では栄養アセスメントに用いられることもある。一方で，栄養アセスメントのために開発されたツールを，栄養スクリーニングに用いている介護施設もある。

現時点で使用可能で妥当性があり，使用頻度が高い栄養スクリーニングツールは主に下記の 4 つである[1)]。

① Mini Nutritional Assessment(MNA)®(BQ 13 の表 2 を参照➡ **129 頁**)
② Mini Nutritional Assessment-Short Form(MNA®-SF；MNA®の短縮版)(図 2)
③ Subjective Global Assessment(SGA；主観的全般評価)(図 3)
④ Patient Generated Subjective Global Assessment(PG-SGA；患者作成 SGA)

このうち，MNA®は地域内での使用については中等度の妥当性および信頼性を有するが，長期ケアでの使用については妥当性が低い。また，MNA®

表 1　成人および高齢者向けの妥当性が検証されている栄養スクリーニングツールの一覧

名称	特徴
Subjective Global Assessment (SGA)	主観的包括的栄養評価 成人用
Mini Nutritional Assessment-Short Form (MNA®-SF)	65 歳以上の高齢者向け問診ツール： 体重減少，食事摂取量，歩行能力，急性疾患の影響，認知症やうつの有無，やせ(BMI や下腿周囲長)をスコア化
Malnutrition Universal Screening Tool (MUST)	成人全般の問診ツール： 体重減少率，やせ(BMI)，疾患の影響をスコア化
Nutritional Risk Screening 2002 (NRS2002)	急性期病院向けの問診ツール： 体重減少率，やせ(BMI)，疾患の影響をスコア化
Malnutrition Screening Tool (MST)	医療現場で用いられる簡易な問診ツール： 体重減少の有無と程度，食事摂取量をスコア化
Controlling Nutritional Status (CONUT)	血液検査の 3 項目を用いてスコアリング
Geriatric Nutritional Risk Index (GNRI)	身長，体重，アルブミン値から算出
Prognostic Nutritional Index (PNI)	血液検査を用いて算出 複数の PNI の算出式がある

簡易栄養状態評価表
Mini Nutritional Assessment-Short Form
MNA®

Nestlé
NutritionInstitute

氏名:

性別: 年齢: 体重: kg 身長: cm 調査日:

下の□欄に適切な数値を記入し、それらを加算してスクリーニング値を算出する。

スクリーニング

A 過去3ヶ月間で食欲不振、消化器系の問題、そしゃく・嚥下困難などで食事量が減少しましたか?
0 = 著しい食事量の減少
1 = 中等度の食事量の減少
2 = 食事量の減少なし
□

B 過去3ヶ月間で体重の減少がありましたか?
0 = 3 kg 以上の減少
1 = わからない
2 = 1～3 kg の減少
3 = 体重減少なし
□

C 自力で歩けますか?
0 = 寝たきりまたは車椅子を常時使用
1 = ベッドや車椅子を離れられるが、歩いて外出はできない
2 = 自由に歩いて外出できる
□

D 過去3ヶ月間で精神的ストレスや急性疾患を経験しましたか?
0 = はい 2 = いいえ
□

E 神経・精神的問題の有無
0 = 強度認知症またはうつ状態
1 = 中程度の認知症
2 = 精神的問題なし
□

F1 BMI 体重(kg)÷[身長(m)]^2 □
0 = BMI が19 未満
1 = BMI が19 以上、21 未満
2 = BMI が21 以上、23 未満
3 = BMI が 23 以上
□

BMI が測定できない方は、**F1** の代わりに **F2** に回答してください。
BMI が測定できる方は、**F1** のみに回答し、**F2** には記入しないでください。

F2 ふくらはぎの周囲長(cm) : CC
0 = 31cm未満
3 = 31cm以上
□

スクリーニング値
(最大 : 14ポイント)
□□

12-14 ポイント: □ 栄養状態良好
8-11 ポイント: □ 低栄養のおそれあり (At risk)
0-7 ポイント: □ 低栄養

Ref. Vellas B, Villars H, Abellan G, et al. *Overview of the MNA® - Its History and Challenges.* J Nutr Health Aging 2006;10:456-465.
Rubenstein LZ, Harker JO, Salva A, Guigoz Y, Vellas B. *Screening for Undernutrition in Geriatric Practice: Developing the Short-Form Mini Nutritional Assessment (MNA-SF).* J. Geront 2001;56A: M366-377.
Guigoz Y. *The Mini-Nutritional Assessment (MNA®) Review of the Literature - What does it tell us?* J Nutr Health Aging 2006; 10:466-487.
Kaiser MJ, Bauer JM, Ramsch C, et al. *Validation of the Mini Nutritional Assessment Short-Form (MNA®-SF): A practical tool for identification of nutritional status.* J Nutr Health Aging 2009; 13:782-788.

® Société des Produits Nestlé SA, Trademark Owners.
© Société des Produits Nestlé SA 1994, Revision 2009.

さらに詳しい情報をお知りになりたい方は、**www.mna-elderly.com** にアクセスしてください。

図2 MNA®-SF(MNA®の短縮版)

1. 病歴(患者の記録)
a) 体重変化
b) 食物摂取状況の変化
c) 消化器症状
d) ADL
e) 疾患と栄養必要量の関係
2. 身体症状(視診，触診のみ)
a) 皮下脂肪の喪失
b) 筋肉の喪失
c) 浮腫(くるぶし，仙骨部)
d) 腹水
0〜3 の 4 段階評価
0：正常，1：少し異常，2：中等度，3：高度
主観的包括評価
A：栄養状態良好
B：中等度の栄養不良
C：高度の栄養障害

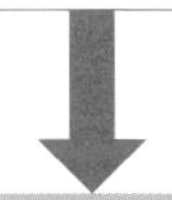

図 3　SGA(主観的全般評価)
〔Detsky AS, McLaughlin JR, Baker JP, Johnston N, Whittaker S, Mendelson RA, et al.：What is subjective global assessment of nutritional status? JPEN J Parenter Enteral Nutr. 1987 Jan-Feb；11(1)：8-13〕

は地域社会における身体機能低下，入院，死亡の予測能力を有し，長期ケアにおける入院と死亡の予測能力を有する。SGA は地域社会での使用については中等度の妥当性を有するが，長期ケアでの使用については妥当性が低い[1-4]。

要介護高齢者においても栄養スクリーニングは重要である。栄養障害やそのリスクを早期に発見し，適切な評価を実施し，栄養障害に対する早期の治療的介入や将来の栄養状態の悪化の予防が可能になるためである。しかしながら，要介護高齢者における栄養スクリーニングの使用実態については明らかにされていない。

これらの状況を踏まえ，本解説文を作成した。系統的レビューの CQ は「本邦在住の介護施設入所中の要介護高齢者に対し栄養状態をスクリーニングする方法にはどのようなものがあるか？」であり，検索対象は 65 歳以上の介護施設入所の要介護高齢者とした。系統的レビューの結果，ハンドサーチを含めて 1,450 報の論文が検索された。重複などを除外した 1,440 報のうち一次スクリーニングにより 981 報，二次スクリーニングにより 138 報が除外され，最終的に 320 報が解説文作成のための質的統合に採択された(図 4)。結果として，要介護高齢者に使用されていた栄養スクリーニングツールとして 29 種類が同定された。このうち，要介護高齢者に使用頻度が高い栄養スクリーニングツールは，body mass index(BMI)(13 報)，MNA®(9 報)，体重減少(8 報)，MNA®-SF(4 報)，Malnutrition Universal Screening Tool(MUST)(4 報)(図 5)であった。

以上より，要介護高齢者の栄養スクリーニングには，介護施設によって異なる多くの種類のツールが採用されていることが判明した。使用頻度が多

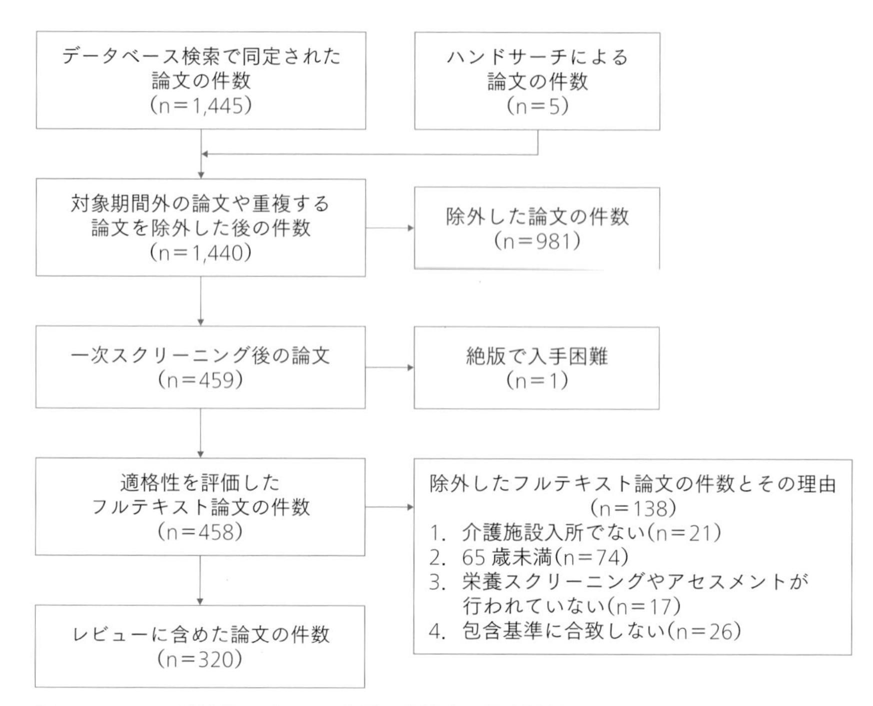

図4　BQ 12の系統的レビューに使用した論文の抽出過程

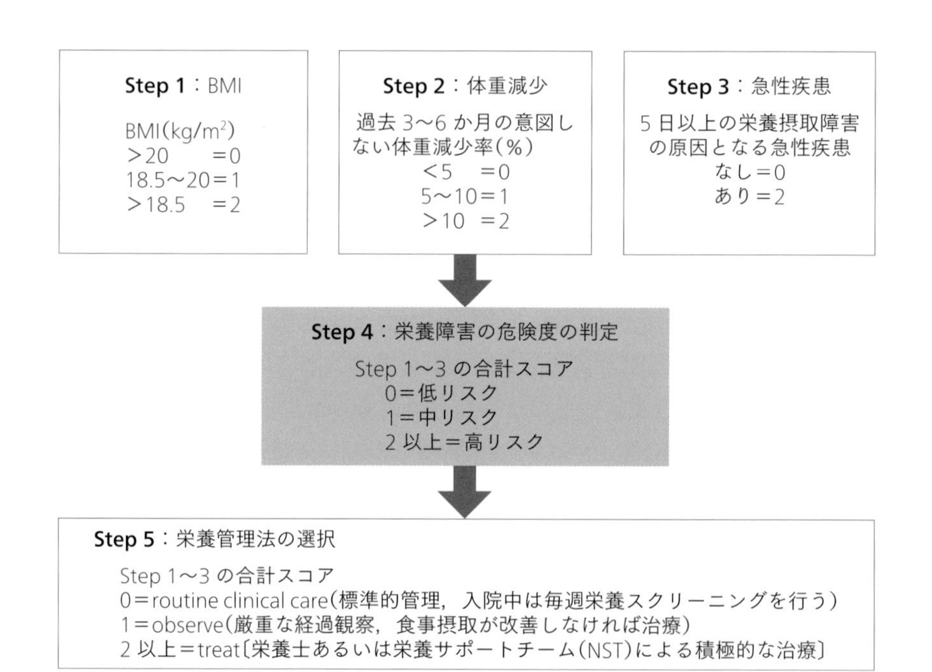

図5　MUST

〔Malnutrition Action Group(MAG), a Standing Committee of the British Association for Parenteral and Enteral Nutrition(BAPEN). The "MUST" Explanatory Booklet. http://www.bapen.org.uk/pdfs/must/must_explan.pdf(last accessed: 2024/4/3)より作成〕

かったツール(方法)は，BMI，体重減少，MNA®，MNA®-SF，MUSTであった。一方で，これらのツールの要介護高齢者における信頼性や妥当性を検証した研究は乏しく，今後の研究の実施が必要であると考えられた。

キーワード

Residential Facilities，Nursing Homes，Group Home，Long-term Care，Housing for the Elderly，Homes for the Aged，Older Adults，Nutrition Assessment，Nutrition Screening，Nutritional Status，Epidemiologic Studies

文献

1） Skipper A, Coltman A, Tomesko J, Charney P, Porcari J, Piemonte TA, et al. Position of the Academy of nutrition and dietetics: malnutrition(undernutrition)screening tools for all adults. J Acad Nutr Diet. 2020 Apr; 120(4): 709-13. doi: 10.1016/j.jand.2019.09.011
2） Van Bokhorst-de van der Schueren MAE, Guaitoli PR, Jansma EP, de Vet HCW. A systematic review of malnutrition screening tools for the nursing home setting. J Am Med Dir Assoc. 2014 Mar; 15(3): 171-84. doi: 10.1016/j.jamda.2013.10.006
3） Power L, de van der Schueren MAE, Leij-Halfwerk S, Bauer J, Clarke M, Visser M, et al. Development and application of a scoring system to rate malnutrition screening tools used in older adults in community and healthcare settings A MaNuEL study. Clin Nutr. 2019 Aug; 38(4): 1807-19. doi: 10.1016/j.clnu.2018.07.022
4） Moloney L, Jarrett B. Nutrition Assessment and interventions for the prevention and treatment of malnutrition in older adults: An evidence analysis center scoping review. J Acad Nutr Diet. 2021 Oct; 121(10): 2108-40. e6. doi: 10.1016/j.jand.2020.09.026

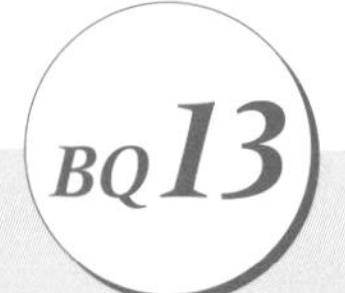

要介護高齢者の栄養状態をアセスメントするための指標にはどのようなものがあるか?

ステートメント

- 栄養状態のスクリーニング/アセスメント方法として，78種が確認された。
- 栄養スクリーニングツールは3種，栄養アセスメントツールは3種，予後予測指標は3種，その他は69種であった。
- 使用頻度が高いスクリーニング/アセスメントツールは，MNA®，BMI，MNA®-SFであった。

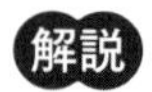

栄養状態とは，栄養素の摂取と利用に関する個人の健康状態を指す。健康状態は，疾病，年齢，生活習慣などの要因によって影響を受ける。栄養障害とは，不十分または過剰な栄養素の摂取や利用によって引き起こされる栄養不良の状態である[1)]。栄養障害には，低栄養と過栄養(過体重と肥満)がある[1)]。さらに低栄養は，a)炎症を伴う(重症疾患や悪液質など)疾患関連低栄養，b)炎症を伴わない疾患関連低栄養，c)疾患を伴わない低栄養(たとえば飢餓に関連した低栄養)に分類される[1)]。

低栄養は介護を受けている高齢者によくみられる問題である。長期介護施設に入所する高齢者の12～54%に低栄養を認める[2)]。高齢者は，食欲不振，摂食障害(たとえば嚥下障害)，歯の喪失，認知症，不必要な制限食および吸収不良などにより低栄養のリスクを生じる[3)]。さらに低栄養は，死亡率を増加させ，生活の質(quality of life；QOL)を低下させ，医療費の増加をもたらす[4-6)]。一方，低栄養の早期発見と治療は，健康状態を改善し，医療費を削減し，影響を受けた個人のQOLを向上させる[7)]。したがって，高齢者の低栄養の早期発見がきわめて重要である。

要介護高齢者の栄養状態をスクリーニング/アセスメントするための評価方法は明らかではない。そこで今回，系統的レビューを実施した。レビューの目的は，① 本邦在住の介護施設入所中の要介護高齢者に対し栄養状態をスクリーニングする方法にはどのようなものがあるか，② 栄養状態をアセスメントするための指標にはどのようなものがあるか，の2点である。

系統的レビューでは，2000年1月1日～2022年7月31日に出版され

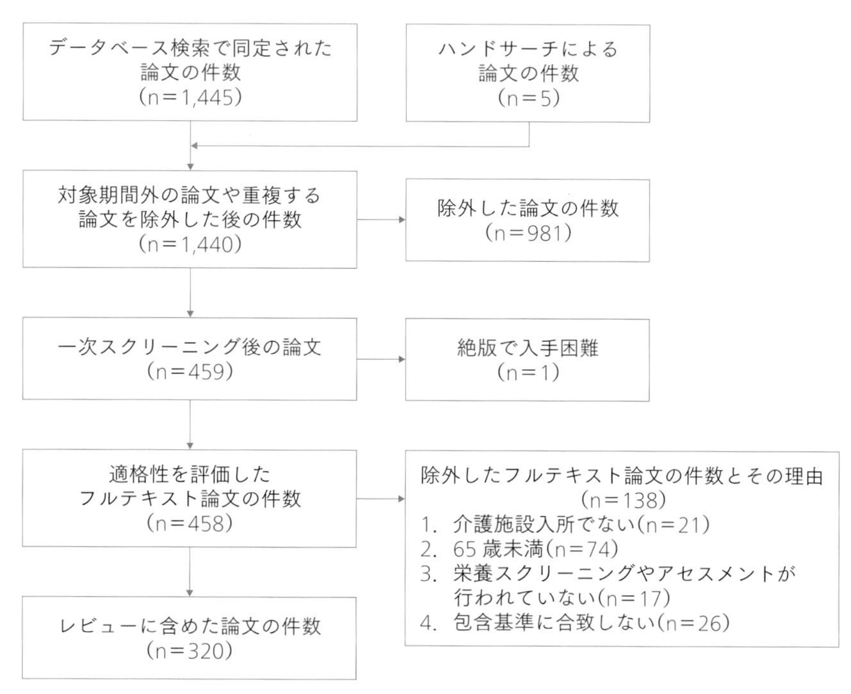

図1　BQ 13 の系統的レビューに使用した論文の抽出過程

た文献を，MEDLINE および医中誌 Web のデータベースから収集した。取り込み基準は，介護施設入所の 65 歳以上の高齢者であった。Case reports，comment，editorial，letter，news，newspaper article，conference abstract，conference review を除く，日本語と英語の研究とガイドラインを含めた。病院，クリニック，デイサービス，地域在住者は除外した。

系統的レビューにより，320 報の研究が適格基準に該当した(図 1)。介護施設入所中の要介護高齢者の栄養状態をスクリーニング/アセスメントするための指標は 78 種類であった(表 1)。Mini Nutritional Assessment(MNA)® 121 報，body mass index(BMI)87 報，Mini Nutritional Assessment-short form(MNA®-SF)63 報の順に多かった。MNA®は，低栄養または低栄養のリスクがある 65 歳以上の高齢者患者を特定できる検証済みの栄養アセスメントツールである。MNA®は欧米において介護・臨床場面で広く活用され，信頼性・妥当性を示すデータが数多く示されている[8-10]。MNA®は，18 項目で構成されている[11](表 2)。評価方法は，第一段階のスクリーニング 6 項目と第二段階のアセスメント 12 項目とに大別され，スクリーニング 6 項目(最大 14 ポイント)で，12 ポイント以上を「栄養状態良好」と判断し調査を終了する。11 ポイント以下の場合は，「低栄養のおそれあり(At risk)」と評価し，アセスメントの 12 項目を行う。スクリーニングポイントと合計した最大 30 ポイントで栄養状態を評価する。24 ポイント以上は「栄養状態良好」，17～23.5 ポイントを「低栄養のおそれあり(At risk)」，17 ポイント未満を「低

表1　スクリーニング/アセスメント法の種類(カッコ内は論文数)

栄養スクリーニングツール 3種類	栄養アセスメントツール 3種類	予後予測指標 3種類	その他 69種類					
CNAQ(1)	SGA(5)	NuRAS(1)	BMI(87)	身長(6)	咀嚼・嚥下機能の障害(4)	プレアルブミン値(14)	トランスフェリン(4)	フェリチン(1)
MNA®-SF(63)	PG-SGA(3)	GNRI(11)	体重(20)	膝の高さ(1)	ウエスト-ヒップ周囲長(3)	レチノール結合タンパク(2)	25-OH ビタミンD(3)	血清脂質(1)
MUST(2)	MNA®(121)	PINI(1)	Thigh TMV and TFV(1)	体重減少(22)	ウエスト周囲長(3)	フィッシャー比(1)	クレアチニン，ナトリウム，カルシウム，マグネシウム，ビタミンC・A・E(1)	総リンパ球数(6)
			BIA(1)	食事摂取量(24)	MAMC(17)	分岐鎖アミノ酸(1)	葉酸，ビタミン12(2)	血糖値(4)
			FFM(3)	栄養投与方法(2)	TSF(19)	総コレステロール(17)	亜鉛(1)	血中尿素窒素(3)
			BCM(2)	経鼻経管栄養の有無(4)	下腿周囲長(15)	HDL-コレステロール(6)	チアミン(1)	標準化タンパク異化率(1)
			Extracellular mass(1)	褥瘡の有無(4)	上腕筋面積(5)	LDL-コレステロール(1)	白血球(1)	潜在的に調整可能な栄養関連因子(1)
			BCMI(1)	味覚障害(1)	上腕周囲長(6)	超低密度リポタンパク質(1)	赤血球(1)	サプリメントの使用(2)
			体脂肪率(3)	口腔内の問題(1)	肩甲骨皮下脂肪厚(3)	中性脂肪(4)	血液生化学検査(1)	歯科医師による主観的評価(1)
			CNS tool(1)	治療食(1)	握力(2)	鉄(2)	ヘモグロビン(15)	
			体重指数(1)	食形態(2)	総タンパク(5)	貯蔵鉄(1)	ヘマトクリット(2)	
			%体重指数(2)	静脈栄養(1)	アルブミン値(45)	interRAI Long Term Care Facilities (LTCF)(1)	ヘモグロビンA1c(1)	

BCM；body cell mass，BCMI；body cell mass index，BIA；bioelectrical impedance analysis，BMI；body mass index，CNAQ；Council on Nutrition Appetite Questionnaire，CNS；the Chinese Nutrition Screening，FFM；fat free mass，GNRI；Geriatric Nutritional Risk Index，MAMC；mid-arm muscle circumference，MNA®-SF；Mini Nutritional Assessment-Short Form，TMV；thigh the muscle volume，TFV；thigh the fat volume，MUST；Malnutrition Universal Screening Tool，NuRAS；Nutritional Risk Assessment Scale，PG-SGA；Patient Generated Subjective Global Assessment，PINI；the prognostic inflammatory and nutritional index，SGA；Subjective Global Assessment，TLC；total lymphocyte count，TSF；triceps skinfold thickness

表 2　簡易栄養状態評価表(Mini Nutritional Assessment；MNA®)

スクリーニング：スクリーニングで 11 ポイント以下の場合，次のアセスメントに進み，総合評価値を算出する。
A　過去 3 ヶ月間で食欲不振，消化器系の問題，そしゃく・嚥下困難などで食事量が減少しましたか？
0＝著しい食事量の減少　1＝中等度の食事量の減少　2＝食事量の減少なし
B　過去 3 ヶ月間で体重の減少がありましたか？
0＝3 kg 以上の減少　1＝わからない　2＝1～3 kg の減少　3＝体重減少なし
C　自力で歩けますか？
0＝寝たきりまたは車椅子を常時使用 1＝ベッドや車椅子を離れられるが，歩いて外出はできない 2＝自由に歩いて外出できる
D　過去 3 ヶ月間で精神的ストレスや急性疾患を経験しましたか？
0＝はい　2＝いいえ
E　神経・精神的問題の有無
0＝強度認知症またはうつ状態　1＝中程度の認知症　2＝精神的問題なし
F　BMI 体重(kg)÷[身長(m)]^2
0＝BMI が 19 未満 1＝BMI が 19 以上，21 未満 2＝BMI が 21 以上，23 未満 3＝BMI が 23 以上
ポイント
12～14 ポイント：栄養状態良好 8～11 ポイント：低栄養のおそれあり(At risk) 0～ 7 ポイント：低栄養
アセスメント
G　生活は自立していますか(施設入所や入院をしていない)
1＝はい　0＝いいえ
H　1 日に 4 種類以上の処方薬を飲んでいる
0＝はい　1＝いいえ
I　身体のどこかに押して痛いところ，または皮膚潰瘍がある
0＝はい　1＝いいえ

J　1 日に何回食事を摂っていますか？
0＝1 回　1＝2 回　2＝3 回
K　どんなたんぱく質を，どのくらい摂っていますか？
・乳製品(牛乳，チーズ，ヨーグルト)を毎日 1 品以上摂取 ・豆類または卵を毎週 2 品以上摂取 ・肉類または魚を毎日摂取 0.0＝はい，0～1 つ　0.5＝はい，2 つ　1.0＝はい，3 つ
L　果物または野菜を毎日 2 品以上摂っていますか？
0＝いいえ　1＝はい
M　水分(水，ジュース，コーヒー，茶，牛乳など)を 1 日どのくらい摂っていますか？
0.0＝コップ 3 杯未満　0.5＝3 杯以上 5 杯未満　1.0＝5 杯以上
N　食事の状況
0＝介護なしでは食事不可能 1＝多少困難ではあるが自力で食事可能 2＝問題なく自力で食事可能
O　栄養状態の自己評価
0＝自分は低栄養だと思う　1＝わからない　2＝問題ないと思う
P　同年齢の人と比べて，自分の健康状態をどう思いますか？
0.0＝良くない　0.5＝わからない　1.0＝同じ　2.0＝良い
Q　上腕(利き腕ではない方)の中央の周囲長(cm)：MAC
0.0＝21 cm 未満　0.5＝21 cm 以上，22 cm 未満　1.0＝22 cm 以上
R　ふくらはぎの周囲長(cm)：CC
0＝31 cm 未満　1＝31 cm 以上
評価値：小計(最大：16 ポイント)
スクリーニング値：小計(最大：14 ポイント)
総合評価値(最大：30 ポイント)
低栄養状態指標スコア
24～30 ポイント：栄養状態良好 17～23.5 ポイント：低栄養のおそれあり(At risk) 17 ポイント未満：低栄養

〔Nestle Nutrition Institute(https://www.mna-elderly.com/sites/default/files/2021-10/MNA-japanese.pdf)をもとに作成〕

表 3　Body mass index(BMI)kg/m^2 の評価

BMI の数値	日本肥満学会の基準	WHO の基準
BMI＜18.5	低体重	Underweight
18.5≦BMI＜25	普通体重	Normal weight
25≦BMI＜30	肥満(1 度)	Pre-obesity
30≦BMI＜35	肥満(2 度)	Obesity class Ⅰ
35≦BMI＜40	高度肥満(3 度)	Obesity class Ⅱ
40≦BMI	高度肥満(4 度)	Obesity class Ⅲ

〔A healthy lifestyle-WHO recommendations. Body mass index-BMI. https://www.who.int/europe/news-room/fact-sheets/item/a-healthy-lifestyle---who-recommendations(last accessed: 2023/7/1)／日本肥満学会　肥満症診療ガイドライン作成委員会. 肥満症診療ガイドライン 2022. 第 1 章　肥満症治療と日本肥満学会が目指すもの　1. 肥満症の概念と診断・治療. 表 1-3 肥満度分類. http://www.jasso.or.jp/data/magazine/pdf/medicareguide2022_05.pdf (last accessed: 2023/7/1)をもとに作成〕

栄養」と評価する。

BMI は体格を表す指標として国際的に用いられており，[体重(kg)]÷[身長(m)^2]で算出する[12]。BMI は肥満や低体重(やせ)の判定に用いる。WHO(世界保健機関)の基準では 30 以上を肥満と評価する[12]。一方，日本肥満学会の基準では，18.5 未満を「低体重(やせ)」，18.5 以上 25 未満を「普通体重」，25 以上が「肥満」で，肥満はさらに「肥満 1」から「肥満 4」に分類される[13](表 3)。しかし，低栄養のスクリーニングやアセスメントで BMI を用いる際には注意が必要である。BMI はある一時点での静的な栄養指標であり，動的な変化を表しているものではない。近年，Global Leadership Initiative on Malnutrition 基準で示されているように，低栄養の診断では病因の評価が不可欠である。BMI は健康なやせの高齢者を誤って低栄養と診断する偽陽性の可能性や，心・腎不全などの体内の水分貯留時に低栄養の存在をマスクしてしまう偽陽性などの注意点を内包していることを認識しておく必要がある。

MNA®-SF は，血液生化学検査を必要とせず，問診と身体計測をもとに評価する簡便で非侵襲的な低栄養のスクリーニング法である[14](BQ12 の図 2 ➡ **122 頁**)。MNA®-SF は食事摂取量，体重の変化，移動能力，ストレス，精神・認知機能，BMI の 6 項目を評価する。各項目の採点は 0～2 点または 3 点で評価し，合計点数から「低栄養」「低栄養のおそれあり」「栄養状態良好」の 3 段階で評価する(➡ **122 頁**)。バージョン 2 から[14]は，BMI が不明な場合は下腿周囲長で代用できる点も特徴の 1 つである。

要介護高齢者における栄養評価方法のエビデンスとして，米国栄養士会(Academy of Nutrition and Dietetics)の Evidence Analysis Library(EAL)による介護施設高齢者に対する栄養スクリーニング[15]とアセスメントの推奨がある。これらの推奨では，低栄養スクリーニングにはすべてのセッティングで Malnutrition Screening Tool(MST)が使用できるとしている。MST は，体重減少，食欲や食事量の減少，疾患やストレスの程度の3項目について評価し，「栄養リスク低(低栄養のリスクなし)」「栄養リスク中」「栄養リスク高」の3段階でスクリーニングする[16]。

さらにEALの栄養アセスメントに関する推奨では，MNA®は長期介護を受けている高齢者の低栄養評価方法としては，全体的に妥当性が低く，またMNA®の信頼性を評価した研究は確認されていないとしている。さらにMNA®は，長期介護中の高齢者の入院を予測せず，長期介護を受けている高齢者の身体機能の低下を予測するMNA®の能力を評価した研究は確認されていないとしている。しかしながら，長期介護を受けている65歳以上の成人の死亡率は予測できる。

一方，Subjective Global Assessment(SGA)については，長期介護を受けている高齢者の低栄養評価方法としては，全体的に妥当性が低いとしている。さらに，SGAの信頼性を評価した研究，死亡，入院，身体機能の低下を予測するSGAの能力を評価した研究は確認されていない。

以上を踏まえ，要介護高齢者に対しては多様な栄養評価方法が用いられているものの，妥当性や信頼性に関する研究は乏しいと考えられた。今後，要介護高齢者に対する有効な栄養評価方法の確立が期待される。

キーワード

Residential Facilities，Long-term care，Housing for the Elderly，Homes for the Aged，Nursing home，Group home，Body Weight，Body weight change，overweight，obesity，Nutritional Status，Nutrition Disorders，Malnutrition，Overnutrition，Weight gain，Weight loss，Body size，Body mass index

文献

1) Cederholm T, Barazzoni R, Austin P, Ballmer P, Biolo G, Bischoff SC, et al. ESPEN guidelines on definitions and terminology of clinical nutrition. Clin Nutr. 2017 Feb; 36: 49-64. doi: 10.1016/j.clnu.2016.09.004
2) Namasivayam AM, Steele CM. Malnutrition and Dysphagia in long-term care: a systematic review. J Nutr Gerontol Geriatr. 2015 Mar; 34: 1-21. doi: 10.1080/21551197.2014.1002656
3) Cederholm T, Jensen GL, Correia MITD, Gonzalez MC, Fukushima R, Higashiguchi T, et al. GLIM criteria for the diagnosis of malnutrition: A consensus report from the global clinical nutrition community. Clin Nutr. 2019 Feb; 38(1): 1-9. doi: 10.1016/j.clnu.2018.08.002
4) Fernandes AC, Pessoa A, Vigário MA, Jager-Wittenaar H, Pinho J. Does malnutrition influence hospital reimbursement? A call for malnutrition diagnosis and coding. Nutrition. 2020 Jun; 74: 110750. doi: 10.1016/j.nut.2020.110750
5) Hernandez-Galiot A, Goñi I. Quality of life and risk of malnutrition in a home-dwelling population over 75 years old. Nutrition. 2017 Mar; 35: 81-6. doi: 10.1016/j.nut.2016.10.013
6) Reber E, Gomes F, Bally L, Schuetz P, Stanga Z. Nutritional management of medical inpatients. JCM. 2019 Jul; 8(8): 1130. doi: 10.3390/jcm8081130

7) Skipper A, Coltman A, Tomesko J, Charney P, Porcari J, Piemonte TA, et al. Position of the academy of nutrition and dietetics: malnutrition(undernutrition)screening tools for all adults. J Acad Nutr Diet. 2020 Apr; 120(4): 709-13. doi: 10.1016/j.jand.2019.09.011
8) Vellas B, Villars H, Abellan G, Soto ME, Rolland Y, Guigoz Y, et al. Overview of MNA®: its history and challenges. J Nut Health Aging. 2006 Nov-Dec; 10(6): 456-65.
9) Rubenstein LZ, Harker JO, Salvà A, Guigoz Y, Vellas B. Screening for undernutrition in geriatric practice: developing the short-form mini nutritional assessment(MNA-SF). J Gerontol A Biol Sci Med Sci. 2001 Jun; 56(6): M366-72. doi: 10.1093/gerona/56.6.m366
10) Guigoz Y. The Mini-Nutritional Assessment(MNA®)review of the literature: What does it tell us? J Nutr Health Aging. 2006 Nov-Dec; 10(6): 466-87.
11) ネスレヘルスサイエンス Japan．栄養評価ツールについて．簡易栄養状態評価表 Mini Nutritional Assessment MNA®.
https://www.mna-elderly.com/sites/default/files/2021-10/MNA-japanese.pdf(last accessed: 2023/7/1)
12) A healthy lifestyle-WHO recommendations. Body mass index-BMI.
https://www.who.int/europe/news-room/fact-sheets/item/a-healthy-lifestyle---who-recommendations(last accessed: 2023/7/1)
13) 日本肥満学会 肥満症診療ガイドライン作成委員会．肥満症診療ガイドライン 2022．第 1 章 肥満症治療と日本肥満学会が目指すもの　1．肥満症の概念と診断・治療．表 1-3 肥満度分類．
http://www.jasso.or.jp/data/magazine/pdf/medicareguide2022_05.pdf(last accessed: 2023/7/1)
14) Kaiser MJ, Bauer JM, Ramsch C, Uter W, Guigoz Y, Cederholm T, et al. Validation of the Mini Nutritional Assessment short-form(MNA-SF): A practical tool for identification of nutritional status. J Nutr Health Aging. 2009 Nov; 13(9): 782-8. doi: 10.1007/s12603-009-0214-7
15) Skipper A, Coltman A, Tomesko J, Charney P, Porcari J, Piemonte TA, et al. Position of the academy of nutrition and dietetics: malnutrition(undernutrition)screening tools for all adults. J Acad Nutr Diet. 2020 Apr; 120(4): 709-13. doi: 10.1016/j.jand.2019.09.011
16) Ferguson M, Capra S, Bauer J, Banks M. Development of a valid and reliable malnutrition screening tool for adult acute hospital patients. Nutrition. 1999 Jun; 15(6): 458-64. doi: 10.1016/s0899-9007(99)00084-2

要介護高齢者において，食べる意欲を引き出すための支援にはどのようなものがあるか？

ステートメント

- 要介護高齢者における，食べる意欲を引き出すための支援には，生活支援プログラム，INRx assessment process，高脂肪栄養剤を用いた介入がある。
- 生活支援プログラム，INRx assessment process，高脂肪栄養剤を用いた介入は，要介護高齢者の食欲を改善する可能性がある。

要介護高齢者において，食べる意欲の低下は，エネルギー，たんぱく質，ビタミンや微量元素の摂取量の低下を招き，栄養状態の低下につながる[1)]。また意欲の低下は生活の質(quality of life；QOL)や生存率の低下にも影響することが報告されている[2)]。虚弱高齢者では17〜44%に食欲低下が認められる[3)]。高齢者の食べる意欲には，嗜好，食環境，食事の見た目や味，食形態などの食事に関連する要因以外に，加齢による認知機能，口腔機能，胃腸機能の低下，代謝やホルモン分泌，嗅覚や味覚の変化，多剤服用，疾患，社会的孤立が影響するといわれている[4)]。

食べる意欲のスケールとして，Council on Nutrition Appetite Questionnaire(CNAQ，表1)，Simplified Nutritional Appetite Questionnaire(SNAQ，図1)，Visual Analogue Scale(VAS)がよく用いられており，信頼性が報告されている[5-8)]。一方，治療中に食欲低下に陥ることが多いがん患者に対して用いられるCenter for Epidemiologic Studies Depression Scale(CES-D)，European Organisation for Research and Treatment of Cancer Core Quality of Life Questionnaire(EORTC QLQ)，Functional Assessment of Anorexia Cachexia Therapy(FAACT)，Quality of life questionnaire for cancer patients treated with anticancer drugs(QOL-ACD)など，がんや悪液質の評価ツールは，食欲の評価を含んでいる。ただし，本推奨に対する系統的レビューで抽出された論文では，これらのツールで評価した食欲をアウトカムとした論文は抽出されなかった。

本推奨に関する系統的レビューを実施した結果，以下の3報の論文が抽出された(図2，表2)。

表 1　日本語版 Council on Nutrition Appetite Questionnaire（CNAQ-J）

質問	回答・点数（合計得点 8～40 点でスコア化）
A. 食欲はありますか？	1. ほとんどない 2. 少ししかない 3. 普通 4. ある 5. とてもある
B. どのくらい食べると，満腹感を感じますか？	1. 数口を食べた後 2. 食事の 1/3 程度を食べた後 3. 食事の半分以上を食べた後 4. 食事のほとんどを食べた後 5. めったに満腹感を感じない
C. 空腹感を感じることがありますか？	1. まったく感じない 2. たまに感じる 3. 時々感じる 4. よく感じる 5. いつも感じる
D. 食事の味は，どのように感じていますか？	1. とてもまずい 2. まずい 3. 普通 4. おいしい 5. とてもおいしい
E. 50 歳のころに比べて，食事の味はどうですか？	1. とてもまずい 2. まずい 3. 同じくらい 4. おいしい 5. とてもおいしい
F. 食事は，1 日に何回食べますか？	1. 1 回未満 2. 1 回 3. 2 回 4. 3 回 5. 4 回以上
G. 食事をして気持ちが悪くなったり，吐き気を催したりする事がありますか？	1. いつも感じる 2. よく感じる 3. 時々感じる 4. ごくたまに感じる 5. まったく感じない
H. 普段，どのような気分ですか？	1. とても沈んでいる 2. 沈んでいる 3. 沈んでもなく，元気でもない 4. 元気 5. とても元気

〔厚生労働科学研究費補助金（長寿科学総合事業）分担研究報告書．高齢者を対象とした日本語版食欲調査票（CNAQ-J）の信頼性および妥当性の検討．https://mhlw-grants.niph.go.jp/system/files/2013/133011/201310016A_upload/201310016A0019.pdf（last accessed: 2023/8/20）〕

日本語版 Simplified Nutritional Appetite Questionnaire

記入日：　　　氏名：

食欲について

もっともよくあてはまる選択肢に○をつけてください。

問-1. 私は食欲が

1. まったくない	2. ない	3. ふつうだ	4. ある	5. とてもある

問-2. 食事をとるとき

1). 数口食べただけで満腹になる	2). 3 分の 1 ほど食べると満腹になる
3). 半分ほど食べると満腹になる	4). ほとんど食べれば満腹になる
5). 満腹になることはほとんどない	

問-3. 食べ物の味が

1. とてもまずいと感じる	2. まずいと感じる	3. ふつうだと感じる
4. おいしいと感じる	5. とてもおいしいと感じる	

問-4. 普段，私は食事を

1). 1 日 1 回もとらない	2). 1 日 1 回とる	3). 1 日 2 回とる
4). 1 日 3 回とる	5). 1 日 4 回以上とる	

図 1　日本語版 Simplified Nutritional Appetite Questionnaire（SNAQ-J）
〔Nakatsu N, Sawa R, Misu S, Ueda Y, Ono R. Reliability and validity of the Japanese version of the simplified nutritional appetite questionnaire in community-dwelling older adults. Geriatr Gerontol Int. 2015 Dec; 15(12): 1264-9. doi: 10.1111/ggi.12426〕

表 2　採択論文の要約

	坂下，ほか 2016[9]	Crogan NL, et al 2006[10]	Tylner S, et al 2016[11]
研究デザイン	前後比較研究	2 群前向き準実験	ランダム化比較試験
セッティング	高齢者福祉施設	ナーシングホーム	住宅型介護施設(5 care residential homes)
対象者	A 特別養護老人ホーム施設入居者(入居者)で，本プログラムに参加し，プログラム開始前，プログラム開始 3 か月後，プログラム終了時(6 か月後)，プログラム終了後 6 か月後のデータが揃っている者および研究協力入居者に直接かかわる施設職員(介護職，栄養士，看護師，理学療法士ら)	入居者は 65 歳以上であること，栄養失調の危険因子を 1 つ以上持っていること(例. 体重減少，ほとんどの食事で 25% 以上の食べ残し，うつ病，ADL への参加能力の変化/午前から午後)，老人ホームに 3 週間以上住んでいる，認知能力が正常から中等度障害(MMSE＞11 で測定)，末期診断(腎臓病，がん，COPD の主診断)を受けていない	65 歳以上の全住民
症例数	100(男性 24，女性 76)	81(介入群 41，対照群 40)	39(介入群 19，対照群 20)
介入内容	生活支援プログラム(①集中プログラム，②継続プログラム) ・食をあじわい楽しむ工夫 ・生活リズムを整える ・全身状態を整える ・食形態，食物の見直し ・口腔機能向上 ・口腔衛生 ・食事姿勢の見直し ・食事介助技術の改善 ・入居者及びその家族，施設職員に対してそれぞれに集団体験学習プログラムを実施	INRx assessment process ・食事の変更(高密度食，高プロテインドリンクの追加または削除，塩分制限の解除，プロテインパウダーの追加，食生活の自由化) ・看護紹介(小人数グループでの食事摂取，ポジショニング，食具の工夫，一対一の食事介助) ・医師の紹介(抗うつ薬，マルチビタミン，その他の薬の処方，食欲を増進する薬剤の処方) ・福祉サービスの紹介(入れ歯の修理，眼鏡) ・作業療法(適応器具，嚥下評価) ・理学療法(ポジショニング)	イチゴ味の高脂肪栄養剤 Calogen Extra(Nutricia Advanced Medical Nutrition, Schiphol, The Netherlands)を 1 日 3 回(30 mL ×3)，介入期間中の午前 8 時，12 時，午後 8 時に配付，1 日量 90 mL で，360 kcal，たんぱく質 4.5 g，ビタミン D 2.7 mg，カルシウム 201 mg など推奨量の約 30% を摂取
食欲関連アウトカム	施設職員から聴取：食欲(1. ない，2. むらがある，3. 普通，4. ある)	栄養士，看護師，薬剤師による栄養問題の評価およびカルテレビュー	Visual Analogue Scale (VAS)で評価した食欲
食欲関連アウトカムの結果	介入前の食欲(1. ない，2. むらがある，3. 普通，4. ある)の平均値は介入前 3.0±0.8，介入 3 か月後 3.3±3.3，介入 6 か月後 3.4±0.7，終了 6 か月後 3.1±0.8 で，食欲に有意な変化(p＜0.001)がみられた。食欲は介入後有意に増進したが，介入終了 6 か月後には元へ戻る傾向がみられた	介入群でアルブミン(p=0.01)，プレアルブミン(p=0.01)が顕著に改善した。介入群では 16 件中 10 件(62.5%)の食欲が改善した	介入群で介入前後の空腹感に有意な改善(Δ1.5±3.6，p=0.026)を認めた

〔坂下玲子，高見美保，森本美智子，金　外淑，加治秀介，小野博史，ほか.「食」からはじめる施設入居高齢者の生活支援プログラムの試行─単一施設の結果から. 兵庫県立大学看護学部・地域ケア開発研究所紀要. 2016 Mar; 23: 31-46／Crogan NL, Alvine C, Pasvogel A. Improving nutrition care for nursing home residents using the INRx process. J Nutr Elder. 2006; 25(3-4): 89-103. doi: 10.1300/j052v25n03_07／Tylner S, Cederholm T, Faxén-Irving G. Effects on weight, blood lipids, serum fatty acid profile and coagulation by an energy-dense formula to older care residents: A randomized controlled crossover trial. J Am Med Dir Assoc. 2016 Mar; 17(3): 275. e5-11. doi: 10.1016/j.jamda.2015.12.005〕

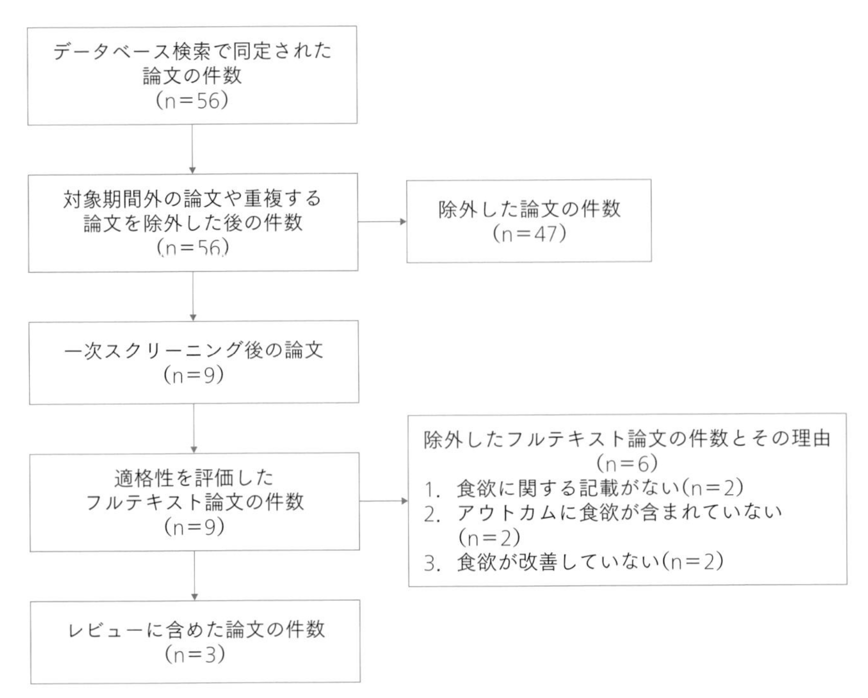

図2 **BQ 14の系統的レビューに使用した論文の抽出過程**

本邦の高齢者福祉施設の入所者100人に実施した前向き介入研究では，施設職員が食欲を「ある」「ふつう」「むらがある」「ない」の4段階で評価した。専門職種による3か月間の集中プログラムと継続プログラム(集中プログラム後に内容を見直し3か月間介入)を行った結果，食欲の改善を認めた[9)]。しかし，介入終了6か月後には食欲は元に戻る傾向がみられた。

米国のナーシングホームで，低栄養リスクを持つ65歳以上の入所者81人を対象とした2群前向き準実験研究では，Individual Nutrition Rx assessment process(INRx assessment process)により，栄養問題の抽出，推奨事項や支援プログラムを実施した。INRx assessment processは，6つのステップから構成されるプログラムである。ステップ1〜4では，高リスクの対象者の特定，高リスクの対象者に対する食環境の調整，専門職種による評価の実施，言語聴覚士・作業療法士・医師・歯科医師への紹介，スタッフへの指導を実施し，ステップ5で再評価，ステップ6ではケア計画の修正を行う[10)]。介入の結果，栄養問題のうち，食欲の変化が最も多く抽出され，2/3に改善または解決を認めた[10)]。

スウェーデンの住宅型介護施設の65歳以上の入居者39人を対象としたランダム化比較クロスオーバー試験では，オレイン酸，リノール酸を主体とした高脂肪栄養剤30 mL(表3)を1日3回計90 mLの摂取を推奨し，研究参加者自身が食欲についてVASで回答し空腹感の改善を認めた[11)]。

抽出された論文3報中の2報では，多職種が関与していた[9, 10)]。職種構成

表 3　Tylner S, et al(2016)の論文で使用した高脂肪栄養剤の組成

栄養素	単位	90 mL 当たり
エネルギー	kcal	360
たんぱく質	g	4.5
炭水化物	g	4.05
脂質	g	36.27
飽和脂肪酸	g	3.51
一価不飽和脂肪酸	g	22.32
多価不飽和脂肪酸	g	10.44
食塩	g	0.162

〔Tylner S, Cederholm T, Faxén-Irving G. Effects on weight, blood lipids, serum fatty acid profile and coagulation by an energy-dense formula to older care residents: A randomized controlled crossover trial. J Am Med Dir Assoc. 2016 Mar; 17(3): 275. e5-11. doi: 10.1016/j.jamda.2015.12.005 より作成〕

はそれぞれ介護職，栄養士，看護師，理学療法士らによるチーム[9)]，栄養士，薬剤師，看護師によるチーム[10)]であった。1 報は特定の職種の関与についての記載はなく，高脂肪栄養剤が提供されていた[11)]。

1 報は，介入終了後に食欲が低下することが報告されており，継続的な実施が重要であることが示唆された[9)]。

結論として，要介護高齢者における，食べる意欲を引き出すための支援には，生活支援プログラム，INRx assessment process，高脂肪栄養剤を用いた方法があった。今後，食べる意欲の評価に対して，影響する個々の因子を考慮した有効な支援方法を確立する必要がある。

キーワード

Rehabilitation，Support，Assistance，Care，Motivation to Eat，Desire to Eat，Wanting，Appetite，Food Preferences，Residential Facilities，Long-term Care，Residential Facility，Nursing Home，Group Home

文献

1) van Staveren WA, de Graaf C, de Groot LC. Regulation of appetite in frail persons. Clin Geriatr Med. 2002 Nov; 18(4): 675-84. doi: 10.1016/s0749-0690(02)00046-0
2) Fielding RA, Landi F, Smoyer KE, Tarasenko L, Groarke J. Association of anorexia/appetite loss with malnutrition and mortality in older populations: A systematic literature review. J Cachexia Sarcopenia Muscle. 2023 Apr; 14(2): 706-29. doi: 10.1002/jcsm.13186
3) Rudzińska A, Piotrowicz K, Perera I, Gryglewska B, Gąsowski J. Poor appetite in frail older persons: A systematic review. Nutrients. 2023 Jun; 15(13): 2966. doi: 10.3390/nu15132966
4) Roy M, Gaudreau P, Payette H. A scoping review of anorexia of aging correlates and their relevance to population health interventions. Appetite. 2016 Oct; 105: 688-99. doi: 10.1016/j.appet.2016.06.037

5) Wilson MM, Thomas DR, Rubenstein LZ, Chibnall JT, Anderson S, Baxi A, et al. Appetite assessment: simple appetite questionnaire predicts weight loss in community-dwelling adults and nursing home residents. Am J Clin Nutr. 2005 Nov; 82(5): 1074-81. doi: 10.1093/ajcn/82.5.1074
6) 厚生労働科学研究費補助金(長寿科学総合事業)分担研究報告書．高齢者を対象とした日本語版食欲調査票(CNAQ-J)の信頼性および妥当性の検討．
https://mhlw-grants.niph.go.jp/system/files/2013/133011/201310016A_upload/201310016A0019.pdf(last accessed: 2023/8/20)
7) Nakatsu N, Sawa R, Misu S, Ueda Y, Ono R. Reliability and validity of the Japanese version of the simplified nutritional appetite questionnaire in community-dwelling older adults. Geriatr Gerontol Int. 2015 Dec; 15(12): 1264-9. doi: 10.1111/ggi.12426
8) Parker BA, Sturm K, Macintosh CG, Feinle C, Horowitz M, Chapman IM. Relation between food intake and visual analogue scale ratings of appetite and other sensations in healthy older and young subjects. Eur J Clin Nutr. 2004 Feb; 58(2): 212-8. doi: 10.1038/sj.ejcn.1601768
9) 坂下玲子，高見美保，森本美智子，金　外淑，加治秀介，小野博史，ほか．「食」からはじめる施設入居高齢者の生活支援プログラムの試行―単一施設の結果から．兵庫県立大学看護学部・地域ケア開発研究所紀要．2016 Mar; 23: 31-46.
10) Crogan NL, Alvine C, Pasvogel A. Improving nutrition care for nursing home residents using the INRx process. J Nutr Elder. 2006; 25(3-4): 89-103. doi: 10.1300/j052v25n03_07
11) Tylner S, Cederholm T, Faxén-Irving G. Effects on weight, blood lipids, serum fatty acid profile and coagulation by an energy-dense formula to older care residents: A randomized controlled crossover trial. J Am Med Dir Assoc. 2016 Mar; 17(3): 275. e5-11. doi: 10.1016/j.jamda.2015.12.005

BQ 15

要介護高齢者に対する栄養状態改善のための栄養療法にはどのようなものがあるか？

ステートメント

- 要介護高齢者に対する栄養状態の改善のための栄養療法として，間食の提供，食品強化，ONS の提供などの介入が実施されている。
- 食品の付加・強化と併用して入居者や施設職員への栄養教育による介入も実施されている。
- 栄養療法により栄養状態の改善，筋肉量，筋力の増加など有効性が示されている。

系統的レビューを実施し，適格論文として 78 報が抽出された(図 1)。そのうち，49 報がナーシングホーム，9 報が介護施設，5 報が特別養護老人ホーム，15 報がその他からの研究であった。その他の施設は，住宅型介護施設や通所リハビリテーション，高齢者居住施設などがあった。

介入方法は 8 報が間食提供単独，8 報が食品強化単独，24 報が経口補助食品(Oral Nutrition Supplements；ONS)単独，1 報が経鼻胃管からの栄養剤投与[1]の研究であった。間食提供，食品強化，ONS を複数組み合わせて介入した研究が 8 報あった。また，間食提供，食品強化，ONS の提供に加え，施設職員や入居者への栄養教育を実施した研究が 4 報[2-5]，家族が食事介助や促しを実施した研究が 1 報[6]あった。24 報がその他の介入方法であり，食事回数を増やす[7]，家庭の食卓環境に近づけたテーブルクロスや食器などを使用する[8]，自分で食べたい食品を選ぶことができるビュッフェスタイル形式[9]などの介入方法があった。介入方法として，経静脈栄養を実施した研究はなかった。

栄養関連アウトカムとしては，体重が最も多く，53 報の研究で評価された。食事摂取量が 48 報，身体機能が 24 報，体組成が 10 報の研究で評価されていた。

栄養療法により，体重の維持・改善[3, 10-22]，血液生化学検査の維持・改善[18, 23, 24]，栄養状態の改善[10, 24, 25]，食欲の改善[21, 26]，筋肉量の改善[27]，筋力の改善[24, 28, 29]，上腕周囲長の増加[18]が認められ，要介護高齢者への栄養療法の有効性が確認された。

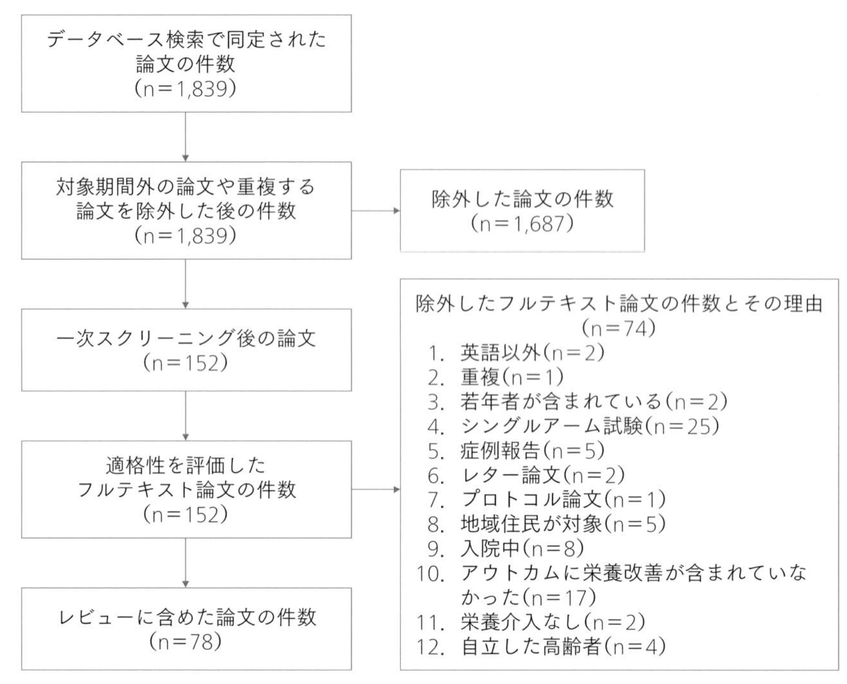

図 1　BQ 15 の系統的レビューに使用した論文の抽出過程

具体的な介入方法として，間食提供単独の研究では，ナーシングホームに入所中の 70 歳以上の高齢者 216 人を対象として，介入群は 6 週間毎日 8 枚のクッキー(エネルギー 244 kcal，たんぱく質 11.52 g：1 枚 6.5 g あたりエネルギー 30.5 kcal，たんぱく質 1.44 g)を摂取することで，体重が増加し，食欲増進を認めた[21]。食品強化を実施した研究では，ナーシングホームに 3 か月以上入所している 65 歳以上の高齢者を対象として，4 種類の風味増強剤を 16 週間使用することで，食事摂取量および体重増加を認めた[12]。ONS は，エネルギー，たんぱく質を含む液体の経口栄養剤[2, 14, 30]や分岐鎖アミノ酸[31]，ホエイプロテイン[32]，中鎖脂肪[33]を使用する研究があった。経鼻胃管からの栄養剤投与は，2 型糖尿病と診断された長期介護施設の入居者を対象とし，介入群には経鼻胃管から白色サツマイモ(white sweet potato)由来の成分を含む栄養剤を 60 日間投与した結果，体重，Mini Nutritional Assessment (MNA)®スコアが改善し，糖化ヘモグロビン濃度が減少した[1]。食品の付加・強化と併用して，職員への教育や入居者にカウンセリングを実施する研究があった。介入群の施設職員に対して栄養，嚥下機能，歯科治療などに関する講義を実施する研究[2]や，管理栄養士による入居者へのカウンセリングを同時に行う研究[3]があり，体重の増加を認めた。さらに，食品の付加・強化はせず，入居者家族が食事介助を実施することにより，エネルギー摂取量とたんぱく質摂取量が増加した[6]。

結論として，要介護高齢に対する栄養療法として，間食提供，食品強化，

ONS 提供による介入が多く，これらと併用した入居者や施設職員への栄養教育も実施されていた。これらの栄養療法により体重増加，栄養状態の改善，筋肉量の増加，筋力の改善が期待できると考えられた。

キーワード

Residential Facilities，Long-term Care，Housing for the Elderly，Homes for the Aged，Nursing Home，Group Home，Nutrition Therapy，Nutritional Support，Dietary Supplements，Diet Therapy，Nutrition，Diet，Food，Supplement，Energy，Protein，Snack，Cooking，Dietitian

文献

1) Chen CM, Shih CK, Su YJ, Cheang KU, Lo SF, Li SC. Evaluation of white sweet potato tube-feeding formula in elderly diabetic patients: A randomized controlled trial. Nutr Metab(Lond). 2019 Oct; 16: 70. doi: 10.1186/s12986-019-0398-8
2) Faxén-Irving G, Andrén-Olsson B, af Geijerstam A, Basun H, Cederholm T. The effect of nutritional intervention in elderly subjects residing in group-living for the demented. Eur J Clin Nutr. 2002 Mar; 56(3): 221-7. doi: 10.1038/sj.ejcn.1601304
3) Keller HH, Gibbs AJ, Boudreau LD, Goy RE, Pattillo MS, Brown HM. Prevention of weight loss in dementia with comprehensive nutritional treatment. J Am Geriatr Soc. 2003 Jul; 51(7): 945-52. doi: 10.1046/j.1365-2389.2003.51307.x
4) Beck AM, Christensen AG, Hansen BS, Damsbo-Svendsen S, Møller TK. Multidisciplinary nutritional support for undernutrition in nursing home and home-care: A cluster randomized controlled trial. Nutrition. 2016 Feb; 32(2): 199-205. doi: 10.1016/j.nut.2015.08.009
5) Fujio Y, Ikuta N, Miyashita H, Isezaki S, Inoue R, Takahashi Y, et al. Intervention through nutrition improvement and exercise programs of multi-professional collaboration for users of fee-based assisted living homes for the older people. Total Rehabilitation Research. 2018 Jun; 6: 1-13. doi: 10.14391/ajhs.19.1
6) Wu SA, Morrison-Koechl J, Slaughter SE, Middleton LE, Carrier N, McAiney C, et al. Family member eating assistance and food intake in long-term care: A secondary data analysis of the M3 Study. J Adv Nurs. 2020 Nov; 76(11): 2933-44. doi: 10.1111/jan.14480
7) Taylor KA, Barr SI. Provision of small, frequent meals does not improve energy intake of elderly residents with dysphagia who live in an extended-care facility. J Am Diet Assoc. 2006 Jul; 106(7): 1115-8. doi: 10.1016/j.jada.2006.04.014
8) Nijs KA, de Graaf C, Siebelink E, Blauw YH, Vanneste V, Kok FJ, et al. Effect of family-style meals on energy intake and risk of malnutrition in Dutch nursing home residents: A randomized controlled trial. J Gerontol A Biol Sci Med Sci. 2006 Sep; 61(9): 935-42. doi: 10.1093/gerona/61.9.935
9) Remsburg RE, Luking A, Bara P, Radu C, Pineda D, Bennett RG, et al. Impact of a buffet-style dining program on weight and biochemical indicators of nutritional status in nursing home residents: A pilot study. J Am Diet Assoc. 2001 Dec; 101(12): 1460-3. doi: 10.1016/s0002-8223(01)00352-2
10) Lauque S, Arnaud-Battandier F, Mansourian R, Guigoz Y, Paintin M, Nourhashemi F, et al. Protein-energy oral supplementation in malnourished nursing-home residents. A controlled trial. Age Ageing. 2000 Jan; 29(1): 51-6. doi: 10.1093/ageing/29.1.51
11) Kwok T, Kwan JWM. Does low lactose milk powder improve the nutritional intake and nutritional status of frail older Chinese people living in nursing homes? J Nutr Health Aging. 2001; 5(1): 17-21.
12) Mathey MF, Siebelink E, de Graaf C, Van Staveren WA. Flavor enhancement of food improves dietary intake and nutritional status of elderly nursing home residents. J

Gerontol A Biol Sci Med Sci. 2001 Apr; 56(4): M200-5. doi: 10.1093/gerona/56.4.m200
13) Wouters-Wesseling W, Wouters AE, Kleijer CN, Bindels JG, de Groot CP, van Staveren WA. Study of the effect of a liquid nutrition supplement on the nutritional status of psycho-geriatric nursing home patients. Eur J Clin Nutr. 2002 Mar; 56(3): 245-51. doi: 10.1038/sj.ejcn.1601319
14) Wouters-Wesseling W, Slump E, Kleijer CN, de Groot LC, van Staveren WA. Early nutritional supplementation immediately after diagnosis of infectious disease improves body weight in psychogeriatric nursing home residents. Aging Clin Exp Res. 2006 Feb; 18(1): 70-4. doi: 10.1007/BF03324643
15) Germain I, Dufresne T, Gray-Donald K. A novel dysphagia diet improves the nutrient intake of institutionalized elders. J Am Diet Assoc. 2006 Oct; 106(10): 1614-23. doi: 10.1016/j.jada.2006.07.008
16) Simmons SF, Keeler E, Zhuo X, Hickey KA, Sato HW, Schnelle JF. Prevention of unintentional weight loss in nursing home residents: A controlled trial of feeding assistance. J Am Geriatr Soc. 2008 Aug; 56(8): 1466-73. doi: 10.1111/j.1532-5415.2008.01801.x
17) Beck AM, Damkjaer K, Beyer N. Multifaceted nutritional intervention among nursing-home residents has a positive influence on nutrition and function. Nutrition. 2008 Nov-Dec; 24(11-12): 1073-80. doi: 10.1016/j.nut.2008.05.007
18) Lee LC, Tsai AC, Wang JY, Hurng BS, Hsu HC, Tsai HJ. Need-based intervention is an effective strategy for improving the nutritional status of older people living in a nursing home: A randomized controlled trial. Int J Nurs Stud. 2013 Dec; 50(12): 1580-8. doi: 10.1016/j.ijnurstu.2013.04.004
19) Leslie WS, Woodward M, Lean ME, Theobald H, Watson L, Hankey CR. Improving the dietary intake of under nourished older people in residential care homes using an energy-enriching food approach: A cluster randomised controlled study. J Hum Nutr Diet. 2013 Aug; 26(4): 387-94. doi: 10.1111/jhn.12020
20) Crogan NL, Simha A, Morgenstern C. Increasing food intake in nursing home residents: Efficacy of the Sorbet Increases Salivation intervention. Geriatr Nurs. 2014 Sep-Oct; 35(5): 335-8. doi: 10.1016/j.gerinurse.2014.03.007
21) Pouyssegur V, Brocker P, Schneider SM, Philip JL, Barat P, Reichert E, et al. An innovative solid oral nutritional supplement to fight weight loss and anorexia: Open, randomised controlled trial of efficacy in institutionalised, malnourished older adults. Age Ageing. 2015 Mar; 44(2): 245-51. doi: 10.1093/ageing/afu150
22) Ikeda T, Aizawa J, Nagasawa H, Gomi I, Kugota H, Nanjo K, et al. Effects and feasibility of exercise therapy combined with branched-chain amino acid supplementation on muscle strengthening in frail and pre-frail elderly people requiring long-term care: A crossover trial. Appl Physiol Nutr Metab. 2016 Apr; 41(4): 438-45. doi: 10.1139/apnm-2015-0436
23) Moreira-Pfrimer LD, Pedrosa MA, Teixeira L, Lazaretti-Castro M. Treatment of vitamin D deficiency increases lower limb muscle strength in institutionalized older people independently of regular physical activity: A randomized double-blind controlled trial. Ann Nutr Metab. 2009 Oct 54(4): 291-300. doi: 10.1159/000235874
24) Rondanelli M, Opizzi A, Antoniello N, Boschi F, Iadarola P, Pasini E, et al. Effect of essential amino acid supplementation on quality of life, amino acid profile and strength in institutionalized elderly patients. Clin Nutr. 2011 Oct; 30(5): 571-7. doi: 10.1016/j.clnu.2011.04.005
25) Rondanelli M, Faliva MA, Peroni G, Perna S, Gasparri C, Fazia T, et al. A favorable effect on nutritional status of 12-week tailored texture-modified sous-vide cooking meals in institutionalized elderly women with oropharyngeal dysphagia: An intervention study. Minerva Endocrinol(Torino). 2021 Jun; 46(2): 202-13. doi: 10.23736/S2724-6507.20.03232-0
26) Tylner S, Cederholm T, Faxén-Irving G. Effects on weight, blood lipids, serum fatty acid profile and coagulation by an energy-dense formula to older care residents: A randomized controlled crossover trial. J Am Med Dir Assoc. 2016 Mar; 17(3): 275. e5-

11. doi: 10.1016/j.jamda.2015.12.005
27) Colonetti T, Grande AJ, da Rocha FR, Ronconi Dondossola E, Tuon L, Gomes Batista Teles H, et al. Whey protein and vitamin D supplementation in institutionalized older adults: A randomized trial. Nutr Health. 2023 Mar; 29(1): 129-38. doi: 10.1177/02601060211060665
28) Lee LC, Tsai AC, Wang JY. Need-based nutritional intervention is effective in improving handgrip strength and Barthel Index scores of older people living in a nursing home: A randomized controlled trial. Int J Nurs Stud. 2015 May; 52(5): 904-12. doi: 10.1016/j.ijnurstu.2015.01.008
29) Molnár A, Jónásné Sztruhár I, Csontos ÁA, Ferencz C, Várbíró S, Székács B. Special nutrition intervention is required for muscle protective efficacy of physical exercise in elderly people at highest risk of sarcopenia. Physiol Int. 2016 Sep; 103(3): 368-76. doi: 10.1556/2060.103.2016.3.12
30) Grönstedt H, Vikström S, Cederholm T, Franzén E, Luiking YC, Seiger Å, et al. Effect of sit-to-stand exercises combined with protein-rich oral supplementation in older persons: The older person's exercise and nutrition study. J Am Med Dir Assoc. 2020 Sep; 21(9): 1229-37. doi: 10.1016/j.jamda.2020.03.030
31) Wijnen H, Salemink D, Roovers L, Taekema D, de Boer H. Vitamin D supplementation in nursing home patients: randomized controlled trial of standard daily dose versus individualized loading dose regimen. Drugs Aging. 2015 May; 32(5): 371-8. doi: 10.1007/s40266-015-0259-8
32) Sulmont-Rossé C, Gaillet M, Raclot C, Duclos M, Servelle M, Chambaron S. Impact of olfactory priming on food intake in an Alzheimer's disease unit. J Alzheimers Dis. 2018 Dec; 66(4): 1497-506. doi: 10.3233/JAD-180465
33) Abe S, Ezaki O, Suzuki M. Effects of timing of medium-chain triglycerides(8:0 and 10:0)supplementation during the day on muscle mass, function and cognition in frail elderly adults. J Frailty Aging. 2022 Sep; 11(1): 100-8. doi: 10.14283/jfa.2021.33

BQ16 要介護高齢者に対する栄養状態改善のための栄養支援にはどのようなものがあるか？

ステートメント

- 要介護高齢者への栄養状態の維持・改善の介入として，食品の栄養強化に加え栄養教育や栄養アドバイスを併用した介入が実施されている。
- 要介護高齢者に対し，食品の栄養強化および栄養教育，栄養アドバイスを行うことで栄養状態の改善が認められる。
- 要介護高齢者に対し，栄養教育，栄養アドバイス，多職種介入を行うことで栄養状態の改善が認められる。

系統的レビューにより組み入れられた論文は22報(図1)であり，食品を用いた介入＋栄養教育・栄養アドバイスを組み合わせた介入による研究は8報，栄養教育・栄養アドバイス単独の介入は14報であった。

食品を用いた介入で使用されている方法としては，経口補助食品(Oral Nutrition Supplements；ONS)の提供が最も多く[1-4]，次いで，間食の提供が多くなっていた[5,6]。また，間食提供と食品の栄養強化の併用[7]，間食提供とONSの併用[1,7]といった介入が確認された。経腸栄養に関する介入は確認されなかった。食品を用いた介入の効果として，体重の維持・改善[1,2,7]，血液生化学値の維持・改善[3,4]，食事摂取量の維持・改善[3,5,6]，その他〔生活の質(quality of life；QOL)，筋力，口腔ケア，費用対効果〕[2,3,8]が認められ，要介護高齢者への食品を用いた有用性が確認された。一方で，食品を用いた介入についてすべての研究(8報)で，教育・トレーニングがともに実施されていた。うち7報で栄養教育，栄養アドバイスが行われており[1,2,3,5-8]，1報で口腔機能向上トレーニングが行われていた[4]。すべての研究は，食品の栄養強化単独の効果を示していないため，要介護高齢者への食品の栄養強化による栄養状態の維持・改善のためには，栄養教育，栄養アドバイスがともに実施されることが必要と考えられる。

栄養教育，栄養アドバイスに関する単独の介入は，対象者への直接の介入[9-19]と介護施設の介護スタッフへの教育[20-22]に分類された。対象者への直接の介入では，体重・body mass index(BMI)の維持・改善[12,14,20]，血液生

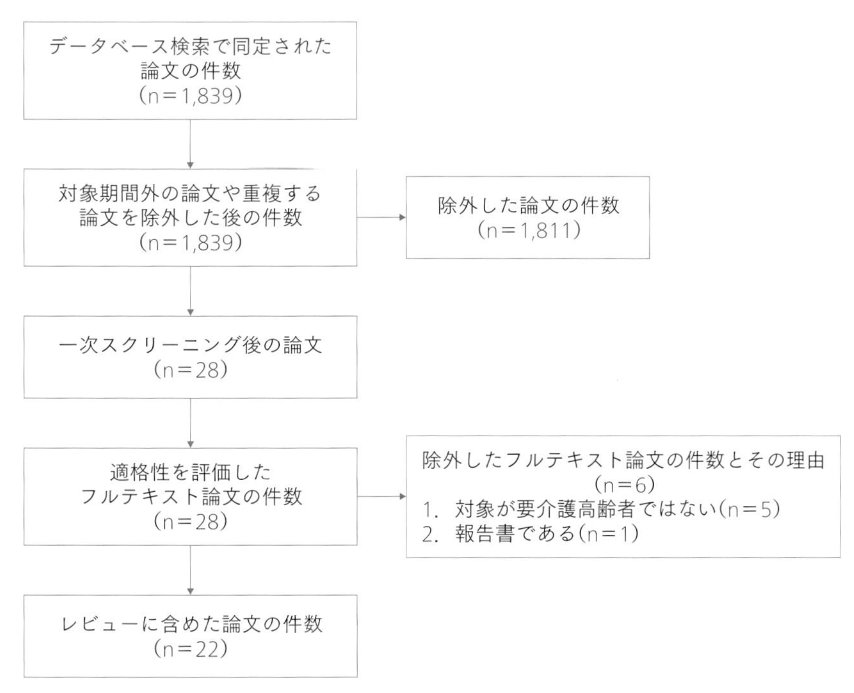

図1 **BQ 16 の系統的レビューに使用した論文の抽出過程**

化学値(栄養状態に関連するもの)の維持・改善[16, 18, 20]，食事摂取量の維持・改善[13, 15, 17]，その他[9, 11, 19]への効果が認められ，要介護高齢者への栄養学的介入の重要性が確認された。欧州臨床栄養代謝学会(The European Society for Clinical Nutrition and Metabolism；ESPEN)による 'ESPEN practical guideline：Clinical nutrition and hydration in geriatrics' においても，「高齢者への栄養・水分補給のケアは，個別的かつ包括的に実施されるべきである(強い推奨)」となっている[23]。また，対象者への直接の介入のうち，1報は栄養専門職が栄養療法プロトコルに則って栄養介入を実施するものであり，意図しない体重減少が判明した後の栄養ケアの効果には有意差はないが，栄養療法プロトコル実施群のほうが，意図しない体重減少の早期の発見につながることが報告されている[9]。この結果から，要介護高齢者への栄養・水分補給などの栄養ケアについて標準的な手順を作成することが栄養状態維持に効果的であることが考えられたが，栄養ケアの効果についての十分なエビデンスは確認されず，引き続き検討が必要である。また，介護施設職員への栄養教育や介護施設内に栄養のコーディネーターを配置することが，体重の増加・栄養状態の維持につながるとの報告から[21, 22]，介護職員・栄養専門職以外の他職種への栄養学的問題についての認識と知識の確保を促進するための栄養教育の提供体制が必要と考えられる。病院を対象とした研究において，適切な栄養支援実施の障壁として，すべての職員間で栄養に関する十分な教育がないことが要因となることが示唆されている[24]。

多職種で介入した報告では，血液生化学値の維持・向上[16,18]，エネルギー摂取量の改善[17]，その他[11,21]への効果が認められた。口腔機能と食支援を行った研究では[18]，口腔＋食支援を行ったグループで血清アルブミン値の上昇が有意に多かったことが報告されている。他にも，通所施設において長期的な口腔・栄養の複合的な介入が利用者の生活意欲の向上や口腔機能の維持・改善に効果を及ぼし，介護予防効果がある可能性が示されている[19]。要介護となる原因は認知症，運動器の障害とさまざまであり，要介護高齢者への栄養ケアにあたっては，種々の専門知識やアプローチを必要とし，多職種連携により支援することが必要となる。その他に，音楽療法の効果について報告されているが[15]，今後のエビデンスの構築が必要である。

キーワード

要介護者，栄養補給法，経腸栄養，静脈栄養，強化食品，摂食，栄養補助，栄養補助食品，栄養管理，栄養士，在宅経腸栄養，栄養指導，栄養飲料，高齢者栄養生理学的現象，栄養機能食品，間食，栄養，食品，嚥下食，サプリメント，エネルギー，タンパク，スナック，調理，管理栄養士
Residential Facilities，Long-term Care，Housing for the Elderly，Homes for the Aged，Nursing Home，Group Home，Nutrition Therapy，Nutritional Support，Dietary Supplements，Diet Therapy，Nutrition，Diet，Food，Supplement，Energy，Protein，Snack，Feed，Cooking，Dietitian，Mealtime

文献

1) Faxén-Irving G, Andrén-Olsson B, af Geijerstam A, Basun H, Cederholm T. The effect of nutritional intervention in elderly subjects residing in group-living for the demented. Eur J Clin Nutr. 2002 Mar; 56(3): 221-7. doi: 10.1038/sj.ejcn.1601304
2) Beck AM, Christensen AG, Hansen BS, Damsbo-Svendsen S, Møller TK. Multidisciplinary nutritional support for undernutrition in nursing home and home-care: A cluster randomized controlled trial. Nutrition. 2016 Feb; 32(2): 199-205. doi: 10.1016/j.nut.2015.08.009
3) Fujio Y, Ikuta N, Miyashita H, Isezaki S, Inoue R, Takahashi Y, et al. Intervention through nutrition improvement and exercise programs of multi-professional collaboration for users of fee-based assisted living homes for the older people. Total Rehabilitation Research. 2018 Jun; 6(0): 1-13. doi: 10.20744/trr.6.0_1
4) Kikutani T, Enomoto R, Tamura F, Oyaizu K, Suzuki A, Inaba S. Effects of oral functional training for nutritional improvement in Japanese older people requiring long-term care. Gerodontology. 2006 Jun; 23(2): 93-8. doi: 10.1111/j.1741-2358.2006.00104.x
5) Simmons SF, Schnelle JF. Individualized feeding assistance care for nursing home residents: Staffing requirements to implement two interventions. J Gerontol A Biol Sci Med Sci. 2004 Sep; 59(9): M966-73. doi: 10.1093/gerona/59.9.m966
6) Simmons SF, Keeler E, Zhuo X, Hickey KA, Sato HW, Schnelle JF. Prevention of unintentional weight loss in nursing home residents: A controlled trial of feeding assistance. J Am Geriatr Soc. 2008 Aug; 56(8): 1466-73. doi: 10.1111/j.1532-5415.2008.01801.x

7) Keller HH, Gibbs AJ, Boudreau LD, Goy RE, Pattillo MS, Brown HM. Prevention of weight loss in dementia with comprehensive nutritional treatment. J Am Geriatr Soc. 2003 Jul; 51(7): 945-52. doi: 10.1046/j.1365-2389.2003.51307.x
8) Simmons SF, Hollingsworth EK, Long EA, Liu X, Shotwell MS, Keeler E. Training non-nursing staff to assist with nutritional care delivery in nursing homes: A cost-effectiveness analysis. J Am Geriatr Soc. 2017 Feb; 65(2): 313-22. doi: 10.1111/jgs.14488
9) Splett PL, Roth-Yousey LL, Vogelzang JL. Medical nutrition therapy for the prevention and treatment of unintentional weight loss in residential healthcare facilities. J Am Diet Assoc. 2003 Mar; 103(3): 352-62. doi: 10.1053/jada.2003.50050
10) Lin WY, Huang HY, Liu CS, Li CI, Lee SD, Lin CC, et al. A hospital-based multidisciplinary approach improves nutritional status of the elderly living in long-term care facilities in middle Taiwan. Arch Gerontol Geriatr. 2010 Feb; 50 Suppl 1: S22-6. doi: 10.1016/S0167-4943(10)70007-8
11) 菊谷　武，高橋賢晃，福井智子，片桐陽香，戸原　雄，田村文誉，ほか．介護老人福祉施設における栄養支援—摂食支援カンファレンスの実施を通じて．老年歯科医学．2008 Mar; 22(4): 371-6. doi: 10.11259/jsg1987.22.371
12) 白木まさ子，北川知穂子，竹下登紀子，山瀬寿子．A 特別養護老人ホームの配食サービス利用者特性と栄養状態改善の意義について．保健医療科学．2008 Mar; 57(1): 49-56.
13) 岸田　真，早川絵麻，藤田祐子，松森順子，那須克幸，小国民子，ほか．利用者の食欲や機能維持・向上につながる食事—職員中心の環境から利用者中心へ．認知症介護．2010 Mar; 11(1): 56-62.
14) 佐々木力丸，高橋賢晃，田村文誉，元開早絵，鈴木　亮，菊谷　武．介護老人福祉施設に入居する要介護高齢者に対する栄養支援の効果について．老年歯科医学．2015 Mar; 29(4): 362-7. doi: 10.11259/jsg.29.362
15) 森川　泉．施設入居高齢者における音楽療法の食事への影響．音楽心理学音楽療法研究年報．2022 Feb; 50: 54-61.
16) Crogan NL, Alvine C, Pasvogel A. Improving nutrition care for nursing home residents using the INRx process. J Nutr Elder. 2006; 25(3-4): 89-103. doi: 10.1300/j052v25n03_07
17) Suominen MH, Kivisto SM, Pitkala KH. The effects of nutrition education on professionals' practice and on the nutrition of aged residents in dementia wards. Eur J Clin Nutr. 2007 Oct; 61(10): 1226-32. doi: 10.1038/sj.ejcn.1602639
18) 菊谷　武，米山武義，手嶋登志子，堀内ふき，宮武光吉，足立三枝子，ほか．口腔機能訓練と食支援が高齢者の栄養改善に与える効果．老年歯科医学．2005 Dec; 20(3): 208-13.
19) 森下志穂，渡邊　裕，平野浩彦，枝広あや子，小原由紀，白部麻樹，ほか．通所介護事業所利用者に対する口腔機能向上および栄養改善の複合サービスの長期介入効果．日本歯科衛生学会雑誌．2017 Aug; 12(1): 36-46.
20) Faxén-Irving G, Andrén-Olsson B, Geijerstam A, Basun H, Cederholm T. Nutrition education for care staff and possible effects on nutritional status in residents of sheltered accommodation. Eur J Clin Nutr. 2005 Aug; 59(8): 947-54. doi: 10.1038/sj.ejcn.1602163
21) Gaskill D, Isenring EA, Black LJ, Hassall S, Bauer JD. Maintaining nutrition in aged care residents with a train-the-trainer intervention and Nutrition Coordinator. J Nutr Health Aging. 2009 Dec; 13(10): 913-7. doi: 10.1007/s12603-009-0251-2
22) 坂下玲子，高見美保，森　美智子，金　外淑，加治秀介，小野博史，ほか．「食」からはじめる施設入居高齢者の生活支援プログラムの試行—単一施設の結果から．兵庫県立大学看護学部・地域ケア開発研究所紀要．2016 Mar; 23: 31-46.
23) Volkert D, Beck AM, Cederholm T, Cruz-Jentoft A, Hooper L, Kiesswetter E, et al. ESPEN practical guideline: Clinical nutrition and hydration in geriatrics. Clin Nutr. 2022 Apr; 41(4): 958-89. doi: 10.1016/j.clnu.2022.01.024
24) Council of Europe Committee of Ministers. Resolution ResAP(2003)3 on food and nutritional care in hospitals. 2003 Nov 12.
https://www.nutritionday.org/cms/upload/pdf/11.resolution/Resolution_of_the_Council_of_Europe.pdf(last accessed: 2023/11/22)

第 3 章

口腔管理

CQ 9

要介護高齢者の口腔状態の改善(または維持)のための効果的な介入方法は何か？

推奨 1

要介護高齢者に対し，口腔衛生の維持・向上を目的とした歯科衛生士による専門的口腔ケアや口腔衛生指導をすることを弱く推奨する。

推奨 2

要介護高齢者に対し，口腔機能の向上を目的とした舌・口唇の運動機能訓練や舌清掃をすることを弱く推奨する。

▶推奨の強さ：弱　▶エビデンスの確実性：非常に低

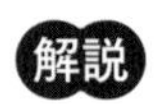

1　CQ の背景

要介護高齢者において，不良な口腔衛生状態が誤嚥性肺炎などのリスク因子になることはわかっており，口腔ケアの重要性は周知されている。多職種連携において，歯科専門職以外が口腔ケアをする機会も多く，Oral Health Assessment Tool(OHAT)などさまざまな口腔状態評価ツールを用いて[1]，口腔状態管理の均てん化が図られている。医科歯科連携という点で考えると，歯科専門職によるプロフェッショナルケアや他職種に対する指導が医療の質を向上させるという期待もある[2]。

一方で，口腔機能に関する社会の関心も高まっており，2018(平成30)年から「口腔機能低下症」が保険収載され，オーラルフレイルは全身の虚弱の入り口としてとらえられている[3]。口腔機能の衰えは，自覚の有無は別として，摂取食品や摂取栄養素の偏りにつながり，虚弱を加速させる[4]。口腔機能は加齢や疾患で低下するので，要介護高齢者においても，口腔機能の維持・改善は疾患発症・重症化予防などあらゆる点で重要である。

要介護高齢者は，ポリファーマシー(多剤併用・不適切処方)による口腔乾燥などによる根面う蝕などの歯科疾患も多く[5]，多疾患により日常生活活動(activities of daily living；ADL)も低下している。セルフブラッシングが困難な要介護高齢者も多く，自立した高齢者に比べて口腔状態に関連する因子が複雑である。そのため，口腔に関する介入も当人に対するものから介護者に対するものまで幅広い。これまで要介護高齢者を対象に，口腔衛生，口腔機能，あるいは双方を包含した口腔状態の改善のための効果的な介入方法について検討した系統的レビューはない。そのため，本ガイドラインでは，CQ 9 を設定し，先行研究をまとめ，推奨文を作成することとした。

2　エビデンス評価

本系統的レビューでは，26 報のランダム化比較試験，1 報の観察研究(寺島涼子ら，2015)，1 報の系統的レビューの計 28 報が採用された(図 1)。対象は要介護高齢者であり，介護施設入所中の高齢者を対象とした研究が多いが，一部，地域在住高齢者を含んだ報告もあり，非直接性があった。採用された系統的レビューは，呼吸器疾患と口腔健康状態に関する報告で，要介護高齢者以外の論文も含まれているが，要介護高齢者の呼吸器疾患重症化や発症予防のために口腔ケアを強く推奨している[6)]。

口腔衛生状態に関する報告では，介入方法は，定期的な歯科衛生士によるプロフェッショナルケア[7)]，介護者に対する口腔ケア指導[8)]，対象者へのアプリケーションを利用した口腔健康にかかわる教育[9)]などがあり，アウトカムは，口腔内細菌叢[7)]，歯肉出血，プラーク指数などであった[10)]。いずれの

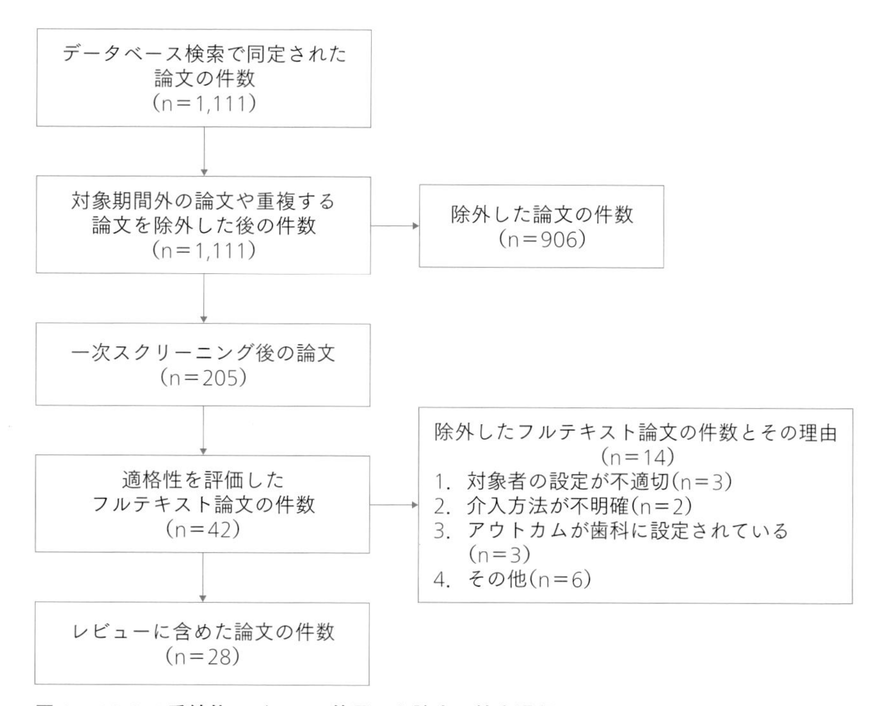

図 1　CQ 9 の系統的レビューに使用した論文の抽出過程

第3章　口腔管理

報告でも介入によってアウトカムは有意に改善したが，時間の経過とともに効果が減少するという報告もあり，継続した介入が肝要である[10]。

口腔機能に関する報告では，介入方法は舌圧トレーニング用具などを用いた舌・口唇運動機能訓練や歯ブラシによる舌清掃[11]，月に1度の歯科衛生士による口腔衛生指導と口腔機能訓練などで[12]，アウトカムは，舌圧，口唇閉鎖力，オーラルディアドコキネシス，咀嚼能力，最大呼吸流量であった[11,12]。

エビデンスの統合

採用された論文は，研究デザインとしてはランダム化比較試験が多いものの，対象者数が少なかったり，認知症など何らかの疾患は持つものの地域在住高齢者を対象としたものもあり，非直接性があった。対象者やアウトカム測定者の盲検化がなされていない研究もあり，バイアスのリスクもあった(表1)。系統的レビューは要介護高齢者を対象としたものではなく非直接性があり，これらの点から，エビデンスの確実性は非常に弱いとした。

3 益と害のバランス評価

採用された論文では，口腔衛生や口腔機能，口腔機能以外の項目に関する改善，維持が示されている一方で，明らかに介入に伴うと考えられる副作用の報告はなかった。

8か月間の歯科衛生士による教育介入のランダム化比較試験でも，介入群で有意に舌圧，オーラルディアドコキネシス，咀嚼能力が向上した[12]。舌清掃介入の効果を評価したランダム化比較試験は，1年間の介入期間があり，コントロール群は舌圧，最大呼気流量いずれも介入当初よりも有意に低下していたが，介入群では有意な低下は認めず，最大呼気流量は群間比較で介入群が有意に良好であった[11]。舌清掃介入は，機能改善ではなく維持であり，得られる益は大きくはない。106人の介護施設入所中の高齢者を対象に，歯科医師による口腔衛生指導や動機づけの効果を調査したランダム化比較試験では，12週間後の評価で，義歯洗浄状態，歯肉出血，プラーク指数いずれのアウトカムも介入群で有意に良好であった[10]。一方で，研究終了3年後に評価した結果，いずれも悪化しており，特に義歯洗浄状態やプラーク指数は研究終了時よりも約40%も悪化していた。歯科専門職によるプロフェッショナルな介入も長期的に継続しなければ効果は持続しない。以上より，介入による益と害のバランスから推奨度は低とした。

表1　バイアスのリスク

研究報告	D1	D2	D3	D4	D5	Overall
	ドメイン					
中嶋千恵ら，2018	⊗	⊗	⊗	⊗	⊗	⊗
羽生隆一郎ら，2013	⊕	⊗	⊗	⊕	⊕	⊗
栂安秀樹ら，2011	⊗	⊗	⊕	⊕	⊕	⊗
薄波清美ら，2010	⊗	⊗	⊗	⊕	⊕	⊗
関口晴子ら，2010	⊗	⊗	⊗	⊕	⊕	⊗
豊里晃ら，2010	⊕	⊗	⊕	⊕	⊕	⊗
藤中高子ら，2008	⊗	⊗	⊕	⊕	⊕	⊗
玉木朝子ら，2007	⊗	⊗	⊕	⊕	⊕	⊗
菊谷武ら，2005-1	⊕	⊗	⊖	⊗	⊕	⊗
石川正夫ら，2015	⊗	⊖	⊗	⊗	⊗	⊗
冨所慶子ら，2014	⊗	⊗	⊗	⊗	⊗	⊗
大岡貴史ら，2008	⊗	⊗	⊕	⊕	⊕	⊗
関口晴子ら，2007	⊗	⊗	⊕	⊕	⊕	⊗
菊谷武ら，2005-2	⊕	⊗	⊖	⊗	⊕	⊗
Shirobe M, et al. 2022	⊕	⊕	⊗	⊕	⊕	⊗
Girestam Croonquist C, et al. 2020	⊕	⊕	⊕	⊖	⊕	⊖
Ki JY, et al. 2021	⊕	⊗	⊕	⊕	⊕	⊗
Izumi M, et al. 2021	⊕	⊗	⊕	⊖	⊕	⊗
Wu B, et al. 2020	⊕	⊕	⊕	⊕	⊕	⊕
Matsubara C, et al. 2021	⊕	⊕	⊗	⊗	⊕	⊗
Zenthöfer A, et al. 2012	⊕	⊕	⊗	⊕	⊕	⊗
Morino T, et al. 2014	⊕	⊕	⊗	⊗	⊕	⊗
Schwindling FS, et al. 2017	⊗	⊗	⊗	⊕	⊗	⊗
Wårdh IM, et al. 2013	⊗	⊗	⊕	⊕	⊕	⊗
Ueda K, et al. 2003	⊗	⊗	⊗	⊗	⊗	⊗
Wallace JP, et al. 2016	⊖	⊗	⊗	⊕	⊗	⊗

ドメイン
D1：ランダム過程のバイアス
D2：治療意図との乖離によるバイアス
D3：結果データ欠損によるバイアス
D4：結果測定におけるバイアス
D5：報告結果の選択バイアス

判断
⊗ 高
⊖ 懸念あり
⊕ 低

研究報告	D1	D2	D3	D4	D5	D6	Overall
寺島涼子ら，2015	⊖	⊖	⊖	⊖	⊖	⊗	⊗

ドメイン
D1：参加者の選択
D2：交絡変数
D3：曝露の測定
D4：アウトカム評価の盲検化
D5：不完全なアウトカムデータ
D6：選択的アウトカム報告

判断
⊗ 高
⊖ 不明
⊕ 低

4　患者・市民の価値観・希望

治療効果や副作用に対する患者・市民の価値観のばらつき，介入方法に対する希望に大きなばらつきはないと考えられた。

5　資源利用と費用対効果

歯科衛生士によるプロフェッショナルケアや口腔状態に関する指導は医療保険あるいは介護保険内で対応可能である。ただし，採用された論文では，60 分間の介入もあったが[12]，実臨床のなかでそれほどの介入時間をかけるのは現実的ではないだろう。

6　今後の研究

歯科専門職によるプロフェッショナルな介入が口腔衛生状態を改善するという報告は，ランダム化比較試験によるものが一定数あったが，エビデンスの質が十分に高いと判断できるものは少なかった。現状，本邦は世界で最も高齢化が進んでいるが，アジア，欧州の諸国も将来的には同様の状態となっていく。要介護高齢者に対する口腔への介入効果をより確実に示すためには，十分な対象者数，二重盲検など洗練されたデザインのランダム化比較試験が必要である。一方で，口腔機能，あるいは口腔機能以外の呼吸機能や身体機能をアウトカムに設定したランダム化比較試験は絶対数が不足しており，口腔への介入が口腔のみならず，呼吸や身体機能にまで影響するかは判断できない。今後は，口腔への介入が口腔機能だけではなく，身体機能にまで影響しうるかを評価する研究も求められる。先行研究ではすでに口腔と全身の関連は多く報告されており[3]，身体への介入が口腔機能の改善に寄与することも動物，ヒトいずれの研究でも示されている[13-15]。さらに，外来患者では義歯など歯科補綴介入と簡易な栄養指導の組み合わせが栄養状態を有意に改善することも示されている[16]。

口腔は虚弱の入り口であると同時に[3]，虚弱増悪防止のキーポイントになりうるのかどうか，今後の更なる研究が期待される。

▌キーワード
要介護，高齢者，口腔状態，口腔衛生，口腔機能，歯科治療，口腔ケア，早期介入
Older Adult，Elderly，Frail Elderly，Nursing Care，Oral Health，

Oral Hygiene，Oral Function，Early Medical Intervention，Dental Care

用語解説

- **舌圧**

舌の筋力で，舌を上顎に押し付けたときの力を指す。専用の装置を用いて計測する。単位は，圧力の kPa で示す。

- **オーラルディアドコキネシス**

舌の巧緻性を示す。パ，タ，カそれぞれの語をなるべく早く繰り返して発音し，1 秒あたりの回数を算出する。口腔機能低下症診断の際のカットオフ値は，パ，タ，カいずれも 6 回/秒である。

- **プラーク指数**

う蝕や歯周病の原因ともなる細菌の密集したものをプラーク(歯垢)という。プラークの歯面への付着度を数量的に評価するための指数のこと。

- **口腔機能低下症**

加齢，疾患，障害などにより口腔の機能が複合的に低下している疾患。放置しておくと，咀嚼障害や摂食嚥下障害など口腔にかかわる機能障害を引き起こし，低栄養やサルコペニアなど，より重篤な状態につながる可能性がある。

第3章　口腔管理

文献

1) Chalmers JM, King PL, Spencer AJ, Wright FA, Carter KD. The oral health assessment tool—validity and reliability. Aust Dent J. 2005 Sep; 50(3): 191-9, 2005. doi: 10.1111/j.1834-7819.2005.tb00360.x
2) Yoneyama T, Yoshida M, Matsui T, Sasaki H. Oral care and pneumonia. Oral Care Working Group. Lancet. 1999 Aug; 354(9177): 515. doi: 10.1016/s0140-6736(05)75550-1
3) Tanaka T, Takahashi K, Hirano H, Kikutani T, Watanabe Y, Ohara Y, et al. Oral frailty as a risk factor for physical frailty and mortality in community-dwelling elderly. J Gerontol A Biol Sci Med Sci. 2018 Nov; 73(12): 1661-7. doi: 10.1093/gerona/glx225
4) 飯島勝矢．高齢者と社会(オーラルフレイルを含む)．日本内科学会雑誌．2018; 107(12): 2469-77. doi:10.2169/naika.107.2469
5) Khadka S, Khan S, King A, Goldberg LR, Crocombe L, Bettiol S. Poor oral hygiene, oral microorganisms and aspiration pneumonia risk in older people in residential aged care: A systematic review. Age Ageing. 2021 Jan; 50(1): 81-7. doi: 10.1093/ageing/afaa102
6) Azarpazhooh A, Leake JL. Systematic review of the association between respiratory diseases and oral health. J Periodontol. 2006 Sep; 77(9): 1465-82. doi: 10.1902/jop.2006.060010
7) Morino T, Ookawa K, Haruta N, Hagiwara Y, Seki M. Effects of professional oral health care on elderly: randomized trial. Int J Dent Hyg. 2014 Nov; 12(4): 291-7. doi: 10.1111/idh.12068
8) Schwindling FS, Krisam J, Hassel AJ, Rammelsberg P, Zenthöfer A. Long-term success of oral health intervention among care-dependent institutionalized seniors: Findings from a controlled clinical trial. Community Dent Oral Epidemiol. 2018 Apr; 46(2): 109-17. doi: 10.1111/cdoe.12335
9) Ki JY, Jo SR, Cho KS, Park JE, Cho JW, Jang JH. Effect of Oral Health Education Using a Mobile App(OHEMA)on the oral health and swallowing-related quality of life in community-based integrated care of the elderly: A Randomized Clinical Trial. Int J Environ Res Public Health. 2021 Nov; 18(21): 11679. doi: 10.3390/ijerph182111679

10) Zenthöfer A, Dieke R, Dieke A, Wege KC, Rammelsberg P, Hassel AJ. Improving oral hygiene in the long-term care of the elderly--a RCT. Community Dent Oral Epidemiol. 2013 Jun; 41(3): 261-8. doi: 10.1111/cdoe. 12007
11) Izumi M, Sonoki K, Ohta Y, Fukuhara M, Nagata M, Akifusa S. Tongue cleaning maintains respiratory function in older individuals: A 1-year randomised controlled trial. J Oral Rehabil. 2021 Jun; 48(6): 730-7. doi: 10.1111/joor.13165
12) Matsubara C, Shirobe M, Furuya J, Watanabe Y, Motokawa K, Edahiro A, et al. Effect of oral health intervention on cognitive decline in community-dwelling older adults: A randomized controlled trial. Arch Gerontol Geriatr. 2021 Jan-Feb; 92: 104267. doi: 10.1016/j.archger.2020.104267
13) Kletzien H, Russell JA, Leverson GE, Connor NP. Differential effects of targeted tongue exercise and treadmill running on aging tongue muscle structure and contractile properties. J Appl Physiol(1985). 2013 Feb; 114(4): 472-81. doi: 10.1152/japplphysiol. 01370.2012
14) Nagano A, Maeda K, Koike M, Murotani K, Ueshima J, Shimizu A, et al. Effects of physical rehabilitation and nutritional intake management on improvement in tongue strength in sarcopenic patients. Nutrients. 2020 Oct; 12(10): 3104. doi: 10. 3390/nu12103104
15) Yokota J, Endo R, Takahashi R. Improving physical performance reduces dysphagia via improvement of tongue strength in patients with acute heart failure: A two-wave cross-lagged mediation model analysis. Aging Clin Exp Res. 2023 Oct; 35(10): 2237-46. doi: 10.1007/s40520-023-02485-w
16) Suzuki H, Kanazawa M, Komagamine Y, Iwaki M, Jo A, Amagai N, et al. The effect of new complete denture fabrication and simplified dietary advice on nutrient intake and masticatory function of edentulous elderly: A randomized-controlled trial. Clin Nutr. 2018 Oct; 37(5): 1441-7. doi: 10.1016/j.clnu.2017.07.022

BQ17

要介護高齢者の口腔状態や口腔機能は全身の問題と関連しているか？

ステートメント

- 要介護高齢者の口腔状態や口腔機能は，さまざまな全身の問題と関連する。たとえば，口腔衛生状態や口腔機能は，対象者のADLや栄養状態，死亡率などに影響があることが示されている。
- 一方，要介護高齢者の全身の問題には疾患やADL，服薬などさまざま要因が関連することが指摘されており，こうした関連要因を考慮する必要がある。しかし，数多くの研究報告で口腔状態や口腔機能が全身の問題と関連することは示されていることから，要介護高齢者の口腔状態・口腔機能への対応は対象者に利益となると考えられる。

本邦の高齢化率は増加の一途をたどり，65歳以上人口の割合は2022(令和4)年で29.0%まで上昇した[1]。高齢化率の上昇に伴い要支援・要介護に認定された高齢者も増加し，2020(令和2)年度には668.9万人と，10年前の2010(平成22)年度と比較し約180万人も増加している[1]。今後も高齢化率の上昇，そして要介護高齢者の増加が予想されることから，要介護高齢者に対する対応・対策は喫緊の課題といえる。

高齢者における口腔状態や口腔機能の問題は「オーラルフレイル」と呼ばれ，全国的に啓発活動がされている[2]。オーラルフレイルとは，「老化に伴う様々な口腔の状態(歯数・口腔衛生・口腔機能など)の変化に，口腔健康への関心の低下や心身の予備能力低下も重なり，口腔の脆弱性が増加し，食べる機能障害へ陥り，さらにはフレイルに影響を与え，心身の機能低下にまで繋がる一連の現象及び過程」と定義される[2]。このオーラルフレイルのなかでも，要介護高齢者は口腔機能低下症や嚥下機能障害などに該当するレベルであることが多い。この背景要因としては，脳卒中などの疾患による口腔機能の低下に加え，身体機能や認知機能の低下，歯科専門職へのアクセス制限などが考えられ[3]，要介護高齢者では口腔状態や口腔機能が低下しやすい状況にあると推察される。

要介護高齢者の口腔状態や口腔機能と全身の問題については，いくつかの

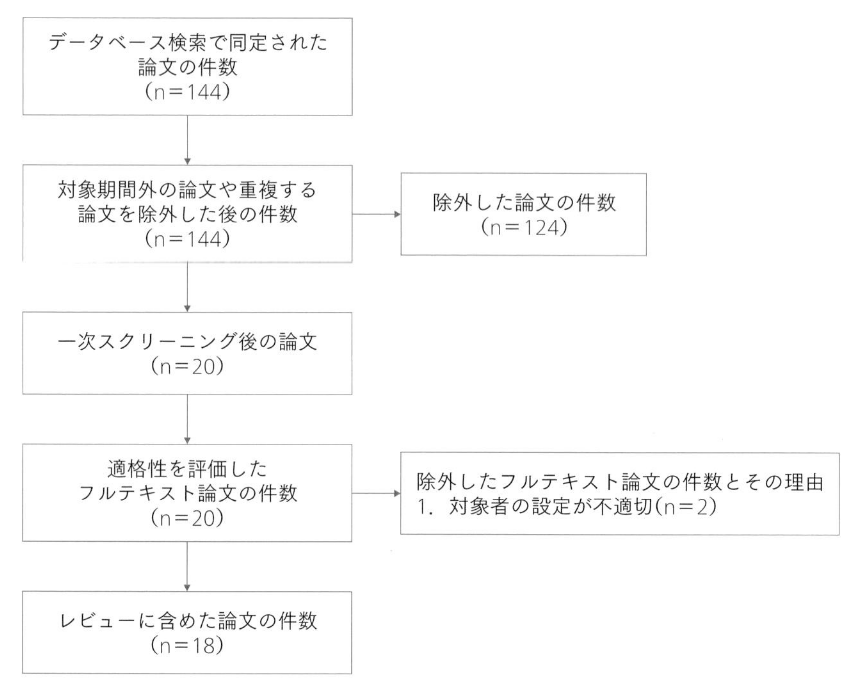

図1　BQ 17の系統的レビューに使用した論文の抽出過程

先行研究が報告されている。口腔状態や口腔機能の低下は，低栄養[4, 5]や日常生活活動(activities of daily living；ADL)の低下[5-7]と関連する。また，肺炎などの呼吸器感染症の発症[8-10]や，全身状態の低下[11]，在院日数[12]や総死亡率[13-15]との関連性も報告されている(図1)。

要介護高齢者は口腔状態や口腔機能のみならず，多併存疾患や機能低下を有しており，これらが複合的に全身の問題へ影響することは容易に想像できる。実際，前述の研究報告でも，対象者の背景疾患やADL，服薬状況などの要因が全身の問題を左右する可能性が指摘されており，口腔状態・機能が全身の問題に及ぼす直接的な影響は大きくない可能性が示唆されている。一方で，口腔状態や口腔機能が全身の問題と関連するという結果は臨床的な実感とも合致するものであり，これらは要介護高齢者をケアするにあたって重要な所見であるとも考えられる。

以上より，実践現場では対象者のバイタルサインと合わせて口腔状態・口腔機能をとらえ，全身の問題に関連する要因の1つとして介入する必要があると考えられる。

キーワード

Nursing Care，Aged，Frail Elderly，Nursing Care，Oral Hygiene，Oral Health，Oral Function，Oral Condition，Dental Hygiene，Dental Health,

Oral status, Systemic Problem, Systemic Disease, Systemic Condition, Physical Problem, Physical Condition, Nutrition

文献

1) 内閣府．令和 5 年版高齢社会白書(全体版)．2023. https://www8.cao.go.jp/kourei/whitepaper/w-2023/zenbun/05pdf_index.html(last accessed: 2023/8/10)
2) 日本歯科医師会．歯科診療所におけるオーラルフレイル対応マニュアル 2019 年版．日本歯科医師会，2019. https://www.jda.or.jp/oral_frail/2019/(last accessed: 2023/8/10)
3) Sifuentes AMF, Lapane KL. Oral health in nursing homes: What we know and what we need to know. J Nurs Home Res Sci. 2020; 6: 1-5
4) Ziebolz D, Werner C, Schmalz G, Nitschke I, Haak R, Mausberg RF, et al. Oral Health and nutritional status in nursing home residents-results of an explorative cross-sectional pilot study. BMC Geriatr. 2017 Jan; 17(1): 39. doi: 10.1186/s12877-017-0429-0
5) Yajima Y, Kikutani T, Tamura F, Yoshida M. Relationship between tongue strength and 1-year life expectancy in elderly people needing nursing care. Odontology. 2017 Oct; 105(4): 477-83. doi: 10.1007/s10266-016-0289-7
6) Shiraishi A, Yoshimura Y, Wakabayashi H, Tsuji Y. Poor oral status is associated with rehabilitation outcome in older people. Geriatr Gerontol Int. 2017 Apr; 17(4): 598-604. doi: 10.1111/ggi.12763
7) 西條光雅，竹下　玲，松本　勝，深井智子，入江浩一郎，北　邦宏，ほか．特別養護老人ホーム入居高齢者の日常生活自立度と義歯装着の関連について．口腔衛生学会雑誌．2021; 71(3): 147-52. doi: 10.5834/jdh.71.3_147
8) Tashiro H, Kikutani T, Tamura F, Takahashi N, Tohara T, Nawachi K, et al. Relationship between oral environment and development of pneumonia and acute viral respiratory infection in dependent older individuals. Geriatr Gerontol Int. 2019 Nov; 19(11): 1136-40. doi: 10.1111/ggi.13784
9) Suma S, Naito M, Wakai K, Naito T, Kojima M, Umemura O, et al. Tooth loss and pneumonia mortality: A cohort study of Japanese dentists. PLOS ONE. 2018 Apr; 13(4): e0195813. doi: 10.1371/journal.pone.0195813
10) 桑澤実希，米山武義，佐藤裕二，北川　昇，今井智子，山口麻子，ほか．施設における誤嚥性肺炎・気道感染症発症の関連要因の検討．Dental Medicine Research. 2011; 31(1): 7-15. doi: 10.7881/dentalmedres.31.7
11) 佐藤　博，菊池雅彦，江刺香苗．高齢歯科患者における口腔内カンジダ菌の検出に関連する要因．老年歯科医学．2015; 29(4): 340-9. doi: 10.11259/jsg.29.340
12) 森田浩光，山口真広，藤本暁江，縄田和歌子，湯川成美，牧野路子，ほか．歯科診療部門をもたない地域密着型急性期病院への訪問歯科介入の調査報告．老年歯科医学．2015; 30(3): 337-42. doi: 10.11259/jsg.30.337
13) Maeda K, Mori N. Poor oral health and mortality in geriatric patients admitted to an acute hospital: an observational study. BMC Geriatr. 2020 Jan; 20(1): 26. doi: 10.1186/s12877-020-1429-z
14) Oliveira EJP, Alves LC, Santos JLF, Duarte YAO, Bof DE Andrade F. Edentulism and all-cause mortality among Brazilian older adults: 11-years follow-up. Braz Oral Res. 2020 Jun; 34: e046. doi: 10.1590/1807-3107bor-2020.vol34.0046
15) Nomura Y, Shimada M, Kakuta E, Okada A, Otsuka R, Tomizawa Y, et al. Mortality-and health-related factors in a community-dwelling of oldest-older adults at the age of 90: A 10-year follow-up study. Int J Environ Res Public Health. 2020 Dec; 17(24): 9584. doi: 10.3390/ijerph17249584

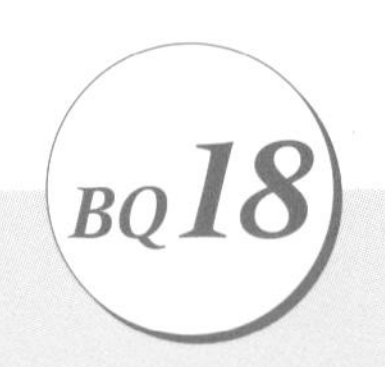

要介護高齢者に対する口腔管理は全身の問題の改善につながるか?

ステートメント

- 要介護高齢者に対する口腔管理は，肺炎発症や死亡率の低下，呼吸機能の維持・改善に有効な可能性がある。
- 口腔管理の方法は一定した勧奨を示すことはできないが，口腔衛生において介助が必要な要介護高齢者に対するブラッシング，義歯の清掃を含む食後の口腔ケアと定期的な歯科受診や専門的口腔ケアが全身問題の改善に有効な可能性がある。

採用した25報のうち，ランダム化比較試験(randomized controlled trial；RCT)が11報[1-11)]，介入研究は1報[12)]，観察研究が2報[13, 14)]，系統的レビューが4報[15-18)]，レビューが7報[19-25)]であった(図1)。アウトカムとなった全身の問題には，肺炎発症，死亡率，咳反射や最大呼気流量などの呼吸機能，日常生活活動(activities of daily living；ADL)，認知機能があった。口腔管理の方法では，看護師や介護士などの介護者が食後にブラッシングなどの口腔ケアを実施したもの，歯科医師や歯科衛生士などの歯科専門職が専門的口腔ケアを実施したもの，定期的な歯科受診，通常の口腔ケアに加えて舌の清掃や機能訓練を実施したもの，いくつかの複合的介入を行ったものがあった。

介護施設における口腔ケアの肺炎に対する効果を検証したRCT[3)]では，介入群で看護師や介護者によって毎食後に口腔ケアを実施し，非介入群では歯磨きは本人に委ねられ看護師や介護者の介助は行われなかった。結果，看護師や介護者が口腔ケアを行った群で，肺炎の発症率や肺炎関連の死亡率が低下し，ADLや認知機能が改善する傾向が認められた。同様に看護師や介護者が口腔ケアを実施したRCT[2)]で30日後の咳反射の改善を認めた。歯科医師や歯科衛生士による専門的口腔ケアの効果については，1年間週に1回の専門的口腔ケアを行ったRCT[11)]において，専門的口腔ケアを行った群は通常の口腔ケアの群と比較して，37.5℃以上の発熱の発生率と誤嚥性肺炎の発症率が有意に低かった。通常の口腔ケアに舌清掃を加えた介入の効果を検証したRCT[8)]では，舌清掃を行った群では1年後も舌圧と最大呼気流量が

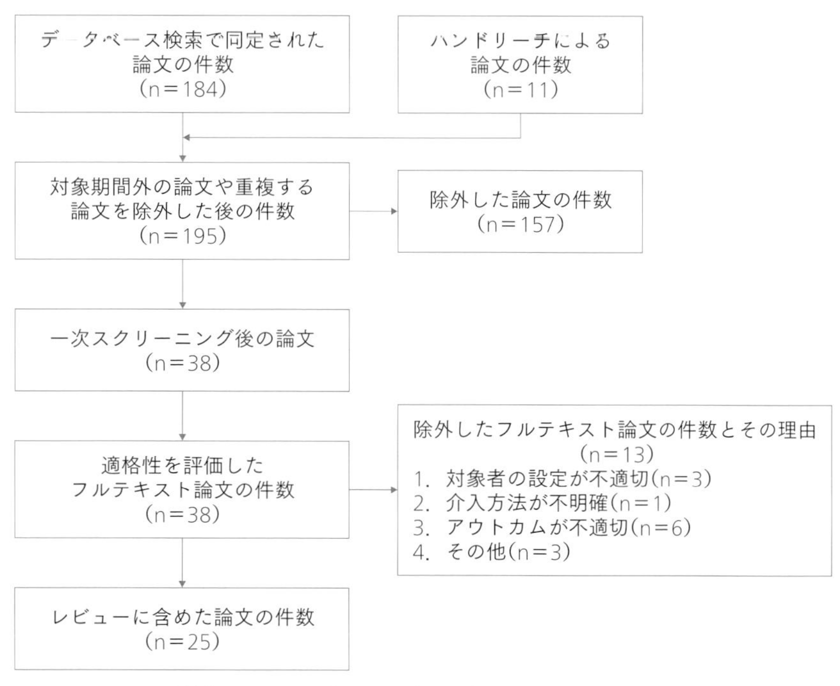

図1 **BQ 18の系統的レビューに使用した論文の抽出過程**

維持できたのに対し，舌清掃を行わなかった群では1年後の舌圧と最大呼気流量が顕著に低下していた。また，口腔ケアに嚥下機能訓練を追加した口腔管理の効果を検証したRCT[6]では，介入群で肺炎発症率が低下した。

5つのRCTを検証した系統的レビュー[15]では，毎食後の歯牙のブラッシング，1日1回の義歯洗浄，週に1回の専門的口腔ケアが肺炎予防における最もよい口腔管理だろうと推奨している。

専門的口腔管理の全身問題に対する効果に関する最新の系統的レビューでは，肺炎発症率，肺炎関連死亡率，全死亡率について報告されている[18]。介入群では専門的口腔ケア(歯科医師，歯科衛生士，看護師によるブラッシング)，洗口液の使用，局所の消毒などの1つまたは複数の明確に定義された口腔ケアが行われた者が含まれた。対照群では，通常のケア(セルフケアを含む)を受けた者が含まれた。肺炎発症率に関して，専門的口腔ケアと通常の口腔ケアとの違いによる肺炎発症の差についてエビデンスは不十分であった。肺炎関連死亡率に関して，24か月の追跡調査で，専門的口腔ケアが通常の口腔ケアと比較して肺炎関連死亡のリスクを低下させる可能性が示されたが，エビデンスの確実性は低かった。全死亡率に関しては，24か月の追跡調査で専門的口腔ケアは全死亡率を低下させる可能性が示された。しかし，これもエビデンスの確実性は低かった。この系統的レビューの結果からは，専門的口腔ケアが通常の口腔ケアよりも肺炎予防や死亡率の低下に効果があるという決定的なエビデンスが示されなかった。

以上より，口腔管理は要介護高齢者において肺炎予防，肺炎関連または全要因の死亡率低下，咳反射や嚥下機能の向上など全身問題の改善に寄与する可能性が示された。口腔管理の方法は，食後の口腔ケア(ブラッシング，舌の清掃，義歯洗浄を含む)に加えて，定期的な専門的口腔ケアおよび定期的な歯科受診が望ましいと考えられる。不良な口腔状態は肺炎などの呼吸器感染症だけでなく，全身への感染症リスク，糖尿病，心血管障害などの疾患と関連する[26, 27]。また，歯牙や義歯の状態が不良の場合，食事摂取量の減少から栄養状態の低下やフレイルの進行のリスクがある[26, 27]。したがって，要介護高齢者に対する口腔管理は単に口腔の健康を維持するだけでなく，全身の健康にも大きな影響を与える重要な側面をもつ。現時点ではエビデンスの質の高い研究が不足しているため，今後のさらなる検証が望まれる。

キーワード

Nursing Care, Aged, Frail Elderly, Nursing Care, Oral Hygiene, Oral Health, Oral Function, Oral Condition, Dental Hygiene, Dental Health, Oral status, Dental Treatment, Dental Management, Dental Problem, Dental Intervention, Oral Management, Oral Problem, Systemic Problem, Systemic Disease, Systemic Condition, Physical Problem, Physical Condition, Nutrition, Inflammation, Pneumonia, Sarcopenia, Malnutrition, Stroke, Neuromuscular Diseases

用語解説

- **専門的口腔ケア**

歯科医師，歯科衛生士が行い，歯科医師の歯周病，う蝕，欠損，嚥下障害の診査・診断を経て，その指示のもとで医療器械・器具，薬品を用い，病態の改善や医学管理のために行う口腔ケアのこと。具体的には，以下のような介入が含まれる。全身状態，口腔内の状況に合った適切な口腔清掃のアドバイスをする。日常的には清掃できない部位の清掃やプラークの除去を行う。口腔機能の維持，回復を図る機能的口腔ケアを行う。フッ化物洗口など，予防に関係する薬剤の紹介と正しい使い方の指導を行う。

文献

1) Chiang TC, Huang MS, Lu PL, Huang ST, Lin YC. The effect of oral care intervention on pneumonia hospitalization, Staphylococcus aureus distribution, and salivary bacterial concentration in Taiwan nursing home residents: A pilot study. BMC infect Dis. 2020 May; 20(1): 374. doi: 10.1186/s12879-020-05061-z
2) Watando A, Ebihara S, Ebihara T, Okazaki T, Takahashi H, Asada M, et al. Daily oral care and cough reflex sensitivity in elderly nursing home patients. Chest. 2004 Oct; 126(4): 1066-70. doi: 10.1378/chest.126.4.1066
3) Yoneyama T, Yoshida M, Ohrui T, Mukaiyama H, Okamoto H, Hoshiba K, et al. Oral care reduces pneumonia in older patients in nursing homes. J Am Geriatr Soc. 2002 Mar; 50(3): 430-3. doi: 10.1046/j.1532-5415.2002.50106.x

4) Zimmerman S, Sloane PD, Ward K, Wretman CJ, Stearns SC, Poole P, et al. Effectiveness of a mouth care program provided by nursing home staff vs standard care on reducing pneumonia incidence: A cluster randomized trial. JAMA Netw Open. 2020 Jun; 3(6): e204321. doi: 10.1001/jamanetworkopen.2020.4321
5) Izumi, M, Takeuchi K, Ganaha S, Akifusa S, Yamashita S. Effects of oral care with tongue cleaning on coughing ability in geriatric care facilities: A randomised controlled trial. J Oral Rehabil. 2016 Dec; 43(12): 953-9. doi: 10.1111/joor.12451
6) Ueda K, Yamada Y, Toyosato A, Nomura S, Saitho E. Effects of functional training of dysphagia to prevent pneumonia for patients on tube feeding. Gerodontology. 2004 Jun; 21(2): 108-11 doi: 10.1111/j.1741-2358.2004.00016.x
7) Yoshino A, Ebihara T, Ebihara S, Fuji H, Sasaki H. Daily oral care and risk factors for pneumonia among elderly nursing home patients. JAMA. 2001 Nov; 286(18): 2235-6. doi: 10.1001/jama.286.18.2235
8) Izumi M, Sonoki K, Ohta Y, Fukuhara M, Nagata M, Akifusa S. Tongue cleaning maintains respiratory function in older individuals: A 1-year randomised controlled trial. J Oral Rehabil. 2021 Jun; 48(6): 730-7. doi: 10.1111/joor.13165
9) Juthani-Mehta M, Van Ness PH, McGloin J, Argraves S, Chen S, Charpentier P, et al. A cluster-randomized controlled trial of a multicomponent intervention protocol for pneumonia prevention among nursing home elders. Clin Infect Dis. 2015 Mar; 60(6): 849-57. doi: 10.1093/cid/ciu935
10) Bourigault C, Lietard C, Golmard JL, Maman L, Nabet C, Carrat F, et al. Impact of bucco-dental healthcare on the prevention of pneumonia in geriatrics: a cluster-randomised trial. J Hosp Infect. 2011 Jan; 77(1): 78-80. doi: 10.1016/j.jhin.2010.08.013
11) Adachi M, Ishihara K, Abe S, Okuda K, Ishikawa T. Effect of professional oral health care on the elderly living in nursing homes. Oral Surg Oral Med Oral Pathol Oral Radiol Endod. 2002 Aug; 94(2): 191-5. doi: 10.1067/moe.2002.123493
12) Yoneyama T, Hashimoto K, Fukuda H, Ishida M, Arai H, Sekizawa K, et al. Oral hygiene reduces respiratory infections in elderly bed-bound nursing home patients. Arch Gerontol Geriatr. 1996 Jan-Feb; 22(1): 11-9. doi: 10.1016/0167-4943(95)00672-9
13) Bassim CW, Gibson G, Ward T, Paphides BM, Denucci DJ. Modification of the risk of mortality from pneumonia with oral hygiene care. J Am Geriatr Soc. 2008 Sep; 56(9): 1601-7. doi: 10.1111/j.1532-5415.2008.01825.x
14) Quagliarello V, Ginter S, Han L, Van Ness P, Allore H, Tinetti M. Modifiable risk factors for nursing home-acquired pneumonia. Clin Infect Dis. 2005 Jan; 40(1): 1-6. doi: 10.1086/426023
15) van der Maarel-Wierink CD, Vanobbergen JN, Bronkhorst EM, Schols JM, de Baat C. Oral health care and aspiration pneumonia in frail older people: A systematic literature review. Gerodontology. 2013 Mar; 30(1): 3-9. doi: 10.1111/j.1741-2358.2012.00637.x
16) Azarpazhooh A, Leake JL. Systematic review of the association between respiratory diseases and oral health. J Periodontol. 2006 Sep; 77(9): 1465-82. doi: 10.1902/jop.2006.060010
17) Sjögren P, Nilsson E, Forsell M, Johansson O, Hoogstraate J. A systematic review of the preventive effect of oral hygiene on pneumonia and respiratory tract infection in elderly people in hospitals and nursing homes: Effect estimates and methodological quality of randomized controlled trials. J Am Geriatr Soc. 2008 Nov; 56(11): 2124-30. doi: 10.1111/j.1532-5415.2008.01926.x
18) Cao Y, Liu C, Lin J, Ng L, Needleman I, Walsh T, et al. Oral care measures for preventing nursing home-acquired pneumonia. Cochrane Database Syst Rev. 2022 Nov; 11(11): CD012416. doi: 10.1002/14651858.CD012416.pub3
19) Scannapieco FA, Cantos A. Oral inflammation and infection, and chronic medical diseases: Implications for the elderly. Periodontology. 2016 Oct; 72(1): 153-75. doi: 10.1111/prd.12129
20) Izumi M, Akifusa S. Tongue cleaning in the elderly and its role in the respiratory and swallowing functions: Benefits and medical perspectives. J Oral Rehabil. 2021 Dec; 48

(12): 1395-403. doi: 10.1111/joor.13266
21) Scannapieco FA, Shay K. Oral health disparities in older adults: Oral bacteria, inflammation, and aspiration pneumonia. Dent Clin North Am. 2014 Oct; 58(4): 771-82. doi: 10.1016/j.cden.2014.06.005
22) Tada A, Miura H. Prevention of aspiration pneumonia(AP)with oral care. Arch Gerontol Geriatr. 2012 Jul-Aug; 55(1): 16-21. doi: 10.1016/j.archger.2011.06.029
23) Pace CC, McCullough GH. The association between oral microorganisms and aspiration pneumonia in the institutionalized elderly: Review and recommendations. Dysphagia. 2010 Dec; 25(4): 307-22. doi: 10.1007/s00455-010-9298-9
24) Sarin J, Balasubramaniam R, Corcoran AM, Laudenbach JM, Stoopler ET. Reducing the risk of aspiration pneumonia among elderly patients in long-term care facilities through oral health interventions. J Am Med Dir Assoc. 2008 Feb; 9(2): 128-35. doi: 10.1016/j.jamda.2007.10.003
25) Adachi M, Ishihara K, Abe S, Okuda K. Professional oral health care by dental hygienists reduced respiratory infections in elderly persons requiring nursing care. Int J Dent Hyg. 2007 May; 5(2): 69-74. doi: 10.1111/j.1601-5037.2007.00233.x
26) Kapila YL. Oral health's inextricable connection to systemic health: Special populations bring to bear multimodal relationships and factors connecting periodontal disease to systemic diseases and conditions. Periodontol 2000.2021 Oct; 87(1): 11-6. doi: 10.1111/prd.12398
27) Tavares M, Lindefjeld Calabi KA, San Martin L. Systemic diseases and oral health. Dent Clin North Am. 2014 Oct; 58(4): 797-814. doi: 10.1016/j.cden.2014.07.005

BQ 19 要介護高齢者の口腔機能，口腔衛生状態の改善に歯科専門職以外への教育は有効か？

ステートメント

- 歯科専門職以外への口腔管理に関する教育は，病院，介護施設や在宅のセッティングにかかわらず，要介護高齢者の口腔衛生状態の改善に有効な可能性がある。
- 教育は口腔管理に関する講義と実技を組み合わせることが望ましく，歯科専門職によるフォローアップやコンサルテーションも有効と考えられる。

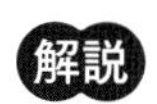

採用文献は，ランダム化比較試験(randomized controlled trial；RCT)11報[1-11]，観察研究で対照群なしの前後比較試験9報[12-20]，前向きコホート研究が1報[21]を含む全23報であった。関連する系統的レビューを2報認めたが，本BQに適する文献は採用文献のなかに包括されていたため追加文献の採用はなかった(図1)。

RCTはすべて海外からの報告，前後比較試験は海外が7報，本邦からの報告が2報，前向きコホート研究は海外からの報告であった。

在宅の要介護高齢者を対象とした報告は1報[10]であり，入院中の要介護高齢者が2報[12,19]，その他は介護施設入所の要介護高齢者であった。教育を行った者は，ほとんどの研究で歯科医師や歯科衛生士などの歯科専門職であったが，看護師が教育をしている研究[8,10]や多職種チーム[1,2]で教育を行った研究もあった。教育を受けた者は，看護師，看護助手，介護施設のスタッフ，家族介護者らであった。教育の方法はさまざまであったが，ほとんどの研究で口腔衛生管理やガイドラインに関する講義と口腔ケア技術の実技指導やデモンストレーションが行われた。初期教育に加えて，口腔問題や困難事例に対するコンサルテーションや歯科専門職によるフォローアップや再指導が行われているものもあった[3,4,6,8,16]。また，認知症高齢者に対する認知行動療法や口腔ケアに抵抗を示す場合の対処方法の指導を行っている研究もあった[2,13,15]。

初期評価から再評価までの期間は最短3日[19]～最長24か月[2]と多様であったが，多くは1～3か月[3,6,7-9,10,14]，または6～12か月[1,4,5-7,11,17,20,21]の期間で再評価が行われていた。口腔衛生状態の評価方法は，Oral Health

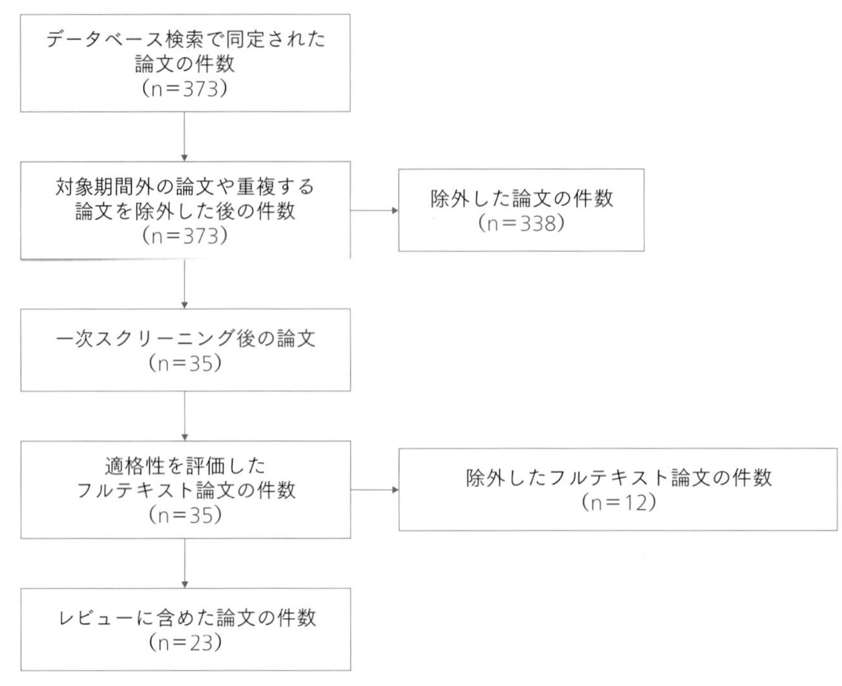

図1　BQ 19の系統的レビューに使用した論文の抽出過程

Assessment Tool(OHAT)(**図2**)[22, 23]や Oral Assessment Guide(OAG)(**図3**)・Revised Oral Assessment Guide(ROAG)[5, 8]などの口腔健康状態を評価するツールや，歯肉(Gingival Bleeding Index など)，プラーク(歯垢)(Plaque Index や Plaque Score など)，粘膜(Mucosal-Plaque Score, Mucosal score など)，義歯(Denture Plaque Score，Denture Plaque Index など)の状態を評価するツールが単独または複数の組み合わせで用いられていた。口腔機能の改善を評価した報告はなかった。1報[8]を除くすべての報告で何らかの口腔衛生状態の改善が認められた。

長期介護施設の居住者に対し，歯科衛生士が3週間ごとに口腔衛生管理を行った群，看護スタッフが歯科衛生士から電動歯ブラシ，歯間ブラシの正しい使い方や義歯の洗浄方法など口腔衛生の指導を受けて口腔衛生管理を行った群，非介入群の3群に分けて実施したRCT[11]では，教育を受けた看護スタッフが衛生管理を行った群で義歯と口腔衛生状態が最も改善した。歯科専門職の介入の頻度にも依存する可能性があるが，専門的口腔ケア単独よりも，歯科専門職以外への教育により口腔ケア介入の頻度やケアの質が向上することが全身問題の改善に有効かもしれない。

しかし，教育に加えて歯科専門職によるフォローアップが実施された報告も多数あり[3, 4, 6, 8, 16]，全身状態の改善が認められている。3施設(教育施設，教育＋歯科衛生士のサポートがある施設，介入がない施設)で実施した介入研究では，

ORAL HEALTH ASSESSMENT TOOL 日本語版(OHAT-J)

(Chalmers JM, 2005；松尾, 2016)

ID：　　　　氏名：　　　　評価日：　　/　　/

項　目		0＝健　全		1＝やや不良		2＝病　的	スコア
口　唇		正常，湿潤，ピンク		乾燥，ひび割れ，口角の発赤		腫脹や腫瘤， 赤色斑，白色斑，潰瘍性出血， 口角からの出血，潰瘍	
舌		正常，湿潤，ピンク		不整，亀裂，発赤，舌苔付着		赤色斑，白色斑，潰瘍，腫脹	
歯肉・粘膜		正常，湿潤，ピンク		乾燥，光沢，粗造，発赤 部分的な(1-6歯分)腫脹 義歯下の一部潰瘍		腫脹，出血(7歯分以上) 歯の動揺，潰瘍 白色斑，発赤，圧痛	
唾　液		湿潤，漿液性		乾燥，べたつく粘膜， 少量の唾液 口渇感若干あり		赤く干からびた状態 唾液はほぼなし，粘性の高い唾液 口渇感あり	
残存歯 □有　□無		歯・歯根の う蝕または破折なし		3本以下の う蝕，歯の破折，残根，咬耗		4本以上のう蝕，歯の破折，残根 非常に強い咬耗 義歯使用無しで3本以下の残存歯	
義　歯 □有　□無		正常 義歯，人工歯の破折なし 普通に装着できる状態		一部位の義歯，人工歯の破折 毎日1-2時間の装着のみ可能		二部位以上の義歯，人工歯の破折 義歯紛失，義歯不適のため未装着 義歯接着剤が必要	
口腔清掃		口腔清掃状態良好 食渣，歯石，プラークなし		1-2部位に 食渣，歯石，プラークあり 若干口臭あり		多くの部位に 食渣，歯石，プラークあり 強い口臭あり	
歯　痛	0　1	疼痛を示す 言動的，身体的な兆候なし	2　3	疼痛を示す言動的な兆候あり： 顔を引きつらせる，口唇を噛む 食事しない，攻撃的になる	4	疼痛を示す身体的な兆候あり： 頬，歯肉の腫脹，歯の破折，潰瘍 歯肉下膿瘍。言動的な徴候もあり	
歯科受診（　要　・　不要　）				再評価予定日　　/　　/		合計	

Japanese Translation：Koichiro Matsuo permitted by The Iowa Geriatric Education Center

avairable for download: https://www.ohcw-tmd.com/research/　*revised Sept 1, 2021*

日本語版作成：東京医科歯科大学大学院地域・福祉口腔機能管理学分野　教授　松尾　浩一郎

〔Chalmers JM, King PL, Spencer AJ, Wright FA, Carter KD：The oral health assessment tool-validity and reliability. Australian dental journal. 50：191-199. 2005／松尾浩一郎，中川量晴．口腔アセスメントシート Oral Health Assessment Tool 日本語版(OHAT-J)の作成と信頼性，妥当性の検討．障害者歯科．37：1-7. 2016／Oral Health Assessment Tool (OAHT)日本語版．Available from：https://www.ohcw-tmd.com/research/ohat.html(last accessed: 2024/4/5)〕

図2　**Oral Health Assessment Tool(OHAT)日本語版**

Eilers Oral Assessment Guide（OAG）　Eilers 口腔アセスメントガイド

監修：東京医科大学病院 歯科口腔外科 主任教授 近津大地／札幌市立大学 看護学部 准教授 村松真澄

2011 年 6 月作成　20150401

項目	アセスメントの手段	診査方法	状態とスコア 1	2	3
声	・聴く	・患者と会話する	正常	低い／かすれている	会話が困難／痛みを伴う
嚥下	・観察	・嚥下をしてもらう 咽頭反射テストのために舌圧子を舌の奥の方にやさしく当て押し下げる	正常な嚥下	嚥下時に痛みがある／嚥下が困難	嚥下ができない
口唇	・視診 ・触診	・組織を観察し，触ってみる	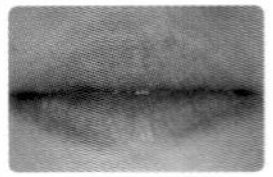 滑らかで，ピンク色で，潤いがある	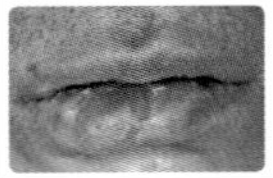 乾燥している／ひび割れている	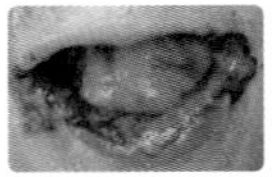 潰瘍がある／出血している
舌	・視診 ・触診	・組織に触り，状態を観察する	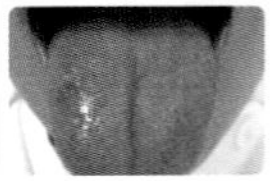 ピンク色で，潤いがあり，乳頭が明瞭	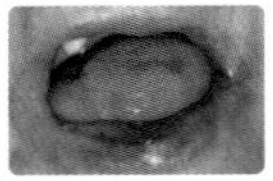 舌苔がある／乳頭が消失しテカリがある，発赤を伴うこともある	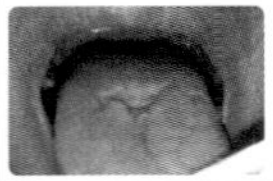 水疱がある／ひび割れている
唾液	・舌圧子	・舌圧子を口腔内に入れ，舌の中心部分と口腔底に触れる	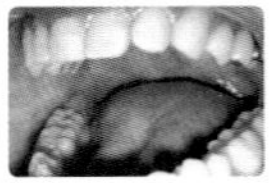 水っぽくサラサラしている	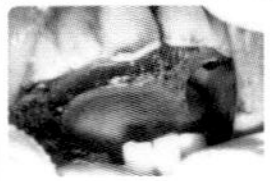 粘性がある／ネバネバしている	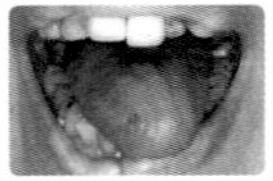 唾液が見られない（乾燥している）
粘膜	・視診	・組織の状態を観察する	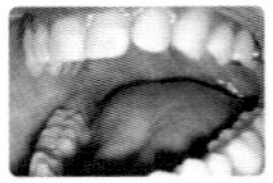 ピンク色で，潤いがある	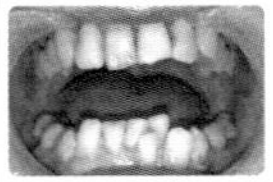 発赤がある／披膜に覆われている（白みがかっている），潰瘍はない	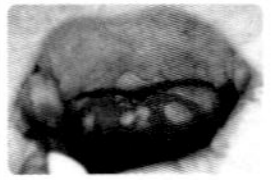 潰瘍があり，出血を伴うこともある
歯肉	・視診 ・舌圧子	・舌圧子や綿棒の先端でやさしく組織を押す	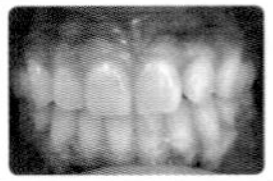 ピンク色で，スティップリングがある（ひきしまっている）	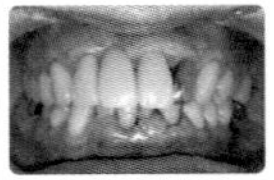 浮腫があり，発赤を伴うこともある	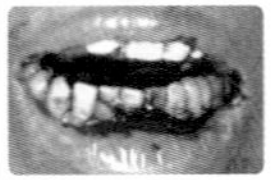 自然出血がある／押すと出血する
歯と義歯	・視診	・歯の状態，または義歯の接触部分を観察する	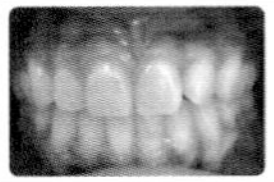 清潔で，残渣がない	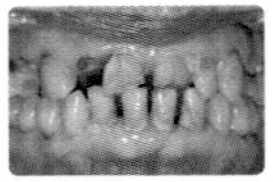 部分的に歯垢や残渣がある（歯がある場合，歯間など）	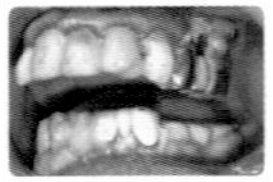 歯肉辺縁や義歯接触部全体に歯垢や残渣がある

Eilers J, Berger A, Petersen M. Development, testing, and application of the oral assessment guide. Oncol Nurs Forum 1988 ; 15(3) : 325-330. を改変。*June Eilers, RN, PhD* から翻訳および発行の許可を取得しています。　＊「or」は，「／」で表現しています。

図 3　**Oral Assessment Guide（OAG）**
〔https://www.comfort-tk.co.jp/library/%E5%8F%A3%E8%85%94%E3%82%A2%E3%82%BB%E3%82%B9%E3%83%A1%E3%83%B3%E3%83%88%E3%82%AC%E3%82%A4%E3%83%89%EF%BC%88oag%EF%BC%89/（last accessed: 2024/4/5）〕

継続的な歯科衛生士のサポートを受けた施設では，教育のみの施設や教育のなかった施設よりもOHATスコアに有意な改善があった[3]。要介護高齢者では複雑かつ重度の口腔問題を持つ者も多く，歯科専門職によるサポートが必要である。

在宅脳卒中高齢者を対象としたRCT[10]では，介入群で看護師から家族介護者への教育が行われた。介入群では，舌苔と義歯プラークのスコアが有意に改善した。呼吸器感染症症状の発現では有意差が認められなかったが，肺炎のために入院した日数は教育のない群では介入群の2倍であった。

教育を受けた介助者による口腔ケアは認知症高齢者でも効果が認められ[4, 15]，ケア依存度の高い高齢者では，ケア依存度の低い高齢者と比べて，義歯衛生のスコアがより改善していた[4, 5]。

このように歯科専門職以外への口腔管理に関する教育は，施設や在宅にかかわらず，要介護高齢者の口腔衛生状態の改善に有効である可能性が示された。口腔機能改善については報告がなく，検証することができなかった。

キーワード

Nursing Care，Aged，Frail Elderly，Oral Hygiene，Oral Health，Oral Function，Dental Hygiene，Dental Health，Oral Status，Dental Care，Oral Care，Educate，Promotion，Nurse，Nursing Stuff，Carer，Caregiver

用語解説

- **Oral Health Assessment Tool（OHAT）**
  在宅や介護施設入所者の高齢者の口腔内評価のために開発された評価ツールで，日本語版のOHAT-Jがある。口の問題8項目（口唇，舌，歯肉・粘膜，唾液，残存歯，義歯，口腔清掃，歯痛）を健全（0点）から病的（2点）までの3段階で評価する。点数が高いほど口腔状態が不良でケアを要する。
- **Oral Assessment Guide（OAG）**
  Eilersらによって開発された口腔評価ツールで，もともとがん化学療法患者の口腔内評価用紙として開発されたものであるため，口腔粘膜障害などの評価に優れている。点数が高いほど口腔障害が重度でケアを要する。
- **Plaque Index，Plaque Score（プラーク指数，プラークスコア）**
  プラーク（歯垢）の蓄積状態を評価する指標で，歯垢の量や分布を観察して口腔清掃の効果を評価する。
- **Gingival Bleeding Index（歯肉出血指数）**
  歯肉の状態を評価する指標で，歯肉の腫れや出血の程度を評価する。
- **Mucosal score，Mucosal-Plaque Score（粘膜スコア，粘膜-プラークスコア）**
  口腔内の粘膜状態の評価，または粘膜の状態と歯垢の蓄積状態を組み合わせて評価する。

・**Denture Plaque Index，Denture Plaque Score**(義歯プラーク指数)
義歯に付着したプラーク(歯垢)の程度を評価する指標で，義歯の清掃状況を評価する。

文献

1) De Visschere L, Schols J, van der Putten GJ, de Baat C, Vanobbergen J. Effect evaluation of a supervised versus non-supervised implementation of an oral health care guideline in nursing homes: a cluster randomised controlled clinical trial. Gerodontology. 2012 Jun; 29(2): e96-106. doi: 10.1111/j.1741-2358.2010.00418.x
2) Weintraub JA, Zimmerman S, Ward K, Wretman CJ, Sloane PD, Stearns SC, et al. Improving Nursing Home Residents' Oral Hygiene: Results of a Cluster Randomized Intervention Trial. J Am Med Dir Assoc. 2018 Dec; 19(12): 1086-91. doi: 10.1016/j.jamda.2018.09.036. Erratum in: J Am Med Dir Assoc. 2019 May; 20(5): 652.
3) Amerine C, Boyd L, Bowen DM, Neill K, Johnson T, Peterson T. Oral health champions in long-term care facilities-a pilot study. Spec Care Dentist. 2014 Jul-Aug; 34(4): 164-70. doi: 10.1111/scd.12048
4) Zenthöfer A, Meyer-Kühling I, Hufeland AL, Schröder J, Cabrera T, Baumgart D, et al. Carers' education improves oral health of older people suffering from dementia-results of an intervention study. Clin Interv Aging. 2016 Nov; 11: 1755-62. doi: 10.2147/CIA.S118330
5) Schwindling FS, Krisam J, Hassel AJ, Rammelsberg P, Zenthöfer A. Long-term success of oral health intervention among care-dependent institutionalized seniors: Findings from a controlled clinical trial. Community Dent Oral Epidemiol. 2018 Apr; 46(2): 109-17. doi: 10.1111/cdoe.12335
6) Johansson I, Torgé CJ, Lindmark U. Is an oral health coaching programme a way to sustain oral health for elderly people in nursing homes? A feasibility study. Int J Dent Hyg. 2020 Feb; 18(1): 107-15. doi: 10.1111/idh.12421
7) Frenkel H, Harvey I, Newcombe RG. Improving oral health in institutionalised elderly people by educating caregivers: A randomised controlled trial. Community Dent Oral Epidemiol. 2001 Aug; 29(4): 289-97. doi: 10.1034/j.1600-0528.2001.290408.x
8) MacEntee MI, Wyatt CC, Beattie BL, Paterson B, Levy-Milne R, McCandless L, et al. Provision of mouth-care in long-term care facilities: An educational trial. Community Dent Oral Epidemiol. 2007 Feb; 35(1): 25-34. doi: 10.1111/j.1600-0528.2007.00318.x
9) Seleskog B, Lindqvist L, Wårdh I, Engström A, von Bültzingslöwen I. Theoretical and hands-on guidance from dental hygienists promotes good oral health in elderly people living in nursing homes, a pilot study. Int J Dent Hyg. 2018 Nov; 16(4): 476-83. doi: 10.1111/idh.12343
10) Kuo YW, Yen M, Fetzer S, Lee JD, Chiang LC. Effect of family caregiver oral care training on stroke survivor oral and respiratory health in Taiwan: A randomised controlled trial. Community Dent Health. 2015 Sep; 32(3): 137-42.
11) Peltola P, Vehkalahti MM, Simoila R. Effects of 11-month interventions on oral cleanliness among the long-term hospitalised elderly. Gerodontology. 2007 Mar; 24(1): 14-21. doi: 10.1111/j.1741-2358.2007.00147.x
12) Gibney JM, Wright FA, D'Souza M, Naganathan V. Improving the oral health of older people in hospital. Australas J Ageing. 2019 Mar; 38(1): 33-8. doi: 10.1111/ajag.12588
13) Volk L, Spock M, Sloane PD, Zimmerman S. Improving evidence-based oral health of nursing home residents Through Coaching by Dental Hygienists. J Am Med Dir Assoc. 2020 Feb; 21(2): 281-3. doi: 10.1016/j.jamda.2019.09.022
14) Weening-Verbree LF, Schuller AA, Zuidema SU, Hobbelen JSM. Evaluation of an oral care program to improve the oral health of home-dwelling older people. Int J Environ Res Public Health. 2022 Jun; 19(12): 7251. doi: 10.3390/ijerph19127251
15) Sjögren P, Kullberg E, Hoogstraate J, Johansson O, Herbst B, Forsell M. Evaluation of dental hygiene education for nursing home staff. J Adv Nurs. 2010 Feb; 66(2): 345-9. doi: 10.1111/j.1365-2648.2009.05181.x
16) Kullberg E, Sjögren P, Forsell M, Hoogstraate J, Herbst B, Johansson O. Dental hygiene

education for nursing staff in a nursing home for older people. J Adv Nurs. 2010 Jun; 66(6): 1273-9. doi: 10.1111/j.1365-2648.2010.05298.x
17) Portella FF, Rocha AW, Haddad DC, Fortes CB, Hugo FN, Padilha DM, et al. Oral hygiene caregivers' educational programme improves oral health conditions in institutionalised independent and functional elderly. Gerodontology. 2015 Mar; 32(1): 28-34. doi: 10.1111/ger.12049
18) Red A, O'Neal PV. Implementation of an evidence-based oral care protocol to improve the delivery of mouth care in nursing home residents. J Gerontol Nurs. 2020 May; 46(5): 33-39. doi: 10.3928/00989134-20200316-01
19) 北澤　剛，庄田政俊，丸山美希，佐藤佳子，須田まゆ美，池内静香，ほか．患者口腔内の実態調査　学習会の有用性についての取り組み．長野県看護研究学会論文集．2015 Mar; 35: 25-7.
20) 冨所慶子，江川広子，黒瀬雅之，山田好秋，山村健介．介護保険施設の介護職員へ行う口腔衛生状態改善の試みが，要介護高齢者の口腔衛生状態へ与える影響．日本歯科衛生学会雑誌．2014 Aug; 9(1): 41-51.
21) Zenthöfer A, Cabrera T, Rammelsberg P, Hassel AJ. Improving oral health of institutionalized older people with diagnosed dementia. Aging Ment Health. 2016; 20(3): 303-8. doi: 10.1080/13607863.2015.1008986
22) Chalmers JM, King PL, Spencer AJ, Wright FAC, Carter KD. The oral health assessment tool--validity and reliability. Aust Dent J. 2005 Sep; 50(3): 191-9. doi: 10.1111/j.1834-7819.2005.tb00360.x
23) 松尾浩一郎，中川量晴：口腔アセスメントシート Oral Health Assessment Tool 日本語版(OHAT-J)の作成と信頼性，妥当性の検討．日本障害者歯科学会雑誌．2016 Feb; 37(1): 1-7. doi: 10.14958/jjsdh.37.1

BQ 20 要介護高齢者の口腔機能，口腔衛生状態をスクリーニングする方法にはどのようなものがあるか？

ステートメント

- 要介護高齢者に特化したスクリーニング方法はない。
- 口腔機能をスクリーニングする方法は，舌圧測定，舌運動，オーラルディアドコキネシス，咬合状態の評価，開口運動がある。
- 口腔衛生をスクリーニングする方法は，口腔乾燥度，TCI，OHAT がある。

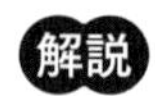

採用した文献は 7 報であり，すべて観察研究である(図 1)。これらはすべて，要介護高齢者を含むと思われる地域在住高齢者や入院患者を対象とした研究であった。そのため，要介護高齢者の口腔の評価に特化したスクリーニ

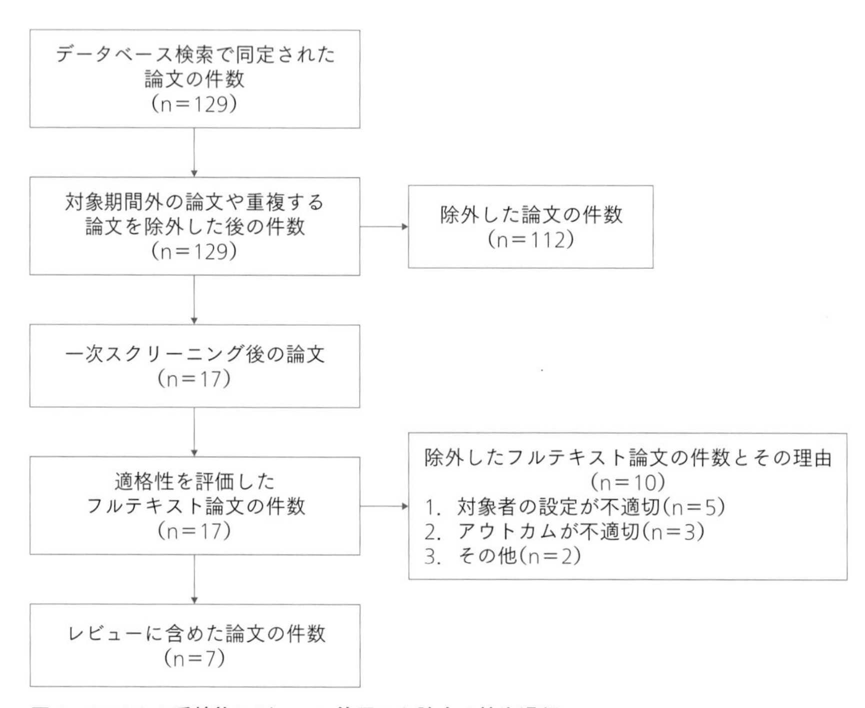

図 1　BQ 20 の系統的レビューに使用した論文の抽出過程

ング方法は現時点で存在しない。しかし，年齢や全身状態，介護状況を問わず一般的に用いられるスクリーニング方法を用いることで，要介護高齢者の口腔の評価が可能である(表 1)。

地域在住高齢者のオーラルフレイルを調査した大規模な横断研究では，口腔機能の評価として歯数の調査，専用グミゼリーの粉砕度を評価する咀嚼機能検査，口唇と舌の巧緻性を示すオーラルディアドコキネシス，舌の筋力を示す舌圧を測定した[1)]。これらの測定項目は，口腔機能低下症[2)]の 7 つの診断項目に含まれ，複数の測定を組み合わせることで口腔機能を詳細に評価することができる。咀嚼機能検査と舌圧測定は専用の機器が必要ではあるが，スクリーニングとしても経時的な口腔機能の変化やおおよその口腔機能の把握に有用であると考えられる。

入院中のフレイル高齢者を対象とした調査では，Oral Health Assessment Tool(OHAT)[3)]で口腔状態のスクリーニングを実施した[4)]。OHAT をも

表 1　一般的に用いられる口腔衛生状態，口腔機能のスクリーニング方法

評価方法	構成
口腔衛生	
Tongue Coating Index(TCI)(図 2)	・舌背表面を 9 区画に分け，各区画の舌苔付着度を「0：舌苔なし」「1：薄い舌苔」「2：厚い舌苔」の 3 段階でスコア化し，合計スコアが 9 点以上(TCI が 50％以上)だと口腔衛生不良
口腔乾燥度(表 2)	・口腔内を観察して唾液の性状と量を評価する
口腔機能	
歯数	・残存歯数を評価する方法と，義歯装着を含め，残根状態の歯を除いた機能歯数を評価する方法がある ・残存歯数が 20 本以下の場合は咬合力が低下しているものとみなすことができる
義歯装着を含めた臼歯部の咬合状態	・左右の臼歯部が接触し，噛み合わせが安定する場所があるか
舌圧	・30 kPa 以上で口腔機能低下なし
オーラルディアドコキネシス	・パ，タ，カをそれぞれできるだけ早く繰り返し発音させ，1 秒あたりの発音回数を算出する ・6 回/秒未満で口腔機能低下
舌運動	・挺舌，左右の運動，舌で頬粘膜を押す運動をさせ，可否を評価
開口運動	・最大開口時の上下前歯の距離が 3 横指以上
口腔衛生と口腔機能を合わせた口腔状態の評価	
Oral Health Assessment Tool (OHAT)	・8 項目(口唇，舌，歯肉・粘膜，唾液，残存歯，義歯，口腔清掃，歯痛)をそれぞれ，「0：健全」「1：やや不良」「2：病的」でスコア化し，各項目に点数の差がある場合は，点数が高い部分をメインに口腔ケアを行い，残存歯や義歯の項目に問題があれば歯科治療を依頼する(BQ19 の図 2 を参照➡ **167 頁**)
口腔管理と介護度	
歯磨きの自立度	・歯磨き(brushing)，義歯装着(denture wearing)，うがい(mouth rinsing)の 3 点について，それぞれ 1：自立，2：一部介助，3：全介助の 3 段階で数値化する ・BDR 指標とも呼ばれる

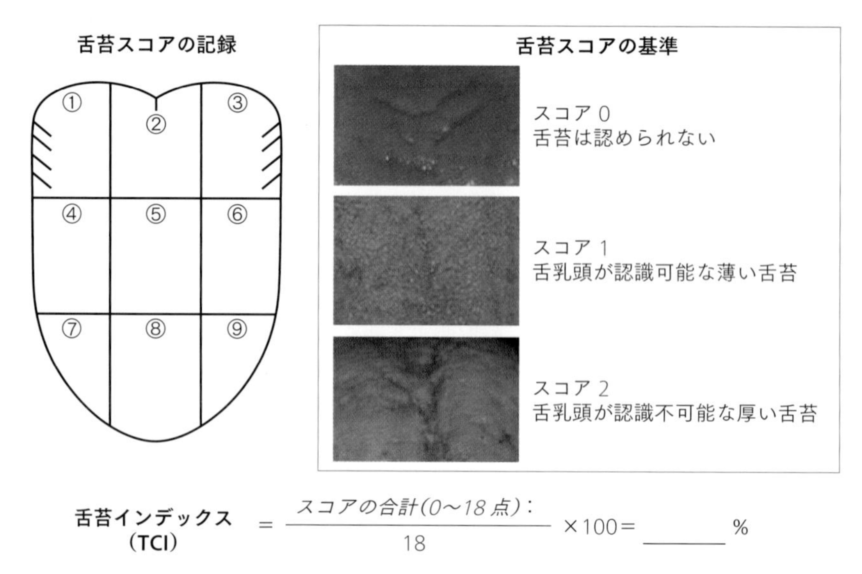

図 2　Tongue Coating Index（TCI）
〔Shimizu T, Ueda T, Sakurai K. New method for evaluation of tongue-coating status. J Oral Rehabil. 2007 Jun；34(6)：442-7. doi: 10.1111/j.1365-2842.2007.01733.x〕

表 2　口腔乾燥度

度数	所見
0 度（正常）	口腔乾燥や唾液の粘性亢進はない
1 度（軽度）	唾液が粘性亢進，やや唾液が少ない 唾液が糸を引く
2 度（中等度）	唾液が極めて少ない 細かい泡が見られる
3 度（重度）	唾液が舌粘膜上に見られない

（細かい泡＝おおよそ 1 ミリ以下の泡，あるいは白く見える泡
1〜2 ミリ以上の泡の場合は 1 度と判定する。粘性亢進は糸引き状態で判定する）
〔柿木保明，眞木吉信，小笠原　正，小関健由，西原達次，菊谷　武，ほか．障害者・要介護者における口腔乾燥症の診断評価ガイドライン（解説）．日本歯科医学会誌．2008 Mar；27：30-34〕

とに日本語版の OHAT-J[5]が作成されており，看護，介護スタッフが要介護高齢者や入院患者の口腔状態を評価するツールとして広く用いられている（BQ 19 の図 2 ➡ **167 頁**）。

介護施設に入居する要介護高齢者を対象とした文献は 3 報であった。歯科医師が適切な食事形態を簡易的に評価することを目的にスクリーニング方法を検討した文献[6]では，食事形態と全身状態および口腔の状態について相関係数をみた。その結果，口腔・摂食嚥下機能を全身状態と合わせてスクリーニングする項目として，「歯磨きの自立度」「義歯装着を含めた臼歯部咬合の安定」「改訂水飲みテスト」の 3 つが抽出された。歯磨きの自立度は認知機能や全身機能の障害を反映しており，さらに臼歯部咬合は咀嚼機能，改訂水飲みテストは摂食嚥下機能低下のリスク評価に有用であり，評価時の要介護高齢者の負担も少ないと報告している。

また，要介護高齢者の口腔状態を評価した文献[7)]では，口腔衛生状態の評価として歯面清掃度はOral Hygiene Index(OHI)[8)]，舌表面の汚れはTongue Coating Index(TCI)[9)](図2)，口腔乾燥度は柿木の臨床診断基準[10)](表2)が用いられた。OHIはプラーク(歯垢)と歯石の付着状況を観察し，口腔清掃状態を表す歯数であり，一般的には歯科専門職による口腔衛生スクリーニングや口腔清掃状態の変化を記録するために用いられる。

口腔機能の評価には開口度(開口時の上下前歯の間の距離が3横指以上)，舌運動(挺舌，左右運動，舌で頬粘膜を押す)が用いられた。さらに口腔機能と肺炎リスクの関連を調査した文献では，複数の全身や口腔に関するアセスメント項目のうち，開口保持と咀嚼運動の可否が肺炎リスクに有意に関連したと報告されている[11)]。要介護高齢者の口腔の評価では，口腔衛生状態だけでなく，口腔機能も合わせて評価することが必要であることを示唆している。

これまでに挙げた口腔衛生や口腔機能のスクリーニング方法はすべて客観的な評価であるが，主観的な口腔関連QOLの評価にはGeneral Oral Health Assessment Index(GOHAI)[12)]が用いられ，高齢者の評価も可能である[13)]。

GOHAIは，口腔に関連した健康関連QOLを測定する尺度で，もともと高齢者用に開発された手法であるが，年齢を問わず使用できるよう改良された。過去3か月間の口腔に起因する問題の発生頻度を問い，それらが日常生活にどの程度影響を与えたかを問う。12項目の質問で構成され，5段階のリッカートスケールで回答する。最高60点，最低12点で，スコアが高いほど口腔関連QOLが高いことを示す。しかしながら，項目数が多いことと，認知機能が低下している場合には評価が困難である。

歯科専門職以外の人が要介護高齢者の口腔内を評価するには，舌運動の可否や，OHATを用いたスコアリング，TCIなど視診で簡便に，かつ短時間で評価ができるスクリーニング方法が有用である。一方，歯科専門職による評価では，機器を用いることで咀嚼能力や舌圧を数値化できる。口腔機能の低下は摂取できる食事形態にも影響するため，口腔機能を評価することで食支援にも役立てることができる。

■ キーワード

要介護者，要介護高齢者，口腔衛生，口腔ケア，口腔機能，スクリーニング

Aged，Oral Health，Assessment，Screening

文献

1) Iwasaki M, Motokawa K, Watanabe Y, Shirobe M, Inagaki H, Edahiro A, et al. Association between oral frailty and nutritional status among community-dwelling older adults: The Takashimadaira Study. J Nutr Health Aging. 2020 Jul; 24(9): 1003-10. doi: 10.1007/s12603-020-1433-1
2) Minakuchi S, Tsuga K, Ikebe K, Ueda T, Tamura F, Nagao K, et al. Oral hypofunction in the older population: Position paper of the Japanese Society of Gerodontology in 2016. Gerodontology. 2018 Dec; 35(4): 317-24. doi: 10.1111/ger.12347
3) Chalmers JM, King PL, Spencer AJ, Wright FA, Carter KD. The oral health assessment tool--validity and reliability. Aust Dent J. 2005 Sep; 50(3): 191-9. doi: 10.1111/j.1834-7819.2005.tb00360.x
4) Rapp L, Sourdet S, Lacoste-Ferré MH. Oral health and undernutrition in the frail elderly persons. J Nutr Health Aging. 2021 Dec; 25(4): 484-91. doi: 10.1007/s12603-020-1546-6
5) 松尾浩一郎，中川量晴：口腔アセスメントシート Oral Health Assessment Tool 日本語版(OHAT-J)の作成と信頼性，妥当性の検討．日本障害者歯科学会雑誌．2016 Feb; 37(1): 1-7. doi: 10.14958/jjsdh.37.1
6) 西條光雅，竹下　玲，松本　勝，深井智子，宮澤　慶，北　邦宏，ほか．介護老人福祉施設入居者の食事形態と口腔環境の関連性の検討．口腔衛生学会雑誌．2021 Jan; 71(1): 19-27. doi: 10.5834/jdh.71.1_19
7) 秋山理加，濱嵜朋子，酒井理恵，片岡正太，角田聡子，邵仁浩，ほか．介護施設利用高齢者における簡易嚥下状態評価票(EAT-10)と口腔内環境，口腔機能，栄養状態との関連．口腔衛生学会雑誌．2018 Jul; 68(3): 128-36. doi: 10.5834/jdh.68.3_128
8) Greene JC, Vermillion JR. The simplified oral hygiene index. J Am Dent Assoc. 1964 Jan; 68: 7-13. doi: 10.14219/jada.archive.1964.0034
9) Shimizu T, Ueda T, Sakurai K. New method for evaluation of tongue-coating status. J Oral Rehabil. 2007 Jun; 34(6): 442-7. doi: 10.1111/j.1365-2842.2007.01733.x
10) 柿木保明，眞木吉信，小笠原　正，小関健由，西原達次，菊谷　武，ほか．障害者・要介護者における口腔乾燥症の診断評価ガイドライン(解説)．日本歯科医学会誌．2008 Mar; 27: 30-34.
11) 吉田光由，菊谷　武，渡部芳彦，花形哲夫，戸倉　聡，高橋賢晃，ほか．肺炎発症に関する口腔リスク項目の検討．老年歯科医学．2009; 24(1): 3-9. doi: 10.11259/jsg.24.3
12) Campos JADB, Zucoloto ML, Bonafé FSS, Maroco J. General Oral Health Assessment Index: A new evaluation proposal. Gerodontology. 2017 Sep; 34(3): 334-42. doi: 10.1111/ger.12270
13) Rosa RW, Samot J, Helmer C, Pourtau G, Dupuis V, Fricain JC, et al. Important oral care needs of older French people: A cross-sectional study. Rev Epidemiol Sante Publique. 2020 Apr; 68(2): 83-90. doi: 10.1016/j.respe.2020.01.135

BQ21

要介護高齢者の口腔機能低下，口腔衛生不良の有病割合はどの程度か？

ステートメント

・要介護高齢者における口腔衛生状態不良者の割合は，55.2〜69.2％であった。
・要介護高齢者における口腔機能低下者の割合は，12.0〜40.8％であった。

解説

要介護高齢者において，口腔状態(口腔衛生，口腔機能)の悪化が誤嚥性肺炎や低栄養，その他の有害事象に関連することは多くの報告で示されている。本系統的レビューでは，5報[1-5]が採用され(図1)，いずれも観察研究であった。要介護高齢者における口腔衛生状態不良者の割合は55.2〜69.2％[1-3]，口腔機能低下者の割合は12.0〜40.8％であり[4-5]，口腔衛生状態不良者はいずれの報告でも半数以上だったが，口腔機能低下者の割合はばらつきがあり，いずれも半数を超えないという結果であった。ここで注意する必要があることは，口腔衛生不良，口腔機能低下と一言でまとめても，設定するアウトカムは多様であるという点である。口腔衛生状態は，歯科医師の視診による評価(57.6％)[1]，the Simplified Oral Hygiene Index(69.2％)[2]や歯周組織，口腔粘膜病変，残存歯数などの項目をそれぞれ数値化したうえでの総合的指標による評価(55.2％)[3]が採用されており，口腔機能は，口腔乾燥(21.5〜40.8％)，嚥下困難感(12.0％)，咀嚼困難感(21.0％)などであった[4]。特に口腔機能は歯科専門職などプロフェッショナルによる客観的指標よりも，対象者の主観的評価によるものが多かった。

要介護高齢者を対象に口腔状態，特に口腔機能について調査した報告は十分にない。要介護高齢者は，ポリファーマシー(多剤併用・不適切処方)による口腔乾燥などで根面う蝕などの歯科疾患が多く[6]，口腔ケアしづらい口腔内環境である。基本的に多様な疾患を有しており，麻痺などでセルフブラッシングが困難な状況も多い。すると，口腔衛生状態や口腔機能も介護者の口腔ケアの技術や意識に依存するため，自立した高齢者よりも口腔衛生，口腔機能に関連する因子は複雑で，自立高齢者の数値をそのまま当てはめることはできない[7]。要介護高齢者という集団の特異性・複雑性に加えて，口腔衛生や口腔機能に関して統一された定義や標準化された指標が確立していないこ

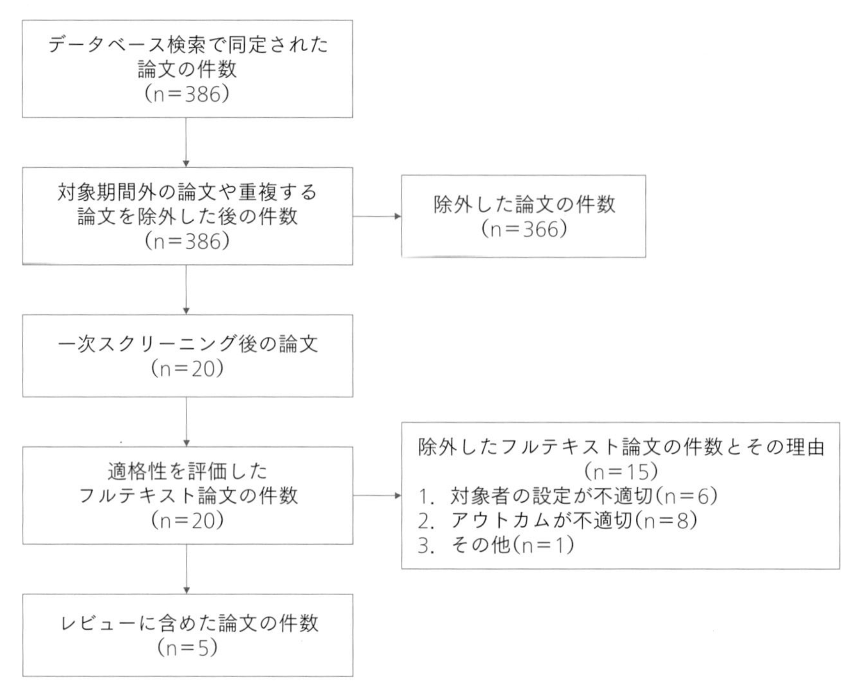

図1 BQ 21の系統的レビューに使用した論文の抽出過程

とも，今回設定したBQに明確な指標を示せなかった一因と考えられる。

その一方で，地域在住高齢者の口腔健康状態に関しては多くの報告があり，口腔機能の低下がフレイルやサルコペニアといった虚弱の入り口であることが認知されている[8]。本邦では，2018(平成30)年に口腔機能低下症が保険収載され，咀嚼障害，嚥下障害に至る前の可逆的な状態であることから，早期介入の指標としても注目されている[9]。口腔衛生状態不良，口腔乾燥，咬合力低下，舌口唇運動機能低下，低舌圧，咀嚼機能低下，嚥下機能低下の7項目のうち3項目以上が該当すれば，口腔機能低下症と診断される。口腔機能低下症は，放置されればその後の咀嚼・嚥下障害や要介護状態などの危険因子となるので，注意が必要である。

要介護高齢者における口腔衛生不良，口腔機能低下の実態を明らかにすることは，口腔状態不良から生じる誤嚥性肺炎や低栄養予防にも寄与し，ひいては，医療費や介護費の削減にもつながりうる。当該領域の研究を広げていくためには，それぞれの国の医療・介護保険制度の違いや，要介護高齢者の定義が異なるという点も勘案する必要はあるが，超高齢社会の本邦から他国に先駆けて多くの知見を発信していくことが望ましい。同時に，たとえば，日常生活活動(activities of daily living；ADL)ならばBarthel Index(BI)や機能的自立度評価法(Functional Independence Measure；FIM™)のように，世界的に広く使用される標準化された指標が，口腔衛生，口腔機能評価についても必要である。

キーワード

要介護，高齢者，口腔状態，口腔衛生，口腔機能，歯科治療，口腔ケア
Oral Frailty，Oral Hygiene，Oral Health，Oral Function，Aged，Frail Elderly

用語解説

- **口腔機能低下症**

CQ 9 の用語解説を参照(→ **155 頁**)

文献

1) Vidzis A, Cema I, Krasta I, Brinkmane A, Kalnins I. Evaluation of oral health status of retirement-age population in Latvia. Stomatologija. 2011; 13(2): 68-72.
2) Ortega O, Parra C, Zarcero S, Nart J, Sakwinska O, Clavé P. Oral health in older patients with oropharyngeal dysphagia. Age Ageing. 2014 Jan; 43(1): 132-7. doi: 10.1093/ageing/aft164
3) Lauritano D, Moreo G, Carinci F, Borgia R, Lucchese A, Contaldo M, et al. Aging and oral care: An observational study of characteristics and prevalence of oral diseases in an Italian cohort. Int J Environ Res Public Health. 2019 Oct; 16(19): 3763. doi: 10.3390/ijerph16193763
4) Saarela RKT, Soini H, Hiltunen K, Muurinen S, Suominen M, Pitkälä K. Dentition status, malnutrition and mortality among older service housing residents. J Nutr Health Aging. 2014 Jan; 18(1): 34-8. doi: 10.1007/s12603-013-0358-3
5) Porter J, Ntouva A, Read A, Murdoch M, Ola D, Tsakos G. The impact of oral health on the quality of life of nursing home residents. Health Qual Life Outcomes. 2015 Jul; 13: 102. doi: 10.1186/s12955-015-0300-y
6) Khadka S, Khan S, King A, Goldberg LR, Crocombe L, Bettiol S. Poor oral hygiene, oral microorganisms and aspiration pneumonia risk in older people in residential aged care: A systematic review. Age Ageing. 2021 Jan; 50(1): 81-7. doi: 10.1093/ageing/afaa102
7) Langmore SE, Terpenning MS, Schork A, Chen Y, Murray JT, Lopatin D, et al. Predictors of aspiration pneumonia: How important is dysphagia? Dysphagia. 1998 Feb; 13(2): 69-81. doi: 10.1007/PL00009559
8) Tanaka T, Takahashi K, Hirano H, Kikutani T, Watanabe Y, Ohara Y, et al. Oral frailty as a risk factor for physical frailty and mortality in community-dwelling elderly. J Gerontol A Biol Sci Med Sci. 2018 Nov; 73(12): 1661-7. doi: 10.1093/gerona/glx225
9) Minakuchi S, Tsuga K, Ikebe K, Ueda T, Tamura F, Nagao K, et al. Oral hypofunction in the older population: Position paper of the Japanese Society of Gerodontology in 2016. Gerodontology. 2018 Dec; 35(4): 317-24. doi: 10.1111/ger.12347

第4章

複合

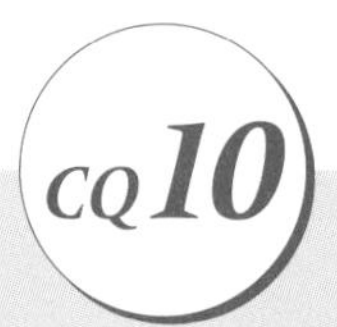

リハビリテーション治療と栄養管理の複合的介入は要介護高齢者のアウトカムの改善につながるか？

推奨

要介護高齢者において，体重増加を目的に栄養管理とリハビリテーション治療を併用することを弱く推奨する。

▶推奨の強さ：弱　▶エビデンスの確実性：非常に低

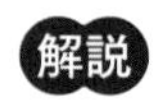

1　CQ の背景

高齢者の健康問題には複数の要因が同時に存在する。低栄養や身体機能低下，口腔問題，メンタルヘルス，社会的支援，環境要因など，さまざまな要因が高齢者の栄養状態や身体的自立度に影響を与えている[1]。これらの複数の要因に同時に対処することで，組み合わせた介入を通じてより包括的かつ効果的な結果を得られる可能性がある。要介護高齢者への実践的な複合的介入としては，栄養管理，リハビリテーション治療，口腔管理が挙げられるだろう。

しかし，現時点で栄養管理とリハビリテーション治療の併用，栄養管理と口腔管理の併用，および栄養管理，リハビリテーション治療，口腔管理の複合的介入は，要介護高齢者のアウトカムを改善するかに関するエビデンスは乏しい。

これらの状況を踏まえ，本推奨を作成した。

2　エビデンス評価

この CQ を検証するために，2 つの系統的レビューを実施した。

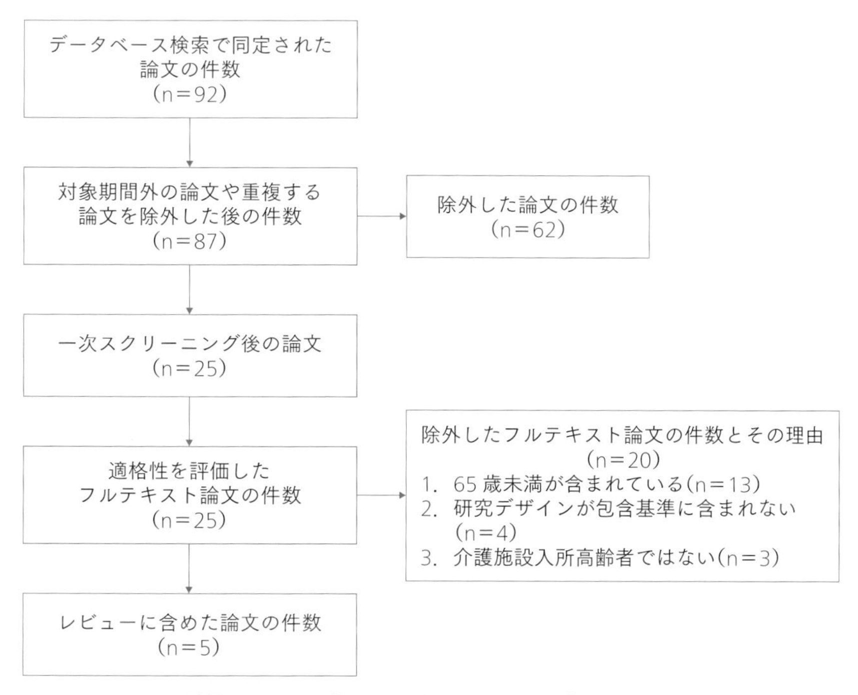

図1　CQ 10の系統的レビューに使用した論文の抽出過程①

栄養管理とリハビリテーション治療の併用，栄養管理と口腔管理の併用，および栄養管理，リハビリテーション治療，口腔管理の複合的介入は要介護高齢者のアウトカムを改善するか

1つ目の系統的レビューは，「栄養管理とリハビリテーション治療の併用，栄養管理と口腔管理の併用，および栄養管理，リハビリテーション治療，口腔管理の複合的介入は要介護高齢者のアウトカムを改善するか」という問いに対して実施した。結果，92報の論文が検索された。重複などを除外した87報のうち，一次スクリーニングにより62報，二次スクリーニングにより20報が除外され，最終的に5報が推奨作成に採択された(図1)。採択論文の研究デザインは，ランダム化比較試験5報であった。2報の対象者はナーシングホーム居住者，2報の対象者は住宅型介護施設居住者，残りの1報の対象者は高齢者介護施設であった。介入対象者はすべて入居者本人であった。介入方法としては，栄養管理としてチョコレートや液体栄養剤，栄養補助食品，乳ベースたんぱく強化飲料，ビタミンB_{12}と葉酸の補給などが含まれた。リハビリテーション治療として中等度の運動プログラムや理学療法，テーマに沿った座位での活動，認知トレーニングなどが含まれた。その他の介入方法には，映画鑑賞，歌，会話などが含まれた。アウトカムには栄養摂取量，体重，日常生活活動(activities of daily living；ADL)，生活の質(quality of life；QOL)，6分間歩行テスト，椅子立ち上がりテスト，握力，膝伸展筋力，骨格筋指数，体組成など多様な指標が用いられており，体重増加

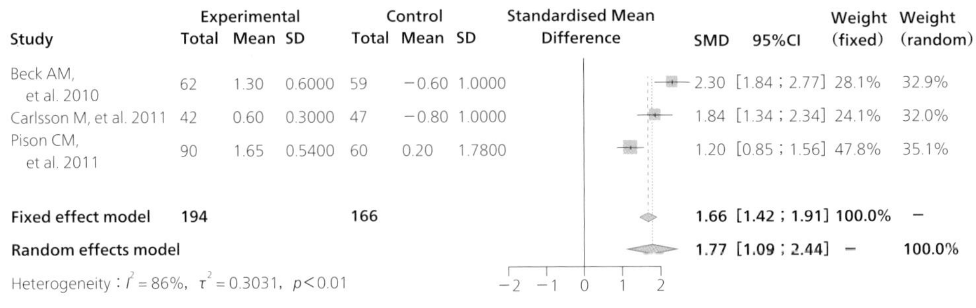

図2 エネルギー摂取量に対するメタアナリシスの結果①

表1 バイアスのリスク

研究報告	D1	D2	D3	D4	D5	D6	Overall
	ドメイン						
Beck AM, et al. 2010	⊕	⊗	⊕	⊖	⊕	⊖	⊗
Carlsson M, et al. 2011	⊕	⊗	⊕	⊖	⊖	⊕	⊗
Pison CM, et al. 2011	⊕	⊗	⊕	⊕	⊖	⊕	⊗

ドメイン
D1：参加者の選択
D2：交絡変数
D3：曝露の測定
D4：アウトカム評価の盲検化
D5：不完全なアウトカムデータ
D6：選択的アウトカム報告

判断
⊗ 高
⊖ 不明
⊕ 低

のみメタアナリシスが実施可能であった。

体重増加をアウトカムとした3報の論文をメタアナリシスに組み入れ[2-4]（図2），「栄養管理と運動療法の併用」により対象者の体重増加が認められた（標準化平均差1.77，95%信頼区間1.09-2.44）。研究間の異質性は高いと判断した（I^2=86%）。3報の適格論文ともバイアスのリスクは高かった（表1）。メタアナリシスに用いた体重増加のアウトカム以外にメタアナリシス可能なアウトカムがなかったこと，複合的介入に関する研究が非常に少なかったこと，他のアウトカムも結果が一致せずサンプルサイズが小さいことなどから，パネル会議による投票の結果，栄養管理と運動療法の併用による体重増加の推奨と方向性を「実施することを弱く推奨する」とした。また，いずれの研究においても「口腔管理」を介入として採用していなかった。

リハビリテーション治療に栄養管理，口腔管理を加えた複合的介入は要介護高齢者のアウトカムの改善につながるか

2つ目の系統的レビューは「リハビリテーション治療に栄養管理，口腔管理を加えた複合的介入は要介護高齢者のアウトカムの改善につながるか」という問いに対して実施した。結果，204報の論文が検索された。重複などを

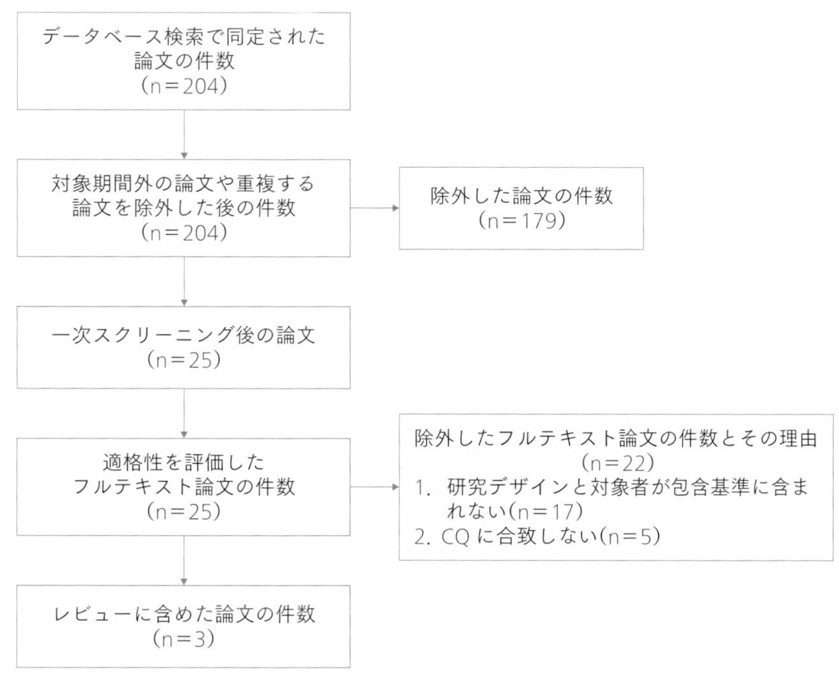

図3　**CQ 10 の系統的レビューに使用した論文の抽出過程 ②**

検討ののち，一次スクリーニングにより179報，二次スクリーニングにより22報が除外され，最終的に3報が推奨作成に採択された(図3)。採択論文の研究デザインは，ランダム化比較試験が1報，非ランダム化介入試験が1報，クロスオーバー試験が1報であった。1報のランダム化介入試験の対象者は地域在住のフレイル高齢者，1報の非ランダム化介入試験の対象者は介護施設入所高齢者，1報のクロスオーバー試験の対象者は介護施設入所中のフレイルまたはプレフレイル高齢者であった。介入対象者はすべて対象高齢者本人であった。介入方法としては，運動療法として1日30分間，週2回の筋力増強運動を含む在宅での運動療法や1日30分間週3回の有酸素運動と筋力増強運動などが含まれた。栄養管理として家庭訪問での栄養指導，ホエイたんぱく質20gを含む栄養補助食品，アミノ酸6gのサプリメント，などが含まれた。アウトカムにはShort Physical Performance Battery(SPPB)，Physical Activity Scale for the Elderly(PASE)，Falls Efficacy Scale-International(FES-I)，Functional Reach Test(FRT)などの身体機能評価，body mass index(BMI)，血中ビタミンD濃度，骨格筋指数，膝伸展筋力など多様な指標が用いられていた。

この問いに合致したランダム化比較試験は1報のみであり，全体の研究数が少なかったこと，アウトカムのばらつきが大きかったことなどより，メタアナリシスは実施されなかった。1報のランダム化介入試験では，「運動療法と栄養管理の複合的介入」によりSPPBやPASEといった身体機能のアウトカムに改善を認めた[5]。2報の非ランダム化介入試験では，「栄養管理と運動療法の複合的介入」で膝伸展筋力，FRTといった身体機能，骨格筋指数の改善を認めた[6, 7]。しかしながら，非ランダム化比較試験を含むことや，研究ごとに報告されているアウトカムの種類が異なることなどより，パネル会議において，この問いに対する明確な結論(推奨)は出せないと判断された。また，いずれの研究においても「口腔管理」を介入方法として採用していなかった。

3 益と害のバランス評価

要介護の高齢者に対する栄養療法と運動療法の複合的介入において，体重増加に対してある程度の効果があることが確認できた。一方で，本研究で検証した8報の論文では明確な有害事象の報告は確認できなかった。

『サルコペニア診療ガイドライン』において，サルコペニア患者への筋力増強運動を含む包括的運動介入と栄養療法による複合的介入は，単独介入に比べてサルコペニアの改善に有効であり推奨される，と記載されている[8]。一方で，『サルコペニア診療ガイドライン』においても，明らかな有害事象の報告は示されていない。

しかしながら，要介護高齢者への栄養療法や運動療法の複合的介入には，以下のようないくつかのリスクが存在する可能性がある。

① 高齢者は一般的に身体的に弱く，運動療法が過度に負荷となる場合，骨格筋や関節の損傷，あるいは転倒などの事故のリスクがある。

② 過度な栄養補給や特定の栄養素の不足は，健康に悪影響を及ぼす可能性がある。たとえば，栄養過剰による肥満や，特定の栄養素不足による骨密度の低下などが挙げられる。

③ 高齢者は通常，複数の薬剤を服用しており，新たな栄養補給や運動介入が既存の薬物と相互作用を引き起こす可能性がある。たとえば，特定の栄養補給が薬物の吸収や効果を変化させる可能性がある。

④ 高齢者に適切でない過度の運動や栄養介入は，心血管系への負荷を増加させる可能性がある。たとえば，高強度の運動と高用量の栄養が持病の心不全を悪化させる可能性がある。

これらのリスクは，それぞれの単独介入に比べて複合的介入でより顕在化する可能性があるため注意が必要であり，個々の要介護高齢者の状態やニーズに合わせて複合的介入のメニューを調整する必要があると思われる。

4 患者・市民の価値観・希望

クリニカルクエスチョンの策定会議および推奨決定のための投票に患者の家族が加わり，可能な限り患者と家族の意向を踏まえて推奨を決定した。

5 資源利用と費用対効果

地域高齢者に対する運動と栄養の複合プログラムの費用対効果を検証した研究では，1獲得QALY当たり1,374〜1,452ドル(米)の範囲であった。これは，他の一般的な医薬品などの治療介入コスト効果の閾値である50,000ドル以内にあり，費用対効果に優れていることが報告されている[9)]。このことから，要介護高齢者に対する栄養管理と運動療法の複合的介入の費用対効果は高いと考えられる。

6 今後の研究

本推奨の採択論文数は8報と少なく，体重増加以外のアウトカムに対する複合的介入の効果は判断できなかった。また，口腔管理を組み入れた複合的介入の介入試験は現時点で確認できなかった。さらに，メタアナリシスへの採択論文はいずれもバイアスのリスクが高く，質の高い研究デザインを有する研究は不足していた。いずれの介入においても単独介入よりも複合的介入のほうが要介護高齢者において相乗効果が高い可能性があるため，栄養管理，リハビリテーション治療(運動療法)，口腔管理の複数の組み合わせによる複合的介入の質の高いランダム化介入試験の実施が求められる。

キーワード

Residential Facilities, Nursing Homes, Group Home, Long-term Care, Housing for the Elderly, Homes for the Aged, Older Adults, Nutrition Therapy, Nutrition Support, Diet Therapy, Physical Therapy, Rehabilitation, Oral Management, Oral Hygiene, Oral Care, Randomized Controlled Trial, Clinical Trial

用語解説

・**Short Physical Performance Battery(SPPB)**

総合的な身体機能を簡単に評価するためのテストである。歩行速度，バランス機能，椅子立ち上がりテストの 3 項目を含む。

- **Physical Activity Scale for the Elderly(PASE)**

国際的に使用されている高齢者の身体活動量を評価するためのスケールである。余暇活動や家庭内活動，仕事関連活動の 12 要素で構成される。

- **Falls Efficacy Scale-International(FES-I)**

転倒に対する自己効力感を評価するスケールである。家の掃除や階段の昇り降り，人混みの中を歩くなどの 16 項目で構成され，どのくらい転ばないよう気を遣っているかを質問する。

- **Functional Reach Test(FRT)**

動的バランスを評価するテストであり，立位で上肢をできるだけ前方へ移動(リーチ)させ，到達距離を測定する。

- **質調整生存年(quality adjusted life year；QALY)**

Quality of life(QOL，生活の質)と生存年を合わせて評価するための指標。完全な健康状態を「1」，死亡を「0(ゼロ)」として QOL を数値化し，そこに生存年を掛けて算出する。費用対効果評価では，この QALY が高いほど「効果が高い」ということになる。

文献

1) Motamed-Jahromi M, Kaveh MH. Effective interventions on improving elderly's independence in activity of daily living: A systematic review and logic model. Front Public Health. 2021 Feb; 8: 516151. doi: 10.3389/fpubh.2020.516151
2) Beck AM, Damkjær K, Sørbye LW. Physical and social functional abilities seem to be maintained by a multifaceted randomized controlled nutritional intervention among old(>65 years)Danish nursing home residents. Arch Gerontol Geriatr. 2010 May; 50(3): 351-5. doi: 10.1016/j.archger.2009.05.018
3) Pison CM, Cano NJ, Chérion C, Caron F, Court-Fortune I, Antonini MT, et al. Multimodal nutritional rehabilitation improves clinical outcomes of malnourished patients with chronic respiratory failure: A randomised controlled trial. Thorax. 2011 Nov; 66(11): 953-60. doi: 10.1136/thx.2010.154922
4) Carlsson M, Littbrand H, Gustafson Y, Lundin-Olsson L, Lindelöf N, Rosendahl E, et al. Effects of high-intensity exercise and protein supplement on muscle mass in ADL dependent older people with and without malnutrition: A randomized controlled trial. J Nutr Health Aging. 2011 Aug; 15(7): 554-60. doi: 10.1007/s12603-011-0017-5
5) Kapan A, Winzer E, Haider S, Titze S, Schindler K, Lackinger C, et al. Impact of a lay-led home-based intervention programme on quality of life in community-dwelling pre-frail and frail older adults: A randomized controlled trial. BMC Geriatr. 2017 Jul; 17(1): 154. doi: 10.1186/s12877-017-0548-7
6) Dimori S, Leoni G, Fior L, Gasparotto F. Clinical nutrition and physical rehabilitation in a long-term care setting: preliminary observations in sarcopenic older patients. Aging Clin Exp Res. 2018 Aug; 30(8): 951-8. doi: 10.1007/s40520-017-0859-8
7) Ikeda T, Aizawa J, Nagasawa H, Gomi I, Kugota H, Nanjo K, et al. Effects and feasibility of exercise therapy combined with branched-chain amino acid supplementation on muscle strengthening in frail and pre-frail elderly people requiring long-term care: A crossover trial. Appl Physiol Nutr Metab. 2016 Apr; 41(4): 438-45. doi: 10.1139/apnm-2015-0436
8) サルコペニア診療ガイドライン作成委員会編．サルコペニア診療ガイドライン 2017 年版 一部改訂．一般社団法人日本サルコペニア・フレイル学会，国立研究開発法人国立長寿医療研究センター．2020.
https://minds.jcqhc.or.jp/summary/c00426/(last accessed: 2024/4/2)

9) Akanni OO, Smith ML, Ory MG. Cost-Effectiveness of a Community Exercise and Nutrition Program for Older Adults: Texercise Select. Int J Environ Res Public Health. 2017 May; 14(5): 545. doi: 10.3390/ijerph14050545

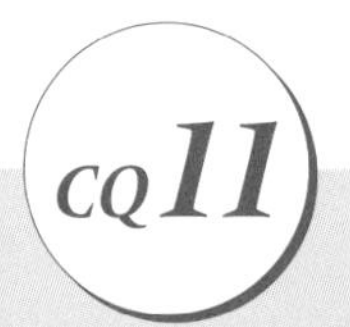

要介護高齢者に対する口腔管理とリハビリテーション治療の併用，口腔管理と栄養の併用，および複合的介入が全身の問題を改善するか？

推奨 1
要介護高齢者に対し，口腔管理とリハビリテーション治療を併用することを弱く推奨する。
推奨 2
要介護高齢者に対し，口腔管理と栄養を併用することを弱く推奨する。

▶推奨の強さ：弱　▶エビデンスの確実性：非常に低

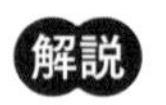

1　CQ の背景

高齢者の不良な口腔状態は，将来の虚弱や要介護のリスクに関連する[1)]。またオーラルフレイルは認知機能や身体機能の低下と関連し[2)]，嚥下障害や栄養失調などの機能障害へと進行する[3)]。したがって，高齢者の口腔管理は，全身状態の改善や身体機能の維持とともに重要であると考えられる。

要介護高齢者の口腔衛生状態および口腔機能を改善するための効果的なアプローチはいくつか報告されているが，これらは口腔管理のみの単独介入による評価に基づいたものである。

2　エビデンス評価

口腔管理とリハビリテーション治療，栄養介入の複合的介入を報告した文献は 8 報であった(図 1)。

口腔管理とリハビリテーション治療を併用した研究

口腔管理とリハビリテーション治療を併用した研究は 4 報で，そのうちの 2 報のアウトカムは誤嚥性肺炎の予防であった。1 つ目の，介護施設で経

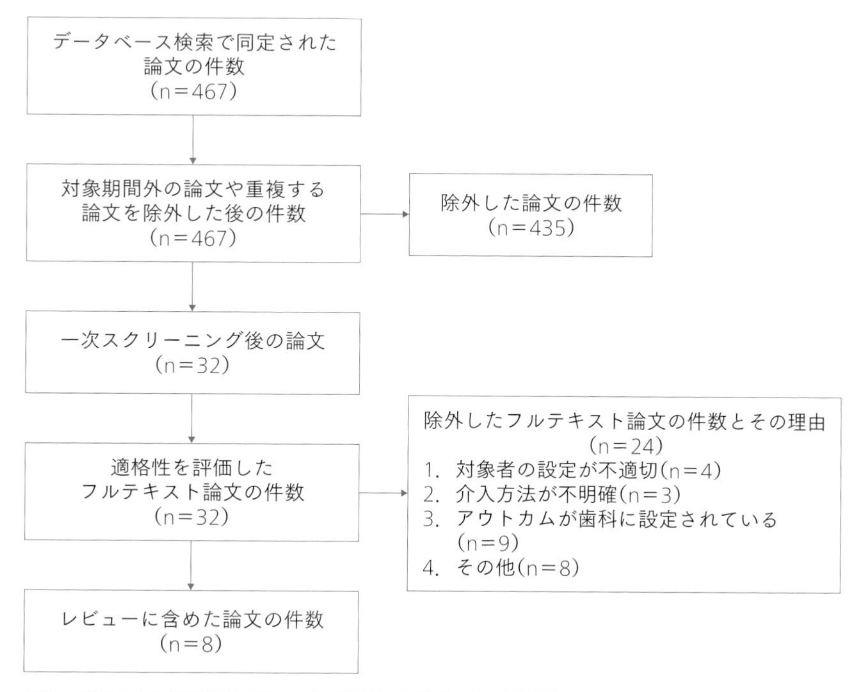

図 1　CQ 11 の系統的レビューに使用した論文の抽出過程

管栄養管理を受け経口摂取をしていない要介護高齢者を対象として，口腔管理と摂食嚥下リハビリテーションを実施した研究では，10 人の患者が口腔ケアを含む口腔管理のみを受け，11 人の患者が口腔管理に加えて摂食嚥下リハビリテーションを受けた。口腔管理と摂食嚥下リハビリテーションは歯科専門職が週 1 回実施した。摂食嚥下リハビリテーションは，口腔周囲のマッサージ，口腔内の機械的刺激，ゼラチンゼリーによる直接嚥下訓練であった。肺炎の頻度と機能的自立度評価法(Functional Independence Measure；FIM™)を介入開始後 3 年間追跡調査した。その結果，介入群では 1 年目と比較して 2，3 年目の肺炎発生頻度が有意に低かった。さらに，介入群の 2 人の患者は FIM™ の認知項目が改善した。口腔管理のみの群では，3 年間で肺炎の頻度と FIM™ に有意差はなかった[4)]。

2 つ目の，病院で長期療養し，経管栄養管理を受け経口摂取をしていない要介護高齢者を対象とした研究では，口腔管理と理学療法，作業療法，言語療法を含む全身のリハビリテーション治療を実施した。口腔管理のみを受けた対照群 30 人と，口腔管理に加えてリハビリテーション治療を受けた介入群 30 人を比較した。対照群の口腔ケアは清拭のみ，介入群は 1 日 1 回 5 分間の歯ブラシを使用した歯面清掃を受けた。5 か月間の介入期間中，介入群では対照群に比べ肺炎発生件数が有意に減少した。また，唾液中の神経伝達物質であるサブスタンス P の濃度は，介入群では介入開始 1 か月後に有意に上昇した[5)]。

サブスタンスPは嚥下反射に関与する物質で，咽頭や気道に放出される濃度が低下すると咽頭感覚の低下や不顕性誤嚥につながる[6)]。採用された文献は経口摂取をしていない高齢者を対象とした研究であるが，経口摂取をしている場合でも嚥下機能低下による誤嚥のリスクを低減することが望ましい。エビデンスの質は高くないが，口腔管理と摂食嚥下リハビリテーション，または摂食嚥下リハビリテーションを含む全身のリハビリテーション治療の複合的介入は，嚥下機能が低下した要介護高齢者の肺炎予防に有用である可能性がある。

その他の口腔管理とリハビリテーション治療を併用した研究は，介護予防事業に参加した地域在住高齢者を対象としており，要介護状態でない高齢者も含まれるため，対象の非直接性がある。

3つ目の研究は腕，肩，下肢の運動器機能訓練のみの単独介入群と，運動器機能訓練と口腔機能訓練の複合的介入群に分け，両訓練とも週1回を3か月間実施し，頸部可動域の変化量を比較した。単独介入群では前屈のみが改善したのに対し，複合的介入群では前屈，後屈，左右側屈が有意に改善した[7)]。

4つ目は，四肢，体幹の筋力増強運動およびバランス運動と口腔機能訓練の複合的介入群と，いずれの運動にも参加しない非介入群を比較した。3年間の介入後，複合的介入群では咬合力の変化率が有意に低かった。また質問紙による簡易栄養状態評価(Mini Nutritional Assessment；MNA®)は，非介入群では変化がみられなかったが，複合的介入群では介入1年後にポイントが増加し栄養改善を認め，非介入群と比較して有意に高値であった[8)]。

エビデンスの統合

いずれの研究もランダム化，群分け方法にバイアスがあり，エビデンスの確実性は非常に低いが，少なくとも高齢者の身体機能や栄養状態の維持・改善には複合的介入が有効である。

要介護高齢者の口腔管理と栄養管理に関する複合的介入研究

要介護高齢者の口腔管理と栄養管理に関する複合的介入研究は2報であった。いずれも介護施設に入居する要介護高齢者を対象とした研究である。

1つ目はランダム化比較試験で，血清アルブミン値が3.8 g/dL以下で低栄養状態のものを対象とした。対照群には高エネルギー，高たんぱく質の食事の提供のみ，介入群には同じ食事の提供に加え，週1回，歯科専門職による口腔衛生管理と口腔機能訓練を実施した。介入開始4か月後，介入群は介入前と比較して総タンパクと血清アルブミン値，体重が有意に増加した。対照群ではいずれの項目も有意な変化は認めなかった。口腔機能は舌圧で評価し，対照群では開始4か月後に有意に低下したが，介入群では維持された[9)]。

2つ目は非ランダム化比較試験で，血清アルブミン値が4.0 g/dL以下のものを対象とし，摂食の動機づけや食事量，形態調整など栄養管理を含む食支援を多職種で実施した群と，摂食嚥下リハビリテーションに加え歯科専門職による口腔機能訓練を実施した複合的介入群を比較した研究である[10)]。介入2か月後，両群において血清アルブミン値，プレアルブミン値が有意に改善したが，複合的介入群では血清アルブミン値の変化量が有意に大きかった。口腔機能については，両群ともに有意な変化はなかった。栄養補助食品の摂取のみの栄養管理では不十分である可能性があり，口腔機能向上を目的とした口腔管理を栄養管理と併用することが栄養改善に有効である。

義歯の治療と食事指導の併用が，高齢者の栄養状態を改善させることが近年の系統的レビューで明らかにされた。このレビューでは主に健常高齢者を対象としているが，義歯の治療単独よりも，食事指導と併用することで栄養摂取量の改善がみられた[11)]。

口腔管理，リハビリテーション治療，栄養管理3つの複合的介入に関する研究

口腔管理，リハビリテーション治療，栄養管理3つの複合的介入に関する研究は2報で，いずれもナーシングホームに入所する要介護高齢者が対象である。対照群は通常のケアを受け，介入群は，毎日の口腔清掃に加えて，高エネルギー，高たんぱく質の食事，週2回の少人数による全身のリハビリテーション治療(45〜60分間の中・強度の全身運動)，週2回の歯科衛生士による口腔管理を実施した。11週間の介入後，介入群では，体重，body mass index(BMI)，たんぱく質摂取量，全身のバランス能力に有意な改善がみられた。しかし介入終了後27週後には両群とも体重減少がみられ，対照群のほうが体重減少率が高かった。身体機能は両群とも低下していた。口腔衛生状態は両群で変わらなかった[12, 13)]。本研究では，プログラム終了後に体重が減少しており，短期的な栄養改善は期待できるものの，継続的な管理が必要であることが示唆された。口腔状態は介入前後で変化がみられず，口腔管理がアウトカムに影響しているかは不明であった。適格論文のうち1報はバイアスのリスクが低く，懸念があったのは3報，バイアスのリスクが高い論文は4報であった(表1)。

エビデンスの統合

採用された論文の研究デザインはいずれもランダム化比較試験であるものの，介護予防事業として行われた研究は要介護状態でない地域在住高齢者を対象としたものであり，非直接性があった。また対象者の抽出が無作為ではない研究，群分けの方法について明記されていない研究，盲検化されていない研究があり，バイアスのリスクもあった(表1)。これらの点から，エビデンスの確実性は非常に低いとした。

表1　**バイアスのリスク**

研究報告	D1	D2	D3	D4	D5	Overall
	ドメイン					
Beck AM, et al. 2010	⊕	⊕	⊕	⊕	⊕	⊕
Matsusaka K, et al. 2013	⊗	⊗	⊕	⊕	⊕	⊗
Ueda K, et al. 2004	⊗	⊗	⊕	⊕	⊗	⊗
Beck AM, et al. 2008	⊕	⊕	⊖	⊕	⊕	⊖
Kikutani T, et al. 2006	⊖	⊗	⊕	⊕	⊗	⊗
菊谷武ら，2005	⊗	⊗	⊕	⊕	⊕	⊗
小田島あゆ子ら，2022	⊖	⊖	⊖	⊖	⊖	⊖
中村早緒里ら，2012	⊖	⊖	⊕	⊕	⊖	⊖

ドメイン
D1：ランダム過程のバイアス
D2：治療意図との乖離によるバイアス
D3：結果データ欠損によるバイアス
D4：結果測定におけるバイアス
D5：報告結果の選択バイアス

判断
⊗ 高
⊖ 懸念あり
⊕ 低

3　益と害のバランス評価

採用された文献では，有害事象の報告はなかった。介入手法は一般的に実施される摂食嚥下リハビリテーションや運動器のリハビリテーション治療が含まれ，要介護高齢者の全身状態により手技や負荷を設定することで負担は軽減される。口腔管理，リハビリテーション治療，栄養管理いずれも介護・医療保険で実施可能であり，費用に関する不利益は小さい。これらより益が害を上回ると考えられる。

4　患者・市民の価値観・希望

介入効果に対する患者・市民の価値観のばらつき，介入方法に対する希望に大きなばらつきはない。

5　資源利用と費用対効果

資源利用，費用対効果に関する研究エビデンスはない。介入頻度，時間，介入手技の違いにより費用対効果にばらつきがみられる可能性がある。

6 今後の研究

口腔管理，リハビリテーション治療，栄養管理のうち単独介入，もしくは2つを組み合わせた複合的介入の効果は明らかである。現時点では3つの複合的介入のエビデンスは十分であるとは言えないが，これらは介護予防の3本柱の要素であり，三位一体で取り組むべき課題である。今後新たな研究や検証が実施されれば，要介護高齢者の全身状態や機能の維持・向上に有用なプログラムの構築に寄与でき，介護にかかわるさまざまな職種の意識向上にもつながると考えられる。

キーワード

口腔衛生，口腔ケア，口腔保健，歯科医療，リハビリテーション治療，栄養状態，栄養補助，合併症，全身疾患，全身状態

Oral Hygiene，Oral Health，Dental Care，Dental Treatment，Dental Management，Dental Intervention，Oral Management，Rehabilitation，Exercise Therapy，Nutritional Status，Nutrition Therapy，Nutrition Assessment，Nutritional Management，Feeding，Physical Conditioning，Nutritional Status，Inflammation，Pneumonia，Sarcopenia，Malnutrition，Stroke，Neuromuscular Diseases，Systemic Problem，Systemic Disease，Systemic Condition，Physical Problem，Physical Condition

第4章 複合

文献

1) Tanaka T, Takahashi K, Hirano H, Kikutani T, Watanabe Y, Ohara Y, et al. Oral frailty as a risk factor for physical frailty and mortality in community-dwelling elderly. J Gerontol A Biol Sci Med Sci. 2018 Nov; 73(12): 1661-7. doi: 10.1093/gerona/glx225
2) Dibello V, Zupo R, Sardone R, Lozupone M, Castellana F, Dibello A, et al. Oral frailty and its determinants in older age: A systematic review. Lancet Healthy Longev. 2021 Aug; 2(8): e507-20. doi: 10.1016/S2666-7568(21)00143-4
3) Minakuchi S, Tsuga K, Ikebe K, Ueda T, Tamura F, Nagao K, et al. Oral hypofunction in the older population: Position paper of the Japanese Society of Gerodontology in 2016. Gerodontology. 2018 Dec; 35(4): 317-24. doi: 10.1111/ger.12347
4) Ueda K, Yamada Y, Toyosato A, Nomura S, Saitho E. Effects of functional training of dysphagia to prevent pneumonia for patients on tube feeding. Gerodontology. 2004 Jun; 21(2): 108-11. doi: 10.1111/j.1741-2358.2004.00016.x
5) Matsusaka K, Ohi A, Tahata K, Shimizu A, Numata M, Ohmiya R, et al. Addition of oral cavity brushing and rehabilitation reduces fever in tube-fed patients. Geriatr Gerontol Int. 2013 Oct; 13(4): 1082-4. doi: 10.1111/ggi.12088
6) Niimi M, Hashimoto G, Hara T, Yamada N, Abo M, Fujigasaki H, et al. Relationship between frequency of spontaneous swallowing and salivary substance P level in patients with acute stroke. Dysphagia. 2018 Aug; 33(4): 414-8. doi: 10.1007/s00455-017-9867-2
7) 小田島あゆ子，葭原明弘，石上和男．地域在住高齢者を対象とした口腔機能訓練が与える頸部可動域の改善効果．口腔衛生学会雑誌．2022 Jan; 72(1): 11-7. doi: 10.5834/jdh.72.1_11

8) 中村早緒里，高橋志乃，前田佳予子．地域独居高齢者における全身運動を組み合わせた咬合力アップ運動の効果と有用性について．日本栄養士会雑誌．2012 Aug; 55(8): 646-55. doi: 10.11379/jjda.55.646
9) Kikutani T, Enomoto R, Tamura F, Oyaizu K, Suzuki A, Inaba S. Effects of oral functional training for nutritional improvement in Japanese older people requiring long-term care. Gerodontology. 2006 Jun; 23(2): 93-8. doi: 10.1111/j.1741-2358.2006.00104.x
10) 菊谷　武，米山武義，手嶋登志子，堀内ふき，宮武光吉，足立三枝子，ほか．口腔機能訓練と食支援が高齢者の栄養改善に与える効果．老年歯科医学．2005 Dec; 20(3): 208-213. doi: 10.11259/jsg1987.20.208
11) Brígido JA, de Oliveira da Rosa WL, Lund RG. The effect of prosthetic rehabilitation with or without dietary advice on nutritional status in elderly patients: A systematic review. Aging Clin Exp Res. 2023 Nov; 35(11): 2399-411. doi: 10.1007/s40520-023-02578-6
12) Beck AM, Damkjaer K, Beyer N. Multifaceted nutritional intervention among nursing-home residents has a positive influence on nutrition and function. Nutrition. 2008 Nov-Dec; 24(11-12): 1073-80. doi: 10.1016/j.nut.2008.05.007
13) Beck AM, Damkjaer K, Sørbye LW. Physical and social functional abilities seem to be maintained by a multifaceted randomized controlled nutritional intervention among old(>65 years)Danish nursing home residents. Arch Gerontol Geriatr. 2010 May-Jun; 50(3): 351-5. doi: 10.1016/j.archger.2009.05.018

索引

注：主要な説明のあるページは太字で示した。

欧文

J～M

N・O

P

Q

R

き

く・け

こ

さ

し

す・せ

り

れ・ろ